新编临床药物学

主　编　苏　州　王彩虹　裴　健
　　　　赵　萍
副主编　陈艳华　宋艳霞　战玉芳
　　　　常德玉　党新卿
编　委（按姓氏笔画排序）
　　　　马先杰　王彩虹　王翠霞
　　　　刘加玲　苏　州　李　扬
　　　　宋艳霞　陈艳华　赵　萍
　　　　战玉芳　党新卿　桑　磊
　　　　常德玉　裴　健

科学出版社
北　京

·版权所有　侵权必究·

举报电话:010-64030229;010-64034315;13501151303(打假办)

内 容 简 介

药物是减轻或消除患者的临床症状、去除患者生理和心理问题的基本、有效和广泛应用的手段。药物除可获得有益的治疗效果外,亦可产生不良反应及各种附加损害等问题。

本书针对临床药物治疗的特点和问题,推动临床规范用药和合理用药,以减少药物不良反应。内容实用性强,能指导医疗、药学等方向的实际工作,适合广大医药人员学习和参考。

图书在版编目(CIP)数据

新编临床药物学／苏州等主编. —北京:科学出版社,2018.10
ISBN 978-7-03-059202-6

Ⅰ.①新… Ⅱ.①苏… Ⅲ.①药物学-医学院校-教材 Ⅳ.①R9

中国版本图书馆 CIP 数据核字(2018)第 241828 号

责任编辑:朱　华／责任校对:郭瑞芝
责任印制:张欣秀／封面设计:陈　敬

版权所有,违者必究。未经本社许可,数字图书馆不得使用

科 学 出 版 社 出版
北京东黄城根北街 16 号
邮政编码:100717
http://www.sciencep.com

北京凌奇印刷有限责任公司 印刷
科学出版社发行　各地新华书店经销

*

2018 年 10 月第 一 版　开本:787×1092　1/16
2018 年 10 月第一次印刷　印张:16
字数:460 000
POD定价:139.00元
(如有印装质量问题,我社负责调换)

前　言

在临床医学实践中,疾病的发生和发展是一个极其复杂而多变的过程,针对这一过程,减轻或消除患者的临床症状、去除患者生理和心理上的问题,并调节机体的内环境使之达到功能协调。临床上有多种治疗措施可供选择,但药物无疑应为最基本、最有效和应用最广泛的手段。但由于药物本身也会造成机体损伤,用药治病犹如以水载舟,临床上用药除可获得有益的治疗效果外,也可产生不良反应及各种附加损害等问题。

本书针对临床药物治疗的特点和问题,以推动临床规范用药和合理用药,尽量减少药物不良反应为目的。本书内容实用性强,可作为医疗、药学等方向的实际工作的指导用书,也适合广大医药人员学习和参考。

本书写作体例与一般专著有所不同,难有写作经验借鉴,处方难免有顾此失彼之处。因编者学识有限,且学术观点又在不断发展,书中有不妥之处,望专家和广大读者赐教指正。

编　者
2018 年 3 月

目　　录

第一章　消化系统常见疾病用药 (1)
- 第一节　功能性消化不良 (1)
- 第二节　溃疡性结肠炎 (6)
- 第三节　慢性胃炎 (12)
- 第四节　十二指肠溃疡 (17)
- 第五节　胃食管反流病 (24)

第二章　内分泌系统常见疾病用药 (35)
- 第一节　1型糖尿病 (35)
- 第二节　2型糖尿病 (48)
- 第三节　2型糖尿病的血脂异常 (57)
- 第四节　甲状腺功能亢进症 (64)
- 第五节　骨质疏松症 (77)

第三章　神经系统常见疾病用药 (85)
- 第一节　阿尔茨海默病 (85)
- 第二节　癫痫 (90)
- 第三节　面神经炎 (98)
- 第四节　帕金森病 (104)
- 第五节　蛛网膜下隙出血 (113)

第四章　心血管常见疾病用药 (121)
- 第一节　高血压 (121)
- 第二节　急性心肌梗死 (137)
- 第三节　心房颤动 (146)
- 第四节　心力衰竭 (156)
- 第五节　不稳定型心绞痛 (164)

第五章　呼吸系统常见疾病用药 (173)
- 第一节　哮喘 (173)
- 第二节　医院获得性肺炎 (189)
- 第三节　社区获得性肺炎 (197)
- 第四节　肺血栓栓塞症 (207)
- 第五节　慢性阻塞性肺疾病 (213)
- 第六节　特发性肺纤维化 (218)

第六章　肾脏常见疾病用药 (222)
- 第一节　高血压性肾病 (222)

第二节 终末期肾病 …………………………………………………………（227）
第三节 肾性骨病 ……………………………………………………………（233）
第四节 肾性贫血 ……………………………………………………………（239）
第五节 糖尿病肾脏疾病 ……………………………………………………（245）
参考文献 ………………………………………………………………………（250）

第一章 消化系统常见疾病用药

第一节 功能性消化不良

一、概　　述

功能性消化不良(functional dyspepsia,FD)是指一组表现为上腹部疼痛或烧灼感、餐后上腹饱胀和早饱感的症候群,可伴食欲不振、嗳气、恶心或呕吐等,经内镜等常规检查排除与症状有关的器质性病变及与排便习惯和(或)粪便性状改变有关的肠易激综合征(irritable bowel syndrome,IBS),诊断前症状出现至少6个月,且近3个月符合以上诊断标准。这样一组持续性或反复性的以上腹部为中心的疼痛或不适等消化不良症状,称为功能性消化不良。欧美国家统计显示,FD人群发病率达19%~41%,平均32%;国内为18%~45%,占消化门诊的20%~40%。FD的病因及发病机制至今尚未明确,大量临床研究表明,FD的病理生理机制可能与胃动力障碍、胃感觉异常、胃电节律紊乱等胃源性因素关系密切;近年来的研究发现FD与幽门螺杆菌(Hp)感染、胃肠激素水平紊乱、社会心理因素及生活事件应激有一定关联。FD不仅影响患者的生活质量,而且其占有相当高的医疗费用花销比例。治疗上主要是对症治疗,遵循综合治疗和个体化治疗的原则。

二、治　　疗

(一)健康教育

(1)保持健康生活方式。

(2)戒烟酒。

(3)避免服用吲哚美辛(消炎痛)、阿司匹林、保泰松等非甾体抗炎药。

(二)胃电生理起搏治疗

胃电生理起搏治疗是指将起搏装置置于胃的浆膜下或胃的体表投影处,通过电刺激使胃的慢波频率恢复正常。对动力障碍型FD的治疗已在一些临床研究中取得一些疗效。

评价:对于动力障碍型FD的治疗主要依赖促胃肠动力药物,但部分患者疗效不佳。胃电生理起搏治疗的出现为这些患者的治疗带来了希望。胃肠起搏的基本构思是像心脏一样进行起搏,从而纠正异常的胃肠电活动,恢复或改变胃肠道的运动功能。McCallum RW等、Forster J等及Abell TL等的三项研究均采用体内置入式脉冲方波刺激,直接通过胃浆膜或黏膜电极诱发胃电慢波或峰电活动,缩短了胃排空障碍患者的胃排空时间,改善了其症状。国内学者杨敏、房殿春等的研究结果提示:起搏治疗后患者症状的改善与胃肠起搏能纠正异常胃肠电节律、改善胃肠电活动参数(尤其是餐后正常胃电节律百分比)有关。但也发现,一些患者虽自觉症状严重,胃电活动却无明显异常,经药物及心理治疗症状无明显改善,但经胃肠起搏治疗后症状减轻或消失;而另一些患者经起搏治疗后新型胃电分析仪(EGG)尚未恢复正常特征,但患者症状完全消失。遗憾的是,没有检索到关于胃电生理起搏治疗 FD 的随机对照试验。

（三）活动

按有氧健身计划积极活动,有助于胃肠功能的恢复。

（四）饮食

无特殊食谱,避免个人生活中会诱发症状的食物。

三、药物治疗

（一）药物治疗原则

无特效药,且药物治疗不是必需的(中国、美国、英国功能性消化不良治疗指南共识推荐,循证医学证据 A 级)。

主要给予经验性、个体化治疗,提倡间歇用药(中国、美国、英国功能性消化不良治疗指南共识推荐,循证医学证据 A 级)。避免长期用药,慎用对胃肠道有刺激性的药物。对溃疡样型可先选用 H_2 受体拮抗剂或质子泵抑制剂进行抗酸治疗;对动力障碍型可先选用促胃肠动力药,如多潘立酮、莫沙必利。对疗效不佳者,抑酸剂和胃肠动力药可换用或合用。对部分有幽门螺杆菌感染的 FD 患者进行幽门螺杆菌根除治疗可能有效。对上述疗效欠佳同时伴有明显的抑郁或焦虑症状者,可使用抗抑郁或抗焦虑药物,如常用的三环类抗抑郁药阿米替林、具有选择性 5-羟色胺再摄取抑制作用的抗抑郁药氟西汀等,宜从小剂量开始,注意副作用。

（二）药物选择

1. 促胃肠动力药物 餐后不适综合征(PDS)患者首选促胃肠动力药物或合用抑酸剂(中国、美国、英国功能性消化不良治疗指南共识推荐,循证医学证据等级分别为 A 级、C 级、D 级)。

(1)甲氧氯普胺(胃复安):为中枢及外周多巴胺受体拮抗剂,同时有轻度的 5-HT_4 受体激动作用,可促进内源性乙酰胆碱释放,加速胃排空,协调胃、十二指肠运动。常用剂量:10mg,3~4 次/日。副作用:嗜睡、焦虑及锥体外系症状、高泌乳素血症。

(2)多潘立酮(吗丁啉):外周多巴胺受体拮抗剂,主要作用于上消化道,能增强胃蠕动、促进胃排空,协调胃、十二指肠运动。常用剂量:10mg,3 次/日,餐前服用。副作用:口干、头痛等。

(3)莫沙必利:为选择性 5-HT_4 受体激动药,主要作用于上消化道,能促进乙酰胆碱分泌,且多无多巴胺 D_2 受体拮抗作用。常用剂量:5~10mg,3 次/日,疗程 4 周,较为安全有效。

(4)依托必利:既能通过阻断多巴胺 D_2 受体刺激乙酰胆碱释放,又能抑制乙酰胆碱酯酶对乙酰胆碱的水解,从而发挥促胃肠动力作用。对上消化道选择性较高,在中枢神经系统分布很少。临床研究表明,50mg,3 次/日,用于 FD,患者耐受性好,症状改善率高。但该药尚需进一步临床研究。

(5)红霉素:为胃动素受体激动剂,对胃、十二指肠有强促动作用,其胃肠道反应多,常引发恶心、呕吐,一般不作为一线药物。

2. 抑酸药 上腹痛综合征(EPS)可先选用抑酸剂或合用促动力剂(中国、美国、英国功能性消化不良治疗指南共识推荐,循证医学证据等级分别为 A 级、A 级、B 级)。

(1) H_2 受体拮抗剂:常用剂量:雷尼替丁 150mg 或法莫替丁 20mg、西咪替丁 400mg,2 次/日,疗程 4~6 周。

(2) 质子泵抑制药:常用剂量:奥美拉唑 20mg 或兰索拉唑 30mg,雷贝拉唑 20mg,1 次/日,疗程 2~4 周。

3. 抗焦虑及抑郁药 对伴有焦虑、抑郁等精神症状的患者使用抗焦虑、抑郁药物有效(中国、美国、英国功能性消化不良治疗指南共识推荐,循证医学证据等级分别为 B 级、B 级、C 级)。例如,阿普唑仑 2mg,1 次/晚或 3 次/日,症状缓解后停用。抗抑郁药包括传统的三环类、四环类药物、单胺氧化酶拮抗剂和近来的选择性 5-羟色胺再摄取抑制药(SSRI)。SSRI 副作用少,长期服用较安全。例如,氟西汀(百忧解)、帕罗西汀(赛乐特),常用剂量 20mg,1 次/日,但起效慢(10~15 天),故精神症状重者可加用镇静药物。抗抑郁药疗程不宜太短,症状控制满意后可逐步减量,稳定后再停药。

4. 抗 Hp 药物 对感染 Hp 的 FD 患者进行 Hp 根除治疗可能有效(中国、美国、英国功能性消化不良治疗指南共识推荐,循证医学证据等级分别为 B 级、A 级、A 级)。

常用方案:克拉霉素 500mg,2 次/日+甲硝唑片 200mg,3 次/日+奥美拉唑 20mg,2 次/日,疗程 1~2 周。

5. 抗酸剂 对 FD 的治疗效果不十分明确,《中国消化不良诊治指南》进行了推荐(中国、美国、英国功能性消化不良治疗指南共识推荐,循证医学证据等级分别为 B 级、C 级)。氢氧化铝凝胶 10ml,3 次/日;铝碳酸镁 500mg,3 次/日。

6. 助消化药物 只在《中国消化不良诊治指南》进行了推荐(循证医学证据等级为 B 级),如各种消化酶,微生态制剂。

7. 中草药 只在美国消化不良诊治指南进行了推荐(循证医学证据等级为 C 级)。

(三) 预防与治疗

使患者自觉发现其生活方式或心理定式与疾病的相关性、了解 FD 的生理机制,引导患者通过改善生活方式或以更积极的心态面对社会、生活事件,可预防该病的复发。治疗上除药物治疗外,更强调心理及生活方式等综合治疗。

(四) 疾病并发症治疗

功能性疾病,无并发症。

(五) 治疗处方举例

方案 1 下列 H_2 受体拮抗剂抑酸药物的任何一种:西咪替丁片 400mg/次,2 次/日,或 800mg/次,1 次/晚睡前;雷尼替丁片 150mg/次,2 次/日,或 300mg/次,1 次/晚睡前;法莫替丁片 20mg/次,2 次/日,或 40mg/次,1 次/晚睡前;尼扎替丁胶囊 150mg/次,2 次/日,或 300mg/次,1 次/晚睡前;罗沙替丁缓释胶囊 75mg/次,2 次/日,或 150mg/次,1 次/晚睡前。

适用范围:适用于上腹痛综合征患者。

注意事项:此类药物副作用少而轻,较常见的有头痛、头晕、忧虑、嗜睡等中枢性副作用,个别有心动过缓、低血压等。西咪替丁有轻度抗雄激素作用。

疗程:4~6 周。

评价:一个纳入了 22 个 H_2 受体拮抗剂的随机双盲对照临床试验的系统综述结果显

示,15个试验报告了与安慰剂对照,H_2受体拮抗剂提高了消化不良症状的缓解率,使上腹痛减轻或完全缓解。

方案2 下列质子泵抑制药(PPI)中的任何一种:奥美拉唑肠溶胶囊20mg/次,1次/每日清晨;兰索拉唑肠溶胶囊30mg/次,1次/每日清晨;泮托拉唑钠肠溶胶囊40mg/次,1次/每日清晨;埃索美拉唑镁肠溶片40mg/次,1次/每日清晨;雷贝拉唑钠胶囊20mg/次,1次/每日早餐后。

适用范围:适用于上腹痛综合征患者。

注意事项:PPI药物常见的不良反应为头痛、腹泻、腹痛、恶心、眩晕,但发生率很低,安全性好。

疗程:2~4周。

评价:一个纳入了8个PPI的包含1125例患者的随机对照临床试验系统综述结果显示,与安慰剂对比,PPI使发生消化不良症状的危险率减低了30%,且这些研究的质量较好。一个经济模型研究显示在美国PPI治疗功能性消化不良有较好的效价比。然而,最近来自香港的有453例患者的随机对照试验显示,服用兰索拉唑30mg或60mg,患者消化不良获完全缓解的概率分别是23%、23%,而安慰剂组则为30%。但不同的是美国的另一个关于兰索拉唑的试验却显示其有明显疗效。

方案3 单用以下促胃肠动力药物的任何一种:甲氧氯普胺片,10mg,口服,3~4次/日,餐前服用;多潘立酮片10mg,口服,3次/日,餐前服用;莫沙必利片5~10mg,口服,3次/日,餐前服用;盐酸依托必利片50mg,口服,3次/日,餐前服用。

适用范围:适用于餐后不适综合征患者。

注意事项:甲氧氯普胺可引起嗜睡、焦虑及锥体外系症状、高泌乳素血症。

疗程:2~4周。

评价:一个纳入了12个促动力药物、包含829例患者的随机对照临床试验系统综述结果显示:与安慰剂对照,促动力药物使发生消化不良症状的危险率减低了50%,但大部分的试验是关于西沙必利的。但对这些研究的分析表明论文发表的偏倚影响了疗效结果,使促动力药物的疗效被夸大。胃排空的提高与症状的改善并无明显的关联,因此不推荐常规进行促胃排空治疗。

方案4 上述抑酸剂的任何一种和胃肠动力药的一种合用。

适用范围:适用于非特异型或上述方案疗效不佳者。

注意事项:可能增加患者经济负担,应注意由此对患者的精神压力所产生的负面作用。

疗程:2~4周。

评价:治疗费用相对高,疗效不十分明确。

方案5

(1)抗焦虑药物:阿普唑仑片2mg,口服,1次/晚或3次/日,症状缓解后停用。

适用范围:适用于伴有焦虑精神症状的患者。

注意事项:长期应用可能出现肝脏毒性。

疗程:2周至症状缓解后。

评价:无。

(2)抗抑郁药:盐酸氟西汀片20mg,口服,1次/日;或盐酸帕罗西汀片20mg,口服,1次/日;或盐酸文拉法辛缓释胶囊20mg,口服,1次/日(精神症状重者可加用地西泮等镇静药物,如艾司唑仑片,2.5mg,口服,1次/晚;硝西泮片,5mg,口服,1次/晚)。

适用范围:适用于伴有抑郁等精神症状的患者。

注意事项:此类药物起效慢,10~15日后起效,疗程不宜太短,症状控制满意后再逐步减量,稳定后再考虑停药。

疗程:2周至症状缓解后。

评价:一个来自梅奥医学中心(Mayo Clinic)的包含了26例健康志愿者的双盲随机对照试验研究了三环类和四环类抗抑郁药短期内对胃排空、胃早饱及餐后不适症状的影响,显示两种药物与安慰剂比较均无明显差异。虽然抗抑郁药物对FD的疗效也不明确,但也常被用于患者。没有充分的关于应用三环类药物,如阿米替林治疗消化不良的数据,但小样本研究证实有效。但低剂量阿米替林的疗效与胃张力感觉的变化无关。

方案6 根治Hp的基础上,根据症状联用或不用胃肠动力药。

适用范围:伴Hp感染的功能性消化不良。

注意事项:联合应用抗生素,避免耐药的产生。

疗程:1~2周。

评价:Naokia等纳入294例Hp阳性的FD患者,试验组与对照组相比,Hp根除组较安慰剂组更有效,并能减少医疗成本,认为^{13}C呼吸试验和Hp根除治疗对患者有益。Lane J等纳入1558例Hp阳性的FD患者,平均随访2年的试验显示,试验组与对照组相比,2年后因消化不良症状就诊者减少35%($P=0.02$),2年后仍有症状的患者,与对照组相比减少了29%($P=0.05$),两组生活质量尚无明显差异。

根除Hp的方案1:枸橼酸铋钾片240mg,口服,2次/日,连续服用1周+克拉霉素缓释片500mg,口服,2次/日,连续服用1周+替硝唑片500mg,口服,2次/日,连续服用1周+奥美拉唑肠溶胶囊20mg,口服,1次/晨起空腹;4~8周/疗程。

适用范围:适用于初次发病或复发病例,Hp感染阳性或耐药者。

注意事项:无。

疗程:遵医嘱使用。

评价:为一种高效治疗方案,但费用高。

根除Hp的方案2:枸橼酸铋钾片240mg,口服,2次/日,晨起空腹和睡前服用,连续服用2周+甲硝唑片0.2g,口服,4次/日,餐后和睡前服用,连续服用2周+阿莫西林胶囊0.5g,口服,4次/日,餐后和睡前服用,连续服用2周+奥美拉唑肠溶胶囊20mg,口服,1次/晨起空腹;4~8周/疗程。

适用范围:适用于初次发病或复发病例,幽门螺杆菌感染无耐药者。

注意事项:无。

疗程:遵医嘱使用。

评价:为一种常用高效方案,费用较高。

方案7 使用以下抗酸剂的一种:磷酸铝凝胶10~20ml,口服,3次/日,餐前半小时;氢氧化铝凝胶10ml,口服,3次/日;铝碳酸镁500mg,咀嚼后服,3次/日;硫糖铝500mg,口服,3次/日。

适用范围:适用于上腹痛综合征患者。

第二节 溃疡性结肠炎

一、概述

溃疡性结肠炎(ulcerative colitis,UC)简称溃结,是一种与遗传和环境相关的,病因未明的慢性非特异性结肠炎症,主要受累的部位是结肠黏膜层,且以溃疡为主,多自远段结肠开始,可逆行向近段发展,甚至累及全结肠和末段回肠,呈连续性分布。临床主要表现为腹泻、腹痛和黏液脓血。现有资料显示亚洲国家人群发病率为$(0.4～2.1)/10$万人,而北美和北欧的人群发病率分别为$(6～15.6)/10$万人和$(10～20.3)/10$万人。亚洲国家的人群患病率为$(6～30)/10$万人,显著低于欧洲和北美。我国尚缺乏准确的流行病学调查资料,但是近年来发病有增加的趋势。

二、治疗

(一)康复措施

1. 门诊治疗 缓解期患者及症状较轻的轻中度患者,可采取门诊治疗。
2. 住院治疗 口服药物治疗不能控制的重度、难治性患者,或伴有感染患者及症状明显影响患者正常工作和生活者应住院治疗。

(二)一般治疗

①提倡乐观生活态度,避免精神紧张、失眠等;②病情严重时应卧床休息,缓解期可适当活动;③腹泻严重者,注意纠正水电解质紊乱;④合并感染者,应积极使用广谱抗生素治疗;⑤避免长期服用损伤胃肠黏膜的药物,提倡乐观生活态度。

(三)外科治疗

手术治疗是UC的重要治疗方式,对于需要住院治疗的重度UC患者应提供早期结肠切除手术咨询。手术方式应该根据病情缓急、适应证和患者情况具体选择。手术方式包括临时性回肠造瘘术、全结肠切除加永久性回肠造瘘和回肠储袋肛门吻合术。有适应证的情况下,UC择期手术的金标准是结直肠切除回肠储袋肛门吻合术。

1. 适应证 中毒性巨结肠、常规内科最大剂量治疗无效、不能耐受内科治疗药物的副作用者、重度异型增生、激素依赖、大量出血或因疾病影响生长发育的儿童患者。
2. 术前准备 对于贫血和营养不良UC患者应进行充分的术前准备,提供营养支持,纠正贫血和水、电解质紊乱,最大限度地调整或减少激素、免疫抑制剂等药物使用。
3. 并发症 结直肠切除回肠储袋肛门吻合术术后约50%患者出现储袋炎,其他并发症包括吻合口瘘、吻合口狭窄、盆腔脓肿和肠梗阻。
4. 禁忌证 结直肠切除回肠储袋肛门吻合术手术的绝对禁忌证是肛门括约肌功能障碍。其他禁忌证包括可疑克罗恩病、术后需要盆腔放疗等。

(四)活动

本病一般情况下与活动无关,但主张在疾病活动期及重症患者卧床休息。

(五)饮食

饮食对UC活动程度的影响目前尚未确定,但是改变饮食习惯可能会减轻UC病情。疾病活动期应减少纤维的摄入,低渣饮食可减少排便次数;溃疡性直肠炎患者如果表现为便秘,则提倡高纤维饮食。

三、药物治疗

(一) 药物治疗原则

UC 的治疗应该基于 UC 的部位和表型、疾病严重程度、有无并发症、个人症状反应、对治疗的耐受性、既往疾病、持续时间及一年内的复发次数等确定。治疗目标:①改善患者一般状况、维持良好状态,提高患者生活质量;②治疗急性发作,消除症状,将短期和长期不良反应降至最低,减轻肠道炎症,如有可能促使黏膜愈合;③维持无激素缓解,减少疾病复发次数和减轻严重程度,减少激素依赖;④防止因并发症住院和手术;⑤维持良好的营养状态。

对于轻症远端结肠 UC 患者,5-氨基水杨酸类制剂局部应用和(或)口服是首选治疗方案;对于急性重度 UC 应该给予静脉糖皮质激素治疗;急性重度 UC 患者给予静脉糖皮质激素治疗 5~7 天后无效,则应该考虑给予环孢素、抗肿瘤坏死因子抗体和手术等二线治疗方案;单独使用抗生素不能诱导疾病缓解;对于激素依赖、激素抵抗患者或者反复复发患者推荐使用巯基嘌呤类药物、生物制剂等免疫调节药物,钙调抑制剂可以作为免疫抑制剂的过渡治疗短期使用。

(二) 药物选择

1. 氨基水杨酸类 包括柳氮磺吡啶(sulfasalazine, SASP)和 5-氨基水杨酸(5-ASA),该类药物适用于慢性期和轻中度活动期患者,严重肝肾疾患、婴幼儿、出血性体质及对水杨酸过敏者不应使用氨基水杨酸类药物。结肠左曲以远的 UC 可以使用氨基水杨酸类栓剂、灌肠剂、泡沫剂治疗,具体使用应根据病情决定。栓剂可用于直肠 UC 治疗,而灌肠剂治疗范围可到达结肠左曲。局部用药可以直接作用于炎症部位,避免全身副作用。远端 UC 口服氨基水杨酸类制剂也有效,且服药方便,依从性好。氨基水杨酸制剂局部治疗 2 周,临床和内镜缓解率可达 64%,局部治疗联合口服效果要优于单独口服治疗。

2. 肾上腺皮质激素 对于急性重度 UC 应首选肾上腺皮质激素静脉给药治疗。常用药物如甲泼尼松 40~60mg/d、氢化可的松 300~400mg/d,静脉滴注。使用肾上腺皮质激素以前应该首先排除感染性结肠炎。对于 32 项临床试验的 Meta 分析显示使用肾上腺皮质激素治疗的重度 UC 患者有效率为 67%。增大剂量不能提高治疗效果,但是减小剂量疗效会减弱。一次性静脉滴注和静脉持续滴注效果相当。一般用药 5 天,不超过 7~10 天。

3. 环孢素 是一种强效的钙调免疫抑制剂,通过钙调神经磷酸酶依赖途径抑制活化 T 细胞产生白细胞介素-2(interleukin-2, IL-2)。对于静脉肾上腺皮质激素无效的重度 UC 患者可使用环孢素诱导疾病缓解。环孢素多采用静脉给药,可过渡到口服。环孢素一般作为使用巯基嘌呤类药物前的过渡治疗。随机对照实验显示静脉环孢素治疗对于 82% 静脉激素治疗无效患者有效。低剂量(2mg/kg)与高剂量(4mg/kg)效果相当,且副作用较少。

4. 巯基嘌呤类药物 包括硫唑嘌呤(AZA)及其衍生物 6-巯基嘌呤(6-MP)。两种药物都是通过其代谢产物 6-硫鸟嘌呤核苷酸(6-thioguanine nucleotides, 6-TGN)发挥作用的。6-TGN 可以抑制 DNA 和 RNA 合成,并且可以导致 T 细胞凋亡。对于激素依赖或者激素治疗复发患者可使用巯基嘌呤类药物治疗。但是此类药物起始治疗后数周或者数月才能起效。研究显示 AZA 治疗缓解率可达 69%，有效率达 84%，对于激素依赖 UC 患者 AZA 效果优于 5-ASA。AZA 和 6-MP 效果相当。

5. 生物制剂 主要包括英利西单抗(infliximab, IFX)。目前推荐对于激素依赖且对常规药物治疗无效患者使用英利西单抗。英利西单抗是第一个应用于炎性肠病(IBD)尤其是克罗恩病(CD)治疗的抗体，1998 年被美国 FDA 批准应用于中重度 IBD。英利西单抗是人鼠嵌合性单克隆抗体 IgG1，鼠源性成分占 25%，通过与淋巴细胞表面的 TNF 结合诱导抗体依赖性细胞毒性作用(antibodydependent cell mediated cytotoxicity, ADCC)及淋巴细胞凋亡，发挥抗炎作用。初始治疗缓解患者可使用 IFX 5 mg/(kg·8w)，静脉滴注用于维持缓解治疗。2 项大规模随机对照临床试验显示对于常规治疗无效的中重度 UC 患者第 0 周、第 2 周、第 6 周使用 IFX，随后每 8 周一次治疗效果明显高于对照组，54 周缓解率明显高于对照；且使用 IFX 可以降低结肠切除手术的风险；但是即使每 8 周一次使用 IFX 治疗，仅 21%~26% 患者可以维持无激素缓解。

6. 肠道益生菌 肠道益生菌治疗 UC 已有一些报道，但目前其效果还尚待确定。现有的研究中提示可能有效的益生菌制剂包括 *Escherichia Coli* Nissle1917、双歧杆菌、乳酸菌制剂等。

(三) 溃疡性结肠炎的预防与治疗

除初发病例、轻症远段结肠炎患者症状完全缓解后可停药观察外，所有患者完全缓解后均应继续维持治疗，以防止复发。一般首选氨基水杨酸类制剂口服，糖皮质激素维持治疗的效果，在症状缓解后应逐渐减量，过渡到用氨基水杨酸维持治疗。SASP 的维持治疗剂量多用 2~3g/d，并同时叶酸口服。也可使用与诱导缓解相同剂量的 5-ASA 类药物。6-MP 或 AZA 等用于上述药物不能维持者或对糖皮质激素依赖者。对于 IFX 诱导缓解者，推荐使用 IFX 维持缓解。

(四) 溃疡性结肠炎并发症治疗

肠外的并发症包括周围性关节炎、强直性脊柱炎、骶髂关节炎、前眼色素层炎、结节性红斑、坏疽性脓皮病、巩膜外层炎，在儿童则有生长与发育停滞。周围性关节炎、皮肤并发症和巩膜外层炎往往随着结肠炎病情变化而波动，而脊柱炎、骶髂关节炎和色素层炎往往独立于肠道疾病而自行发展。在伴有脊柱或骶髂关节受累的患者中，绝大多数也有眼色素层炎存在的征象，反之亦然。关节强直性脊柱炎、骶髂关节炎及眼色素层炎可能在结肠炎之前多年即已存在，而且在有 HLA-B27 抗原的患者中更易发生。虽然肝功能的轻微改变在本病中颇为常见，但临床上明显的肝脏疾病仅见于 3%~5% 的患者。肝脏疾病可表现为脂肪肝或更严重的表现为自身免疫性肝炎、原发性硬化性胆管炎(PSC)或肝硬化。5% 的 UC 患者可发生 PSC，最多见于那些年轻时就患结肠炎的患者。PSC 可比有症状的 UC 早许多年出现，采用内镜逆行胰胆管造影检查比肝活检诊断更为可靠。

1. 关节炎 对于 IBD 相关的关节炎和关节病的治疗主要基于其他类型关节炎的治疗经验，具体治疗方案应参照关节炎的治疗方案。常用的治疗包括柳氮磺吡啶、NSAID 及抗 TNF-α 抗体、局部注射皮质类固醇和理疗。对于中轴性关节炎患者，重点为治疗原发病。对于外周性关节炎，目前证据支持使用物理疗法、柳氮磺吡啶或抗 TNF-α 抗体。

2. 骨质疏松 一般多发生于激素治疗患者。对于骨质疏松的治疗，包括负重等张运动、戒烟、戒酒、补充食物钙质等一般治疗。常规的药物治疗包括二磷酸盐、降钙素及其衍生物,雷洛昔芬可以有效地防止和减少骨质的进一步流失。对于女性患者,不推荐给予激素替代疗法;对于男性患者,二磷酸盐可能有效;如果男性患者血清睾酮水平低,可以补充睾酮。不推荐常规给予骨质疏松患者维生素D。

3. 皮肤表现 结节性红斑患者通常需要全身补充皮质激素;坏疽性皮肤病需要全身和局部使用皮质激素,加激素局部湿敷;对于激素耐药者,可以选用环孢素2~4mg/(kg·d)静脉滴注。

4. 眼睛表现 巩膜外层炎一般不需要特殊治疗,局部应用激素可能有效。葡萄膜炎需要局部和全身应用激素;对于激素耐药者,需要使用硫唑嘌呤。

5. 肝脏损害 对于合并肝脏损害的患者,熊去氧胆酸可以改善患者肝功能,尤其是对于原发性硬化性胆管炎有效,具体参见原发性胆汁性肝硬化章节;熊去氧胆酸可以减低患者结肠癌的风险;对于胆管狭窄患者可以进行经内镜逆行性胰胆管造影术(ERCP)和支架来治疗;肝功能损害严重的患者需进行肝移植。

(五)溃疡性结肠炎及其并发症治疗处方举例

方案1 美沙拉嗪肠溶片,口服,4g/d。

适用范围:适用于轻中度活动型UC的诱导缓解或作为维持缓解的首选用药。

注意事项:诱导则提倡足量用药,维持治疗则一般减半服用。

疗程:根据病情调整,维持治疗则一般终身用药。

评价:为治疗UC的标准用药,效果可靠,费用较高。

方案2 巴柳氮钠片,1.5g/d,分4次口服。

适用范围:适用于轻中度活动型UC的诱导缓解或维持缓解。

注意事项:对已知肾功能障碍或有肾病史的患者应注意使用。应定期监测患者的肾功能(如血清肌酐),特别是在治疗初期。

疗程:疗程8周或根据病情调整。

评价:巴柳氮钠是一种5-ASA前体药物,口服后以原药到达结肠,在结肠细菌的作用下释放出5-氨基水杨酸(有效成分)和4-氨基苯甲酰-β-丙氨酸,起效更快,不良反应发生率也更低。

方案3 奥沙拉嗪胶囊,1.5~3g/d,分3次口服。

适用范围:适用于轻中度UC不耐受其他水杨酸类制剂者。

注意事项:诱导则提倡足量用药,维持治疗则成人日剂量1000mg,分2次服。禁用于对水杨酸过敏者、肾功能严重不全者及孕妇。有胃肠道反应者慎用。

疗程:根据病情调整,维持治疗则一般终身用药。

评价:奥沙拉嗪在胃和小肠内不被吸收也不被分解,到达结肠后才被结肠内细菌分裂为2分子有效的5-氨基水杨酸而显示其抗炎作用。但其具有刺激小肠分泌的作用,可使肠内液体负荷增加,因此可能有软化大便甚至致腹泻的作用。

方案4 柳氮磺吡啶肠溶片,4~6g/d,分4次口服。

适用范围:适用于轻中度结肠炎。

注意事项:缺乏葡萄糖-6-磷酸脱氢酶,肝、肾功能损害患者,卟啉症,血小板、粒细胞减少,肠道或尿路阻塞患者应慎用;应用磺胺药期间多饮水,保持高尿流量,以防结晶尿的发生,必要时也可服碱化尿液的药物。如应用本品疗程长,剂量大时宜同服碳酸氢钠并多饮水,以防止不良反应发生。磺胺类药物过敏者禁用。

疗程:根据病情调整,维持治疗则一般终身用药。

评价:优点为费用低廉,但须注意监测副作用。

方案 5　美沙拉嗪灌肠剂,2~4g/d。

适用范围:适用于轻中度远端 UC 及直肠刺激症状明显患者。

注意事项:肾、肝功能不全者慎用。两岁以下儿童不宜使用。

疗程:根据病情调整。

评价:为治疗远端 UC 局部用药,抗炎作用优于柳氮磺吡啶,效果可靠,局部应用副作用较少。

方案 6　美沙拉嗪栓剂 500mg 纳肛,每日 2 次。

适用范围:适用于轻中度远端 UC。

注意事项:局部使用美沙拉嗪栓联合口服 5-ASA 制剂效果要优于单独口服。

疗程:根据病情调整,一般要达到黏膜愈合,才改为维持治疗。

评价:栓剂作用范围较有限,一般用于溃疡性直肠炎的治疗,尤其是直肠刺激症状明显者。

方案 7　柳氮磺吡啶栓 500mg 纳肛,每日 2~3 次。

适用范围:适用于轻中度远端 UC。

注意事项:对磺胺类药过敏者禁用。

疗程:根据病情调整。

评价:作用同美沙拉嗪栓剂,但是费用较为低廉。

方案 8　氢化可的松注射液 100mg+0.9%氯化钠溶液 100ml,缓慢灌肠,每日 1 次。

适用范围:适用于结肠脾曲以下 UC 且对于局部 5-ASA 制剂治疗无效者。

注意事项:无。

疗程:根据病情调整,一般用于短期诱导缓解,随后改为 5-ASA 局部用药。

评价:费用低廉,短效制剂,可直接发挥作用。

方案 9　泼尼松片 30~40mg,口服每日 1 次。

适用范围:适用于氨基水杨酸类治疗无效的中重度 UC 患者的诱导缓解治疗及轻中度活动型左半结肠炎,或广泛结肠炎需要快速诱导缓解者、活动性重度 UC 未使用激素患者。

注意事项:一般不用于维持治疗。

疗程:一般为 5~7 天,如果无效改用其他免疫抑制剂。

评价:肾上腺皮质激素适用于中重度活动性 UC 患者诱导缓解,不建议用于维持治疗。长期使用激素需要预防和避免不良反应,激素若撤除,需要逐渐减量。

方案 10　硫唑嘌呤片 1.5~2.5mg/kg,口服,每日 1 次;或 6-巯基嘌呤片 0.75~1.5mg/kg,口服,每日 1 次。

适用范围:适用于轻中度活动型左半结肠炎或广泛结肠炎激素依赖患者、轻中度活动型左半结肠炎或广泛结肠炎其他水杨酸类无法维持缓解者及重度 UC 早期复发、激素依赖或抵抗者的维持治疗。

注意事项:有条件者应该检测 TPMT 基因型。

疗程:根据病情调整,可用于维持治疗。

评价:可减少甾醇用量或减轻炎症症状。诱导并维持 CD 疾病缓解。对于难治性 UC,

使用 AZA 可减少激素使用。环孢素诱导缓解的 UC 患者可用 AZA 维持。建议定期检测血细胞计数。用药之前检测硫代嘌呤甲基转移酶活性有助于避免不良反应。

方案 11 甲泼尼龙注射液 48~60mg+生理盐水 250ml,静脉滴注,每日 1 次。

适用范围:适用于急性重度 UC,既往使用过激素患者。

注意事项:使用之前须排除感染性肠炎。

疗程:5~7 天。

评价:用于急性期诱导疾病缓解,是目前急性重度 UC 患者的主要用药,不能用于维持治疗。

方案 12 环孢素 4mg/kg,静脉注射,每日 1 次。

适用范围:适用于急性重度 UC,激素治疗无效者。

注意事项:应在有条件的医疗单位使用,须检测环孢素水平。

疗程:一般 5~7 天,病情缓解之后可以改为口服。

评价:用作使用硫嘌呤类药物之前的过渡用药,不作为维持缓解治疗用药。

方案 13 注射用英利西单抗粉针 5~10mg/kg,静脉滴注,第 0 周、第 2 周、第 6 周给药一次。

适用范围:适用于其他药物治疗无效的 UC 患者的诱导缓解治疗。

注意事项:心脏衰竭的患者、对英利西单抗过敏者、对鼠蛋白质过敏者禁用。

疗程:诱导缓解第 0 周、第 2 周、第 6 周每周 1 次,维持治疗每 8 周 1 次。

评价:费用十分昂贵。英利西单抗可用于诱导 UC 的临床缓解及维持,而且对于传统药物治疗失败的难治性中重度 UC,英利西单抗可以使患者避免结肠切除,降低死亡率。

四、疗效评价及随访

(一) 治愈标准

目前无治愈标准。

(二) 好转标准

1. 完全缓解 临床症状消失,结肠镜复查见黏膜大致正常,目前提倡黏膜愈合,即可视结肠节段内的结肠黏膜无易损、出血、糜烂及溃疡等表现。

2. 有效 临床症状基本消失。结肠镜复查肠黏膜轻度炎症或假息肉形成。

3. 无效 经治疗后临床症状、内镜和病理检查结果均无改善。

(三) 随访观察

1. 病情监测 UC 有患结肠癌的危险,且危险度与病程及病变范围有关。针对病程在 8~10 年以上的 UC 患者,需每年行 1~2 次结肠镜检查,并取多块组织进行活检。如果活检发现高度不典型增生,需外科手术切除结肠。如扁平黏膜发现有低度不典型增生者,也需手术治疗。服用激素者需检测骨密度,防止骨质疏松的发生。

2. 预防措施 健康饮食,少吃辛辣、刺激食物。适当锻炼,避免过度劳累及精神紧张。定期服药可以减少急性复发,维持疾病稳定。建议使用对乙酰氨基酚治疗疾病相关疼痛,不建议使用 NSAID 药物。

3. 并发症 需注意患者有无肠外的并发症,如周围性关节炎、强直性脊柱炎、骶髂关节炎、前眼色素层炎、结节性红斑、坏疽性脓皮病、巩膜外层炎。对于儿童应注意营养支持,防止生长发育受影响。

对病程8~10年以上的广泛性结肠炎、全结肠炎和病程30~40年以上的左半结肠炎、直乙状结肠炎患者，或者UC合并原发性硬化性胆管炎者，应行监测性结肠镜检查，至少每2年1次，并做多部位活检。对组织学检查发现有异型增生者，更应密切随访，如为重度异型增生，一经确认即行手术治疗。

（四）预后

UC是慢性病，可反复恶化和缓解。在近10%患者中，首次进展性发作可迅速转为暴发，伴有大量出血、穿孔、败血症或毒血症等并发症。另有10%患者可在一次发作后完全康复，然而在这些患者中往往可能存在某种未被发现的特异性病原体。

在广泛性UC患者中，近1/3患者需要施行手术治疗，直肠结肠切除术具有治愈的疗效，预期寿命和生活质量可恢复正常，并且发生结肠癌的危险性也被排除。

局限性溃疡性直肠炎患者的预后最好，不易出现严重的全身性症状、中毒性并发症和恶变，仅20%~30%的患者会进展到晚期，极少有患者需要施行手术治疗，其预期寿命也属正常，但症状可能显得异常顽固和难治。另外因为广泛性UC可能开始于直肠，然后向近端蔓延，因此只有在病变局限性变化维持至少6个月以上，才能确诊为局限性直肠炎。之后会扩展的局限性疾病往往表明其病情较重，且更难以治疗。

第三节 慢 性 胃 炎

一、概 述

慢性胃炎（chronic gastritis）是一种多病因所致胃黏膜慢性炎性改变为主的病变。其常见临床分类为浅表性胃炎（也称非萎缩性胃炎）和萎缩性胃炎，后者又可分为自身免疫性胃炎和多灶萎缩性胃炎。本病在我国是一种常见病，一般随年龄增长而增加，中年以上多见，男性多于女性。临床治疗目的在于消除病因，缓解症状，预防、监控异型增生和肠腺化生等恶性转化。治疗方法主要为病因防治、抑酸治疗、黏膜保护和促动力药物等综合治疗。

二、治 疗

（一）康复措施

1. 门诊治疗 本病临床症状轻微，一般不影响生活与工作，多采取门诊治疗，定期随访观察与复查。

2. 住院治疗 本病一般无须住院治疗，若症状较重，影响生活与工作，或伴上消化道出血等并发症时，需住院进行治疗与观察。

（二）一般治疗

(1) 提倡乐观生活态度，保持健康生活方式。

(2) 预防幽门螺杆菌（Hp）反复感染。

(3) 饮食调节：避免长期摄入粗糙和刺激性食物，避免摄入过热饮料、酗酒、咸食和含有稳定剂和防腐剂的食物。对伴有肠化生或异型增生者，可补充维生素C、维生素A、叶酸和β胡萝卜素等，以促使其逆转。

(4) 避免精神紧张、失眠等应激因素和吸烟。应激因素和过度吸烟等均可直接损伤胃黏膜。

(5) 避免长期服用对胃黏膜损伤的药物,如吲哚美辛、阿司匹林、保泰松、肾上腺皮质激素及含钾、碘和铁等药物。

(6) 如果患有其他疾病需要长期服用上述药物者,需要在专科医师指导下加服质子泵抑制剂辅助治疗,预防胃黏膜糜烂等炎症。

(7) 积极预防和治疗口腔、扁桃体及鼻窦慢性感染,避免细菌或毒素吞入胃内,否则也可引发慢性胃炎。

(三) 外科治疗

慢性胃炎一般症状轻,无严重并发症,故无外科手术治疗适应证。

(四) 活动

可以从事日常工作和生活,建议按计划进行有氧健身活动,避免过度劳累。

(五) 饮食

避免进食粗糙和刺激性食物、过热饮料、酗酒和咸食等。

三、药物治疗

(一) 药物治疗原则

慢性胃炎应依据患者具体病情进行治疗,如病因、症状特点、急性炎症活动性及其程度、幽门螺杆菌感染状况等综合因素。

(二) 药物选择

选择药物:黏膜保护剂、抑酸剂和胃肠动力药物。

1. 抑酸剂 包括 H_2 受体拮抗剂和质子泵抑制剂(PPI)。H_2 受体拮抗剂如西咪替丁、雷尼替丁、法莫替丁、尼扎替丁和罗沙替丁等。质子泵抑制剂如奥美拉唑、兰索拉唑、泮托拉唑、埃索美拉唑和雷贝拉唑等。幽门螺杆菌感染所致的慢性活动性胃炎,应予以抗菌治疗。根除幽门螺杆菌的药物和治疗方案见后述。

2. 黏膜保护剂 如硫糖铝、胶体果胶铋、替普瑞酮、瑞巴派特和铝镁加(或铝碳酸镁片)等。

3. 胃肠动力药 多潘立酮、莫沙比利和伊托必利等。

(三) 慢性胃炎伴急性炎症复发的预防与治疗

1. 根除幽门螺杆菌治疗 目前已证实幽门螺杆菌感染是慢性胃炎致病因素之一,根除幽门螺杆菌感染是预防慢性胃炎伴有急性炎症活动复发的重要措施。

推荐的一线治疗方案:选择一种PPI+任意2种相关抗生素(阿莫西林、克拉霉素、甲硝唑)组成三联疗法,或加用铋剂组成四联疗法。

2. 症状控制维持治疗 间歇或按需治疗:即症状自我控制,若出现症状时,短期治疗或症状复发时再治疗;对于间断性症状发作的患者,应用 H_2 受体拮抗剂和黏膜保护剂治疗。例如,西咪替丁400mg,雷尼替丁150mg,法莫替丁20mg,尼扎替丁150mg,均须睡前服用1次。硫糖铝1.0g,1日2次;一般持续时间为在症状控制后1周即可。由于西咪替丁副作用较大,一般尽可能应用其他同类药物替代;PPI对于反酸和胃灼热(烧心)症状较重者,服用

H_2受体拮抗剂不能缓解时,可选用PPI治疗,如奥美拉唑10~20mg,口服,1日1次,根据症状控制情况,连续治疗数日至2周后,逐渐减量并停止服药治疗。

3. 门诊随访观察

(1)一般患者门诊随访观察:门诊复诊时,医师需要了解患者症状发生和缓解情况,并了解患者药物治疗中发生的不良反应,指导患者后续治疗与观察等,并建立档案记录在册或输入微机进行分病种网络式管理。

(2)高危人群随访与癌变监控:如果内镜检查与黏膜活检证实为慢性萎缩性胃炎,特别是在中度以上萎缩性胃炎,并伴有中度以上异型增生和肠腺化生者,需动态观察黏膜病变发展与变化,定期复查内镜,至少每6个月门诊复诊一次。

(3)如有可疑病变或恶性发展趋势,应及时采取染色内镜、放大内镜、显微内镜和超声内镜检查,并适当缩短随访时间。

(4)对于微小胃癌、小胃癌等早期胃癌,在超声内镜检查了解病变范围和深度基础上,对比较表浅(黏膜层内)和直径小于5cm者,可行内镜下局部黏膜切除治疗,术后继续定期随访观察。

(5)门诊随访医师对临床治疗评估。门诊随访医师还需要对患者病后综合治疗进行评估,并提出生活调理、后续治疗指导意见。

4. 生活调理 指导参见本章第三节的"一般治疗"项下内容。

(四) 慢性胃炎并发症治疗

无。

(五) 慢性胃炎药物治疗处方举例

1. 慢性胃炎伴有Hp感染治疗方案 以下所述奥美拉唑可以应用兰索拉唑、泮托拉唑、埃索美拉唑、雷贝拉唑和奥美拉唑等任意一种替代之;其所述西咪替丁可应用雷尼替丁、法莫替丁、尼扎替丁和罗沙替丁等任意一种替代之。所述疗程一般为2周,发生耐药时,需要更换方案,可适当延长至3~4周。

方案1 枸橼酸铋钾480mg,口服,1日2次;克拉霉素500mg,口服,1日2次;替硝唑500mg,口服,1日2次;奥美拉唑20mg,口服,1日2次,可1周后改为20mg,口服,1日1次。

适用范围:适用于初次发病或复发病例,Hp感染阳性或耐药者。

注意事项:一般在晨起和睡前服用,Hp根除率可达90%;奥美拉唑可选用任何一类质子泵抑制剂取代之,总体疗效基本相当。药品不良反应,请详见药品说明。

疗程:2周。

评价:一种高效治疗方案,但费用高。

方案2 胶体果胶铋200mg,口服,1日2次;甲硝唑0.4g,口服,1日2次;阿莫西林1.0g,口服,1日2次;奥美拉唑20mg,口服,1日2次。

适用范围:适用于初次发病或复发病例,Hp感染无耐药者。

注意事项:晨起空腹和睡前服用,奥美拉唑项可选用任何一类质子泵抑制剂取而代之,总体疗效基本相当。青霉素过敏者须慎用阿莫西林,而西咪替丁和甲硝唑有多种不良反应,请详见药品说明。

疗程:2周。

评价:一种简单高效方案,但费用较高。

方案3 枸橼酸铋钾 480mg,口服,1日2次;四环素 0.5g,口服,1日2次;甲硝唑 0.4g,口服,1日2次;奥美拉唑 20mg,1日2次。

适用范围:适用于初次发病病例,Hp 感染无耐药者。

注意事项:一般在晨起和睡前服用,Hp 根除率可达 90%;奥美拉唑可选用任何一类质子泵抑制剂取代之,剂量用法参照奥美拉唑,总体疗效基本相当;药品不良反应请详见药品说明。

疗程:2 周。

评价:一种常用较好疗效方案,费用较高。

方案4 枸橼酸铋钾 240mg,口服,1日2次;克拉霉素 250mg,口服,1日2次;替硝唑 500mg,口服,1日2次;西咪替丁 400mg,口服,1日2次,或 800mg,口服,每晚睡前 1 次。

适用范围:适用于对甲硝唑、阿莫西林和四环素耐药的病例。

注意事项:晨起和睡前服用,西咪替丁项可选用任何一类 H_2 受体拮抗剂取而代之。药品不良反应,请详见药品说明。

疗程:2 周。

评价:一种普通疗效方案,费用较低。

方案5 胶体铋 240mg,口服,1日2次;甲硝唑 0.4g,口服,1日2次;阿莫西林 1.0g,口服,1日2次;西咪替丁 400mg,口服,1日2次,或 800mg,口服,每晚睡前 1 次。

适用范围:适用于初次发病病例,Hp 感染无耐药者。

注意事项:晨起空腹和睡前服用;西咪替丁可选用任何一类 H_2 受体拮抗剂取而代之。药品不良反应请详见药品说明。

疗程:2 周。

评价:疗效一般,较经济。

方案6 枸橼酸铋钾 240mg,口服,1日4次;四环素 0.5g,口服,1日2次;甲硝唑 0.4g,口服,1日2次;西咪替丁 400mg,口服,1日2次,或 800mg,口服,每晚睡前 1 次。

适用范围:适用于初次发病病例,Hp 感染无耐药者。

注意事项:餐后和睡前服用,西咪替丁项可选用任何一类 H_2 受体拮抗剂取而代之。药品不良反应请详见药品说明。

疗程:2 周。

评价:疗效一般,较经济。由于有四环素,故不推荐用于 18 岁以下儿童。

方案7 奥美拉唑 20mg,口服,1日2次;克拉霉素 250mg,口服,1日2次;阿莫西林 1.0g,口服,1日2次。

适用范围:适用于对甲硝唑和四环素耐药的病例。

注意事项:奥美拉唑与阿莫西林联用有协同作用,可提高清除 Hp 的疗效;与克拉霉素合用时,两者血药浓度都上升,可增加中枢神经系统及胃肠道不良反应发生率。应注意监测血药浓度,及时调整药量。

疗程:2 周。

评价:适用于对甲硝唑和四环素耐药的病例,为一种较好疗效方案,费用较高。

方案8 阿莫西林 1.0g,口服,1 日 2 次;
　　　　枸橼酸铋雷尼替丁 0.4g,口服,1 日 2 次,或 0.8g,口服,每晚睡前 1 次。

适用范围:适用于初次发病病例,但服药次数较多,适用于依从性高的患者。

注意事项:用药期间可能会出现肝酶学指标(如氨基转移酶)异常;胃肠功能紊乱,头痛或关节痛,罕见皮肤瘙痒、皮疹等过敏反应或粒细胞减少。

疗程:连续服用 2 周,继续服用枸橼酸铋雷尼替丁至 6~8 周。

评价:为一种普通疗效方案,比较经济。

方案9 克拉霉素 250mg,口服,1 日 2 次;枸橼酸铋雷尼替丁 0.4g,口服,1 日 2 次;或 0.8g,口服,每晚 1 次睡前服用。

适用范围:适用于初次发病病例,为一种普通疗效方案,费用一般。

注意事项:枸橼酸铋雷尼替丁是由枸橼酸铋络合物与雷尼替丁形成的盐,应注意有急性卟啉病病史者或肌酐清除率小于 25ml/min 者,不能采用本方案。

疗程:连续服用 2 周,继续服用枸橼酸铋雷尼替丁至 6~8 周。

评价:为一种普通疗效方案,费用一般。

2. 慢性胃炎无 Hp 感染治疗方案

方案1 硫糖铝 1.0g,口服,1 日 4 次。

适用范围:适用于初次发病或轻症病例,Hp 阴性者。

注意事项:可选用如下任何一类黏膜保护剂取而代之。枸橼酸铋钾(或三钾二枸橼酸铋)240mg,1 日 2 次,餐前及睡前服用,1~2 周/疗程;果胶铋 200mg,1 日 4 次,三餐前及睡前服用,1~2 周/疗程;前列腺素 200mg,口服,1 日 4 次,1~2 周/疗程。其他注意事项和不良反应请详见药品说明。

疗程:1~2 周为 1 个疗程。

评价:疗效肯定,较经济。

方案2 西咪替丁 400mg,口服,1 日 2 次,晨起和睡前服用;或 800mg,口服,每晚睡前 1 次;6~8 周/疗程。

适用范围:适用于初次发病或复发病例,Hp 阴性者。

注意事项:可选用任何一类 H_2 受体拮抗剂取而代之,药品不良反应请详见药品说明。

疗程:连续服用 1~2 周。

评价:疗效肯定,较经济。

方案3 奥美拉唑 20mg,口服,每日晨起 1 次,空腹服。

适用范围:适用于 Hp 阴性,初次发病、复发病例或 H_2 受体拮抗剂疗效不佳者。

注意事项:可选用其他质子泵抑制剂取代之,疗效基本相当。药品不良反应请详见药品说明。

疗程:1~2 周为 1 个疗程。

评价:疗效高,费用较昂贵。

四、疗效评价与随访

(一) 治愈标准

(1)症状完全消失。

(2)伴有上消化道出血者,大便潜血持续2次以上阴性。
(3)胃镜检查无明显急性炎症活动。
(4)Hp阴性。

(二)好转标准

(1)症状明显改善。
(2)Hp经治疗后仍为阳性者。
(3)胃镜检查无急性炎症活动。

(三)随访观察

1. 病情监测

(1)门诊复诊了解患者症状缓解、治疗、疗效及药物不良反应发生情况。
(2)评估生活质量与疗效,包括消化功能状况(消化不良症状)。
(3)一般病例1年内镜复查一次,慢性胃炎伴有癌前疾病和癌前病变等胃癌高发危险因素的病例,需要每3~6个月门诊复诊一次,主要了解胃镜检查及其有无异常改变,对可疑病变,可结合内镜染色、放大内镜、荧光显微内镜和超声内镜检查,结合黏膜活检或黏膜切除后病理组织学检查,以预防和治疗早期胃癌。

2. 预防复发的措施

(1)生活调理:①提倡乐观生活态度和保持健康生活方式;②加强体育锻炼,缓解精神压抑和紧张,解除应激性因素对胃黏膜的损害;③戒烟、戒酒、遵医嘱服药;④避免长期摄入粗糙和刺激性食物,或摄入过热饮料、酗酒、咸食和含有稳定剂和防腐剂的食物;⑤对伴有肠化生或异型增生者,可补充维生素C、维生素A、叶酸和β胡萝卜素等,以促使其逆转;⑥避免服用导致胃黏膜损伤的药物,如果因其他疾病需要难以避免服用此类药物,需在专科医师指导下,同时选用适当的抑酸药。
(2)长期保持无Hp感染:如果发现Hp再次感染,即使无慢性胃炎症状,也需要再次根除治疗。

3. 并发症 无。

(四)预后

妥善治疗后,预后良好。

第四节 十二指肠溃疡

一、概 述

十二指肠溃疡(duodenal ulcer,DU)是由多种病因导致的十二指肠黏膜炎症和坏死并发生局部黏膜缺损,其为一种常见病,也是一种全球性多发病。不同年龄均可发生,多见于青壮年,男女之比为(2~5):1。与季节性有关,秋冬季高发。其发病机制为多种侵袭性致病因子作用和胃黏膜屏障之间平衡失调,其中侵袭因素增强可能为本病发生主要因素。治疗以病因预防、抑酸治疗和黏膜保护综合治疗为主。大多数可以临床治愈,少数病例可发生上消化道出血、穿孔和失血性休克等严重并发症而危及生命,绝大多数及早治疗病例其预后良好。

二、治 疗

(一) 康复措施

1. 门诊治疗 本病确诊后,患者临床症状轻微,内镜下近期无明显出血、无穿孔危险和无幽门梗阻并发症者,可在不影响生活与工作情况下,采取门诊治疗,定期随访观察与复查。

2. 住院治疗 本病伴有上消化道出血、幽门梗阻和穿孔等并发症可能危及患者生命安全时,需住院进行治疗与观察。

(二) 一般治疗

(1) 保持健康生活方式。

(2) 避免精神紧张、失眠等。

(3) 戒烟。

(4) 避免长期服用对十二指肠黏膜损伤的药物,如吲哚美辛、阿司匹林、保泰松、肾上腺皮质激素等药物;如果患有其他疾病需要长期服用上述药物者,需要在专科医师指导下加服质子泵抑制剂辅助治疗,预防 DU 及其并发症。

(5) 对伴有经常性精神紧张、失眠等焦虑症状的患者,可适当使用抗焦虑类药物如地西泮 5~10mg,1 日 2~3 次,或艾司唑仑(舒乐安定)1mg,1 日 1~2 次。

(三) 外科治疗

1. 适应证 DU 伴有急性上消化道出血、幽门梗阻或急性穿孔等严重并发症,经内科非手术治疗无效者,应采取外科手术治疗。

2. 术前准备 同腹部其他手术术前常规,必须完成住院常规检查、凝血全套;另外,按照病情需要可行立位腹部平片、上消化道内镜、腹部 B 超(或 CT、MRI 任意一项),术前胃肠道准备、抗生素应用、风险评估和术前谈话等常规内容。

3. 并发症 根据手术目的和方式不同,其并发症可有不同,请参阅有关章节。

4. 禁忌证 本项手术禁忌证为不能耐受手术麻醉、腹部手术探查。目前,由于腹腔镜广泛应用,其手术禁忌相对明显减少。

(四) 活动

按有氧健身计划适当活动,避免过度劳累。

(五) 饮食

避免进食辛辣等刺激性饮食,如饮用酒、可乐、咖啡和浓茶等。

三、药 物 治 疗

(一) 药物治疗原则

DU 治疗原则是缓解患者症状,促进溃疡愈合,预防并发症发生和溃疡再次复发。

(二) 药物选择

药物选择分为根除 Hp 药物、抑酸药物和黏膜保护剂三大类。

1. DU 合并 Hp 感染时 应予以根除 Hp 治疗。推荐的一线治疗方案:选择一种 PPI+任意 2 种相关抗生素(阿莫西林、克拉霉素、甲硝唑)组成三联疗法,或加用铋剂组成四联疗法。

2. 抑酸药物 包括 H_2 受体拮抗剂和 PPI。

3. 黏膜保护剂 如硫糖铝、胶体果胶铋、替普瑞酮和铝镁加(或铝碳酸镁片)等。

(三) DU 复发的预防与治疗

1. 根除 Hp 治疗 目前已证实 Hp 感染是溃疡复发的重要因素,Hp 阳性的 DU 患者年复发率为 58%,而 Hp 阴性患者年复发率仅为 2.6%。根除 Hp 可明显降低溃疡的复发率。

2. 溃疡愈合后维持治疗 间歇或按需治疗即症状自我控制,若出现症状时,短期治疗或溃疡复发时再治疗。

3. 长期间断预防性治疗 对于间断性症状发作的患者,应用 H_2 受体拮抗剂和黏膜保护剂治疗。通常应用溃疡活动期治疗剂量的半量。例如,西咪替丁 400mg,雷尼替丁 150mg,法莫替丁 20mg,尼扎替丁 150mg,均须睡前服用 1 次,由于西咪替丁副作用较大,一般尽可能应用其他同类药物替代之。硫糖铝 1.0g,口服,1 日 2 次,一般持续时间为 1~2 年。对于溃疡愈合后,反酸和胃灼热症状较重者,服用 H_2 受体拮抗剂不能缓解时,可选用 PPI 治疗,如奥美拉唑 10~20mg,口服,1 日 1 次,连续治疗 2 周逐渐停药(或应用其他疗效基本相当的 PPI)。

(四) DU 并发症治疗

1. 上消化道出血

(1)监测生命体征与一般治疗:出血量较大时,应及时住院治疗,严格卧床休息,严密监测生命体征的变化。若有呕血时,应禁食;对于烦躁不安的患者,可给予镇静剂,如地西泮、苯巴比妥等,常用地西泮 5~10mg 口服,严重者 10mg 肌内注射。出血量在代偿范围内,无呕血仅有黑便或大便潜血试验阳性时,无须禁食,若病情稳定后,可给予无渣流食,逐渐过渡到半流质软食。出血停止可逐渐增加活动。

(2)出血性休克治疗:迅速建立静脉通道,及时补足血容量,尽早尽快输入足量全血、红细胞悬液和新鲜血浆等。在无全血或成分输血条件时,可先输平衡盐水或葡萄糖盐水,继以适量低分子右旋糖酐或其他血浆代用品,开始宜快,必要时加压输注,输液量应为失血量的 3~4 倍,以保持生命体征平稳为指标。

(3)抑酸治疗:迅速降低胃内酸度,使胃内 pH 达 5.0 以上,抑制胃蛋白酶活性,可增强血小板的凝聚性,促进血液凝固,防止血块溶解,达到止血和防止再出血的目的。大量出血时,可用雷尼替丁 300mg 静脉滴注,或奥美拉唑 40mg 静脉注射,1~2 次/日;小量出血可按常规剂量口服抑酸药物。

(4)内镜下止血治疗:内镜下止血方法以局部注射肾上腺素盐水(1/5000)最为常用,其方法简便、疗效佳。此外,应用金属夹止血、激光凝固、高频电凝、氩气凝固、微波凝固等止血方法也十分有效,需要根据病情和医院技术条件选用。

(5)非药物治疗:①一级护理,严格卧床休息;②禁食水,有活动性出血表现伴有失血性休克代偿期或失代偿期;③生命体征监测,严密监测生命体征的变化,维持生命体征稳定;④出血性休克治疗,迅速建立静脉通道,及时补足血容量,尽早尽快输入足量全血、红细胞悬液、血浆或羧甲淀粉制剂。

2. 十二指肠穿孔

(1)非手术治疗：穿透性溃疡和急性、较小的穿孔可先行内科非手术治疗。

1)适应证：内镜和钡餐发现的穿透性溃疡、急性、较小的穿孔，无急性腹膜炎表现时，可先行内科非手术治疗。

2)非药物治疗方法：①禁食水；②持续胃肠减压，以减少胃、十二指肠分泌液，避免流入腹腔导致腹腔感染；③病情监测，对症治疗，密切观察病情变化，诊断明确伴有剧烈腹痛者，应尽快止痛；④抗生素应用，常采用广谱抗生素，防止腹腔内感染；⑤纠正水、电解质及酸碱平衡。

(2)外科手术治疗：较大的穿孔，或出现弥漫性腹膜炎，或有中毒性休克，在积极抗休克充分扩充血容量的基础上，尽快外科手术。慢性穿孔多需外科手术治疗。已确诊的DU，伴有穿孔和急性腹膜炎表现时，尽快手术修补治疗和腹腔引流；伴有穿孔和或出现感染性休克时，在积极抗休克充分扩充血容量的基础上，尽快手术修补治疗和腹腔引流。

3. 幽门梗阻

(1)非药物治疗方法：①禁食水；②持续胃肠减压，减少胃内潴留、抑制胃液分泌，以减少胃分泌液对溃疡的持续性刺激，使溃疡迅速消肿、愈合，一般可以使50%以上的功能性梗阻解除；③病情监测，密切观察脱水、电解紊乱和酸碱平衡失调等病情变化，预防溃疡穿孔；④纠正水、电解质及酸碱平衡紊乱，每日输入液体量应根据尿量、胃肠减压抽出的胃液量进行计算，并及时补充；⑤严密监测电解质，按其丢失量进行计算，调整液体电解质含量，定量逐渐补足；⑥肠外营养支持，禁食患者应及时进行肠外营养补充，约50%的患者经上述治疗3~7日无效时，应选择外科手术治疗。

(2)药物治疗方法：参见下述相关部分。

(五) DU 及并发症治疗的处方举例

1. DU 的治疗方案

(1)Hp 阳性的 DU 治疗方案

(注：以下所述奥美拉唑可以应用兰索拉唑、泮托拉唑、埃索美拉唑和雷贝拉唑等任意一种替代之；其所述西咪替丁可应用雷尼替丁、法莫替丁、尼扎替丁和罗沙替丁等任意一种替代之。所述疗程一般为2周，发生耐药时，需要更换方案可适当延长至3~4周。)

根除 Hp 方案如下所示。

1)推荐的一线治疗方案：选择一种 PPI+任意2种相关抗生素（阿莫西林、克拉霉素、甲硝唑）组成三联疗法，或加用铋剂组成四联疗法。

方案1 奥美拉唑肠溶胶囊每次20mg，口服，1日2次；阿莫西林胶囊每次0.5~1.0g，口服，1日2次；克拉霉素缓释片每次250~500mg，口服，1日2次。

适用范围：适用于对甲硝唑和四环素耐药的病例。

注意事项：奥美拉唑与阿莫西林联用有协同作用，可提高清除 Hp 的疗效；与克拉霉素合用时，两者的血药浓度都上升，可增加中枢神经系统及胃肠道不良反应的发生率。应注意监测血药浓度，及时调整药量。用药期间出现精神症状或胃肠道不良反应等情况时，应立即停药，采用对症疗法和支持疗法。

评价：为一种较好疗效方案，患者的依从性好，费用较高。

方案2 枸橼酸铋钾片每次220~240mg，口服，1日2次；阿莫西林胶囊每次0.5~1.0g，口服，1日2次；克拉霉素片每次250~500mg，口服，1日2次。

适用范围:适用于对甲硝唑和四环素耐药的病例。

注意事项:枸橼酸铋钾毒副作用低,无特殊不良反应,为避免铋在体内过量的蓄积,不宜长期连续服用,否则也会影响肝、肾及神经系统;与克拉霉素合用时,两者的血药浓度都上升,可增加胃肠道不良反应的发生率。应注意监测血药浓度,及时调整药量。用药期间出现胃肠道不良反应等情况时,应根据患者症状对症治疗。

疗程:2周。

评价:根除率80%~90%。

2)推荐的二线治疗方案:奥美拉唑肠溶胶囊每次20mg,口服,1日2次;枸橼酸铋钾片每次220~240mg,口服,1日2次;四环素片每次0.5~1.0g,口服,1日2次;甲硝唑片每次0.4g,口服,1日2次。

适用范围:适用于初次发病病例,Hp感染无耐药者。

注意事项:晨起和睡前服用,Hp根除率可达90%;进食后服四环素,血药浓度较空腹服用者约降低一半;四环素与牛奶或乳制品同时服用时,可与牛奶和乳制品中的钙结合,影响该药物的吸收;枸橼酸铋钾和四环素同时服用会影响四环素的吸收;服用甲硝唑过量时,可有恶心、呕吐、共济失调、外周神经炎、惊厥发作等症状,无特效解毒药,以对症及支持治疗为主。当患者出现本病以外新的症状时,应及时咨询临床医师或临床药师。

疗程:2周。

评价:根除率80%,为一种常用较好疗效方案,费用较高。

(2)Hp阴性的DU治疗方案

方案1 奥美拉唑胶囊20mg,口服,每日1次晨起空腹。

适用范围:适用于初次发病或复发病例,Hp阴性患者。

注意事项:可选用如下任何一种疗效基本相当的PPI取代之:埃索美拉唑每次40mg,每日清晨1次;雷贝拉唑每次20mg,每日早餐后1次;兰索拉唑每次30mg,每日清晨1次;泮托拉唑每次40mg,每日清晨1次。

疗程:4~8周为1个疗程。

评价:疗效好,费用较高。

方案2 法莫替丁片每次20mg,口服,1日2次,或每次40mg,每晚睡前1次口服。

适用范围:适用于初次发病或复发病例,Hp阴性。

注意事项:可选用如下任何一种H_2受体拮抗剂取而代之:雷尼替丁每次150mg,口服,1日2次,或每次300mg,每晚睡前1次;尼扎替丁每次150mg,口服,1日2次,或每次300mg,每晚睡前1次;枸橼酸铋雷尼替丁0.4g,口服,1日2次,或0.8g,口服,每晚睡前1次。

疗程:6~8周为1个疗程。

评价:疗效肯定,较经济。

2. DU并发症治疗方案

(1)上消化道出血治疗方案

1)上消化道出血(中量至大量)治疗方案

A. 非药物治疗方案

a. 镇静剂:用于烦躁不安患者。地西泮注射液10mg,肌内注射;或苯巴比妥注射液15~30mg,肌内注射。

b. 内镜下止血方法:以局部注射肾上腺素盐水(1/5000)最为常用,其简便、疗效佳;金属夹止血、激光凝固、高频电凝、氩气凝固、微波凝固等止血方法也十分有效,需要根据病情和医院技术条件选用。

B. 药物治疗方案

a. 处方1:奥美拉唑80mg静脉注射,之后按8mg/h持续静脉滴注,至出血停止48小时,改用奥美拉唑40mg,口服,1日2次,一周后改为奥美拉唑20mg,口服,1日1次;或埃索美拉唑80mg静脉注射,以后按8mg/h持续静脉滴注,至出血停止48小时,改用口服奥美拉唑20mg或埃索美拉唑40mg,1日2次,一周后改为奥美拉唑20mg或埃索美拉唑40mg,1日1次。

b. 处方2:奥曲肽(如善得定、善宁)100μg加入5%葡萄糖溶液或生理盐水20ml中缓慢静脉注射(10~15分钟),随后给予奥曲肽300μg加入5%葡萄糖溶液或生理盐水500ml中持续静脉滴注,滴注速度为50μg/h,至出血停止后48小时。

c. 处方3:生长抑素(如施他宁、益达宁)250μg加入5%葡萄糖溶液或生理盐水20ml中缓慢静脉注射(10~15分钟),随后给予生长抑素3.0mg加入5%葡萄糖溶液或生理盐水500ml中持续静滴,滴注速度为250μg/h,至出血停止后48小时。

方案1 处方1+处方3。

适用范围:适用于上消化道出血(中量至大量)。

注意事项:可选用如下任何一类疗效基本相当的PPI。症状缓解后改为口服PPI,如埃索美拉唑每次40mg,每日清晨1次;或雷贝拉唑每次20mg,每日早餐后1次;或兰索拉唑每次30mg,每日清晨1次;或泮托拉唑每次40mg,每日清晨1次。

疗程:4~8周为1个疗程。

评价:疗效好,费用较高。

方案2 处方1+处方2。

适用范围:适用于上消化道出血(中量至大量)。

注意事项:可选用如下任何一类质子泵抑制剂,疗效基本相当。症状缓解后改为口服PPI,如埃索美拉唑每次40mg,每日清晨1次;或雷贝拉唑每次20mg,每日早餐后1次;或兰索拉唑每次30mg,每日清晨1次;或泮托拉唑每次40mg,每日清晨1次。

疗程:4~8周为1个疗程。

评价:疗效好,费用较高。

2) 急性上消化道出血(少量)治疗方案

方案1 奥美拉唑肠溶胶囊20mg,口服,每日1次晨起空腹服用。

适用范围:适用于初次发病或复发病例,Hp阴性。

注意事项:可选用如下任何一类疗效基本相当的质子泵抑制剂取代之。埃索美拉唑每次40mg,每日清晨1次;雷贝拉唑每次20mg,每日早餐后1次;兰索拉唑每次30mg,每日清晨1次;泮托拉唑每次40mg,每日清晨1次。

疗程:4~8周为1个疗程。

评价:疗效好,费用较高。

方案2 法莫替丁片每次20mg,口服,1日2次;或每次40mg,每晚睡前服用1次。

适用范围:适用于初次发病或复发病例,Hp阴性。

注意事项:可选用如下任何一类H_2受体拮抗剂取而代之。雷尼替丁每次150mg,口服,

1日2次;或每次300mg,每晚睡前1次;尼扎替丁每次150mg,口服,1日2次;或每次300mg,每晚睡前1次;枸橼酸铋雷尼替丁每次0.4g,口服,1日2次;或每次0.8g,口服,每晚睡前1次。

疗程:6~8周为1个疗程。

评价:疗效肯定,较经济。

(2)DU穿孔的治疗方案:非手术治疗(穿透性溃疡或急性较小的穿孔)。

1)非药物治疗方案:①禁食水;②持续胃肠减压,以减少胃、十二指肠分泌液,避免流入腹腔导致腹腔感染;③病情监测;④对症治疗,密切观察病情变化,诊断明确伴有剧烈腹痛者,应尽快止痛;⑤抗生素应用,常采用广谱抗生素,防止腹腔内感染;⑥纠正水、电解质及酸碱平衡。

2)药物治疗方案

方案1 奥美拉唑80mg静脉注射,以后按8mg/h持续静脉滴注,至症状缓解后48小时,改用口服奥美拉唑40mg,1日2次,一周后改为奥美拉唑20mg,1日1次口服。

适用范围:内镜和上消化道水溶性造影发现的穿透性溃疡、急性较小的穿孔,无急性腹膜炎表现时,可先行内科非手术治疗。

注意事项:不良反应主要为恶心、胀气、腹泻、便秘、上腹痛,偶有皮疹、氨基转移酶升高;长期应用可能引起高胃泌素血症。药物不良反应请详见药品说明。对本品过敏、严重肾功能不全患者及婴幼儿禁用;严重肝功能不全者慎用,必要时剂量减半。

疗程:静脉注射用量不超过1周,口服用量4~8周为1个疗程。

评价:疗效肯定,费用较昂贵。

方案2 方案1联合如下方案。生长抑素250μg加入5%葡萄糖溶液或生理盐水20ml中缓慢静脉注射(10~15分钟),随后给予生长抑素3.0mg加入5%葡萄糖溶液或生理盐水500ml中持续静脉滴注,滴注速度为250μg/h;至症状缓解后48小时,参照方案1治疗。

适用范围:内镜和上消化道水溶性造影发现的穿透性溃疡、急性较小的穿孔,无急性腹膜炎表现时,可先行内科非手术治疗。

注意事项:少数患者用药会出现恶心、眩晕、面部潮红、腹泻和血糖轻微变化;对本药过敏患者、孕妇、哺乳期妇女及儿童禁用,肾功能不全、胰腺功能不全、胆石症患者慎用。

疗程:静脉注射用量不超过1周,至症状缓解后48小时,参照方案1治疗。

评价:疗效肯定,费用较昂贵。

方案3 方案1联合如下方案。奥曲肽100μg加入5%葡萄糖溶液或生理盐水20ml中缓慢静脉注射(10~15分钟),随后给予奥曲肽300μg加入5%葡萄糖溶液或生理盐水500ml中持续静脉滴注,滴注速度为50μg/h。

适用范围:内镜和上消化道水溶性造影发现的穿透性溃疡、急性较小的穿孔,无急性腹膜炎表现时,可先行内科非手术治疗。

注意事项:常见不良反应有食欲缺乏、恶心、呕吐、腹痛、胀气、稀便、腹泻及脂肪泻,偶有高血糖、心动过缓发生;对本药过敏患者、孕妇、哺乳期妇女及儿童禁用,肾功能不全、胰腺功能不全、胆石症患者慎用。

疗程:静脉注射用量不超过1周,至症状缓解后48小时,参照方案1治疗。

评价:疗效肯定,费用较昂贵。

(3) 幽门梗阻

1) 非药物治疗方法:同前。

2) 药物治疗方法:参见上消化道出血和穿孔部分。

(六) 手术治疗方法

参见外科学十二指肠穿孔外科修补术和胃大部切除术。

四、疗效评价与随访

(一) 治愈标准

1. 症状　基本消失,大便潜血阴性。

2. X 线　钡餐检查龛影消失。

3. 胃镜检查　溃疡已为白色瘢痕期,Hp 转阴者。

(二) 好转标准

1. 症状　明显改善,溃疡为愈合期,Hp 未治疗或仍为阳性者。

2. 胃镜检查　溃疡缩小或 X 线钡餐检查龛影缩小。

(三) 随访观察

1. 病情监测　①病情平稳后,至少每 1~2 个月复诊一次;②门诊复诊了解患者症状缓解、溃疡愈合、并发症发生及药物不良反应发生情况;③评估生活质量,包括消化功能状况(消化不良症状);④至少每年检查一次胃镜或上消化道钡餐。

2. 预防复发的措施

(1) 生活调理:①提倡乐观生活态度,保持健康生活方式;②体育锻炼、缓解精神压抑和紧张;③戒烟、戒酒、遵医嘱服药;④避免导致复发饮食因素,如辛辣食物、刺激性饮料等;⑤避免服用导致胃黏膜损伤的药物,如果不能避免,需要在医师指导下,同时服用适量抑酸药。

(2) 长期保持无 Hp 感染,如果发现 Hp 再次感染,即使没有溃疡复发症状,也十分需要再次根除治疗。

3. 并发症　常见并发症为上消化道出血、穿孔和幽门梗阻。

(四) 预后

及早发现和诊断,及时治疗,无并发症发生,一般预后良好。若并发上消化道出血、梗阻和穿孔,及时就医。

第五节　胃食管反流病

一、概　　述

胃食管反流病(gastroesophageal reflux disease,GERD)是由于胃、十二指肠内容物反流至食管引起的胃灼热等反流症状或组织损害,常合并食管炎。根据 2006 年 8 月《中国胃食管反流病专家共识意见》,GERD 可分为下面三种类型:非糜烂性反流病(non-erosive reflux disease,NERD)、糜烂性食管炎(erosive esophagitis,EE)和巴雷特食管(Barrett esophagus,BE)。Fass 等提出 GERD 三种类型相对独立,相互之间不转化或很少转化,而有些学者则认为三者之间可能有一定相关性。NERD 是指存在反流相关的不适症状,但内镜下未见 Barrett 食管及食管黏膜破损;EE 是指内镜下可见食管远段黏膜破损;BE 是指食管远段的鳞状上皮被柱状上皮取代。在 GERD 的三种疾病形式中,NERD 最常见,EE 可以合并食管狭窄、溃疡和消化道出血,BE 有可能发展为食管腺癌。这三种疾病形式之间相互关联及进展的关系需要进一步研究。

GERD 在西方国家十分常见,人群中 7%~15% 有胃食管反流症状。国内北京及上海地区流行病学调查显示,GERD 患病率为 5.77%。

二、治　疗

（一）康复措施

1. 门诊治疗　患者临床症状轻,不影响生活与工作者,可采取门诊治疗。

2. 住院治疗　出现食管狭窄、贫血及出血、食管腺癌等并发症者,可能危及生命安全,或不能正常生活与工作者需住院治疗。

（二）一般治疗

（1）提倡乐观生活态度,保持健康生活方式。

（2）餐后保持直立,避免过度负重,不穿紧身衣,睡觉时抬高床头 15~20cm。

（3）肥胖者减肥,饮食宜少量,睡前 3 小时勿进食。

（4）戒烟,限制咖啡因、酒精。

（5）避免长期使用降低食管下括约肌（LES）压力的药物,如黄体酮、茶碱、PGE_1、PGE_2 和 PGA_2、抗胆碱药物、β 受体激动剂、α 受体阻滞剂、多巴胺、地西泮、钙通道阻滞药等,以免使抗反流屏障失效,如果患有其他疾病需要长期服用上述药物者,需要在专科医师指导下加服 PPI 和促动力药物辅助治疗,预防 GERD 及其并发症。

（6）对于久治不愈或反复发作者,应考虑精神性疾病的可能,可适当使用 5-羟色胺再摄取抑制剂对伴有抑郁或焦虑症状的患者进行治疗。

（7）适当进行体育锻炼、缓解精神压抑和紧张。

（8）减轻体重,避免过饱,避免导致复发饮食因素,如辛辣食物、刺激性饮料等。

（9）避免穿紧身衣裤。

（10）其他。有一个随机对照试验比较了抬高床头与不抬高床头的效果,同时患者加服雷尼替丁 150mg 每日两次或应用安慰剂治疗 6 周。结果发现,安慰剂组患者中,抬高床头组症状改善;雷尼替丁可增加抬高床头的获益。有一个随机对照试验比较了低热量饮食和普通建议的减轻体重的差异,结果发现两者并无差异。

（三）外科治疗

1. 适应证　对内科治疗无效的患者,可采取开放式或腹腔镜的抗反流手术治疗。GERD 的标准手术是 Nissen 胃底折叠术,主要适用于保守治疗无效的 GERD 及其并发症。下列情况需考虑手术治疗:内科正规治疗症状不能控制者;经久不愈的出血性溃疡;伴中度以上异型增生者;食管狭窄,扩张术无效。经常选用的抗反流手术为 Nissen 胃底折叠术,严重并发症者应行部分食管切除术。值得注意的是抗反流手术尽管能有效缓解 BE 患者反流症状,但并不影响其自然病程。

（1）外科手术的临床证据:随机对照试验发现,与药物治疗相比,Nissen 胃底折叠术可以改善食管炎的内镜下分级。但一个随访 10 年的随机对照实验没有发现手术和内科药物治疗在内镜下的显著差异。一个系统综述没有发现腹腔镜胃底折叠术和开放式胃底折叠术在复发率方面的显著性差异。但腹腔镜胃底折叠术有较低的手术并发症和较短的术后住院天数。抗反流手术的获益必须平衡控制症状的获益和手术所致的死亡风险。

（2）腹腔镜手术的临床证据：没有充分的证据表明腹腔镜抗反流手术优于药物治疗。

（3）与药物治疗相比：腹腔镜抗反流手术和开放式抗反流手术相比，两者在 GERD 复发率无显著性差异。开放式 Nissen 胃底折叠术与药物相比能够增加早期满意度，减少嗳气和呕吐；腹腔镜抗反流手术与开放式手术相比显著减少围手术期并发症的危险，腹腔镜组平均术后住院天数显著短于开放性手术组。因此，抗反流手术控制症状的获益需与手术死亡风险相权衡。

2. 其他 主要包括内镜治疗。内镜下治疗主要适用于 BE。其原理主要是在强有力的抑酸情况下用各种化学或物理方法去除化生的组织或异常增生上皮，促进鳞状上皮的再生修复。使用方法包括氩气或激光凝固、多极电凝等热烧灼治疗及光动力学疗法等，或者几种方法联合应用。热烧灼治疗的主要并发症是穿孔。目前最广泛使用的是光动力学治疗，其原理主要是利用光学增敏剂吸收可见光能量，在组织内产生氧自由基使病变组织坏死。其他治疗还包括内镜下黏膜切除术。这些方法应用于临床时间尚短，需要进一步大规模临床研究确证其疗效。

（四）活动

按有氧健身计划适当活动，避免过度劳累。

（五）饮食

高蛋白低脂高纤维素饮食，少食酸辣食品、巧克力、番茄和柑橘等。

三、药 物 治 疗

（一）药物治疗原则

GERD 的治疗原则是减轻或消除胃食管反流的症状、预防和治疗重要并发症、防止胃食管反流的复发。

（二）药物选择

1. 质子泵抑制剂 口服用药：奥美拉唑镁肠溶片、兰索拉唑胶囊、泮托拉唑钠肠溶胶囊、埃索美拉唑镁肠溶片、雷贝拉唑钠肠溶片。

2. H_2 受体阻滞剂 口服用药：法莫替丁片、盐酸雷尼替丁片、尼扎替丁胶囊、罗沙替丁醋酸钠、西咪替丁片。

3. 抗酸剂 口服用药：铝碳酸镁片、硫糖铝片、氢氧化铝片、碳酸氢钠片。

4. 胃肠道动力药物 口服用药：多潘立酮片、枸橼酸莫沙比利片、红霉素肠溶片、盐酸伊托比利片。

5. 其他 伊托比利、GABA-B 型受体激动剂巴氯芬、胆囊收缩素（CCK）拮抗剂氯谷胺（loxiglumide）、NO 合成酶抑制剂如 N-单甲基-L-精氨酸等均可减少一过性食管下括约肌松弛（TLESR），从而减少胃食管反流。

（三）胃食管反流病复发的预防与治疗

1. 预防策略 GERD 是慢性复发性疾病，停用抗酸药一年内有 50%～80% 的 GERD 患者复发，因此 GERD 的治疗是一个长期过程。目前有两种方式，一是最小量维持治疗，在正规治疗8周,食管炎症愈合后开始,用能控制症状的最小剂量长期维持,该方法临床控制满意率高,而且不增加患者总体医疗费用,是近年来提倡的长期维持治疗方法;二是按需治疗,对于NERD患者,建议在症状出现、需要用药时治疗,治疗时间一般为5~14日。

2. 门诊随访观察

(1)门诊随访观察时间:如果内镜检查未发现不典型增生,可3~5年复查内镜,低度不典型增生患者需半年或一年复查胃镜,而高度不典型增生患者,根据患者情况,可选择食管切除和内镜下射频消融治疗,也可加强随访。

(2)门诊随访观察内容:门诊复诊医师需要了解患者发病症状、缓解和治疗时间、是否发生并发症及药物不良反应。

(3)门诊随访医师对临床治疗评估:门诊随访医师还需要对患者病后与治疗后生活质量进行评估,并进行生活调理、后续治疗指导。

3. 生活指导

(1)提倡乐观生活态度,保持健康生活方式。

(2)体育锻炼、缓解精神压抑和紧张。

(3)戒烟、戒酒、遵医嘱服药。

(4)避免导致复发的饮食因素,如辛辣食物,刺激性饮料等。

(5)避免服用降低LES压力的药物,如果不能避免,需要在医师指导下,同时服用适量抑酸药及促进肠道蠕动药物。

(四)胃食管反流病并发症治疗

1. 并发症种类

(1)食管狭窄:主要表现为顽固性持续性吞咽困难,常发生于主动脉弓水平,其位置越高,梗阻症状出现越早。

(2)食管溃疡或穿孔:主要表现为胃灼热、吞咽困难加重,可有明显的吞咽疼痛。可穿入纵隔及邻近脏器。如穿入呼吸道,则有慢性咳嗽、吐痰症状或咯血、咳出物含有胃液和胆汁等消化液成分。急性穿孔的病情凶险,可致患者出现休克状态。也有溃疡穿入主动脉,从而引起致命性大出血的报道。

(3)上消化道出血:主要为EE糜烂改变或BE溃疡侵蚀食管壁或周围血管壁所致,表现为呕血和黑便。

(4)食管腺癌:BE伴异型增生者易发生腺癌。本病并发腺癌的概率可能是一般人群的30~50倍,异型增生为柱状上皮进展为腺癌的过渡性病理状态。国外文献报道患病率为2.5%~4.6%,主要表现为进行性加重的吞咽困难和消瘦。

2. 并发症治疗

(1)食管狭窄的治疗:如狭窄程度较轻不影响进食时,治疗同常规的GERD治疗,建议进食半流食或全流食;狭窄程度加重影响进食、饮水时,可选择内镜下球囊扩张或手术治疗。

(2)食管溃疡的治疗

1)一般治疗:按有氧健身计划适当活动,避免过度劳累。避免进食辛辣等刺激性饮食,如饮酒、可乐、咖啡和浓茶等。

2)抗酸治疗:降低反流物酸度,使反流物pH达5.0以上,抑制胃蛋白酶活性。可按常规剂量口服抑酸药物。严重溃疡时可用雷尼替丁300 mg静脉滴注,或奥美拉唑40 mg静脉注射,1日1~2次。

3)黏膜保护剂:可给予硫糖铝每次1.0 g,口服,1天4次,4~8周为1疗程。

(3)食管穿孔的治疗

1)非手术治疗:急性较小的穿孔可先行内科非手术治疗,其原则及方法如下。禁食水,密切观察病情,监测生命体征。诊断明确者应尽快止痛,常用哌替啶(度冷丁)50 mg或吗啡10 mg肌内注射;持续胃肠减压及抗酸治疗,以减少胃、十二指肠分泌液,避免反流物进入胸腔导致感染;纠正水、电解质及酸碱平衡,防治感染性休克;多采用广谱抗生素,防止感染。

2)外科手术治疗:伴有穿孔、气胸或出现感染性休克时,在积极抗休克充分扩充血容量的基础上,尽快行胸腔闭式引流、手术修补治疗。慢性穿孔多需外科手术治疗。

(4)上消化道出血治疗

1)监测生命体征:出血量较大时,应及时住院治疗,严格卧床休息,严密监测生命体征的变化。若有呕血,应禁食;患者烦躁不安时,可给予镇静剂,如地西泮、苯巴比妥等,常用安定5~10mg口服,严重者10mg肌内注射。出血量在代偿范围内,无呕血仅有黑便或大便潜血试验阳性时,无须禁食,若病情稳定后,可给予无渣流食,逐渐过渡到半流质软食。出血停止可逐渐增加活动。

2)出血性休克治疗:迅速建立静脉通道,及时补足血容量,尽早尽快输入足量全血、红细胞悬液和新鲜血浆等。在无全血或成分输血条件时,可先输平衡盐水或葡萄糖盐水,继以适量低分子右旋糖酐或其他血浆代用品,开始宜快,必要时加压输注,输液量应为失血量的3~4倍,以保持生命体征平稳为指标。

3)止血药物应用:可经不同途径给药,如口服、经胃管灌注、内镜下局部给药和经肌内、静脉全身给药。常用的局部给药措施为每100ml冰盐水加去甲肾上腺素8mg,分次口服或经胃管注入,每2~4小时一次;凝血酶2000~20 000U溶于适量生理盐水,口服或经胃管注入,或经内镜局部喷洒。出血量较少时,可给予云南白药0.25~0.5g,口服,1日4次。全身给药可用氨甲苯酸、酚磺乙胺、维生素K_1等静脉静滴。

4)抗酸治疗:迅速降低胃内酸度,使胃内pH达5.0以上,抑制胃蛋白酶活性,可增强血小板的凝聚性,促进血液凝固,防止血块溶解,达到止血和防止再出血的目的。大量出血时,可用雷尼替丁300mg静脉滴注,或奥美拉唑40 mg静脉注射,1日1~2次;小量出血可按常规剂量口服抑酸药物。

5)内镜下止血治疗:内镜下止血方法以局部注射肾上腺素盐水(1/5000)最为常用,其简便、疗效更佳;金属夹止血、激光凝固治疗、高频电凝治疗、氩气凝固、微波凝固等止血方法也十分有效,需要根据具体条件选用。

(5)食管腺癌的治疗:原则是主要行外科手术,辅以放疗、化疗和内镜治疗。目前仍推崇手术与放化疗相结合的综合治疗。

1)一般治疗:加强营养支持,晚期不能进食者,应给予肠外营养。遵照WHO三阶梯止痛原则止痛。

2)化疗:食管腺癌的化疗研究不多,有人尝试紫杉醇+氟尿嘧啶(5-FU)+顺铂(DDP),另外,CPT-11对食管腺癌的疗效也在评价中。

3)手术治疗:Ⅲ期病变以内者,如全身情况允许,均应尽可能争取手术切除。

4)放疗:食管腺癌对放疗不敏感,多考虑手术治疗。

5)内镜治疗:适用于不能手术或术后复发或吻合口狭窄患者。对于有梗阻症状者可采用探条扩张,也可采用食管金属支架植入的方法解决进食问题,早期食管腺癌采用内镜下黏膜切除术可取得较好疗效。

(五) 胃食管反流病及其并发症治疗处方举例

1. 胃食管反流病的治疗方案

方案1 法莫替丁片20mg,口服,1日2次;或40mg,每晚睡前1次服用。
（注：其中法莫替丁片项可选用如下任何一类H_2受体拮抗剂取代之。）
雷尼替丁胶囊150mg,口服,1日2次;或300mg,每晚睡前1次。
尼扎替丁片150mg,口服,1日2次;或300mg,每晚睡前1次。
罗沙替丁片75mg,口服,1日2次;或150mg,每晚睡前1次。
西咪替丁片400mg,口服,1日2次;或800mg,每晚睡前1次。

适应范围：适用于有短暂症状的初治轻症患者,选择H_2受体拮抗剂治疗,费用低；对于不耐受PPI副作用的患者也可选用。

注意事项：西咪替丁等药物可抑制CYP450的活性,影响多数药物的代谢。使用时可出现神经中毒性症状,应适当减量或予拟胆碱药毒扁豆碱治疗。出现精神症状或严重的窦性心动过速时应立即停药。碳酸氢钠可导致碱中毒和钠潴留。

疗程：按需治疗。

评价：H_2受体拮抗剂能够减少持续食管炎的风险,但是效果不如PPI制剂。西咪替丁与抗酸药物相比在内镜治愈率上无显著性差异,其治疗12周与抗酸药物相比能够改善胃灼热症状。

方案2 奥美拉唑肠溶胶囊20mg,口服,1日1~2次。
（注：可选用如下任何一类PPI取代之,疗效基本相当。）
兰索拉唑肠溶胶囊30mg,口服,1日1~2次。
泮托拉唑肠溶胶囊40mg,口服,1日1~2次。
埃索美拉唑肠溶片40mg,口服,1日1~2次。
雷贝拉唑胶囊20mg,口服,1日1~2次。

适应范围：适用于轻中度GERD或有反流性食管炎的初诊患者。

注意事项：应用奥美拉唑的不良反应包括心血管、代谢/内分泌、泌尿生殖、消化、血液、呼吸等系统数十种疾病。当患者在治疗GERD期间,出现本病以外的其他新症状时,应及时咨询临床医师或临床药师。

疗程：疗程为8周。

评价：PPI制剂与H_2受体拮抗剂相比,可增加反流性食管炎的治愈率,埃索美拉唑40mg/d与奥美拉唑20mg/d治疗4周相比,可以增加治愈率。PPI抑制剂之间临床效果无显著差异。

方案3 奥美拉唑肠溶胶囊20mg,口服,1日1~2次。
（注：可选用如下任何一类PPI取代之,疗效基本相当。）
兰索拉唑肠溶胶囊30mg,口服,1日1~2次。
泮托拉唑肠溶胶囊40mg,口服,1日1~2次。
埃索美拉唑肠溶片40mg,口服,1日1~2次。
雷贝拉唑胶囊20mg,口服,1日1~2次。

适应范围：适用于NERD的初诊患者,选择标准剂量PPI治疗,治疗时间最少为8周。

注意事项：同方案2。

疗程:疗程最少为8周。

评价:PPI制剂与H_2受体拮抗剂相比可增加反流性食管炎的治愈率,埃索美拉唑40mg/d与奥美拉唑20mg/d治疗4周相比可以增加治愈率。PPI抑制剂之间临床效果无显著差异。

方案4 铝碳酸镁片0.5~1.0g,口服,1日3次,症状出现时使用+奥美拉唑肠溶胶囊20mg,口服,1日1~2次。或法莫替丁片20mg,口服,1日2次;或40mg,每晚睡前1次。

(注1:奥美拉唑可选用如下任何一类PPI取代之,疗效基本相当。)

兰索拉唑肠溶胶囊30mg,口服,1日1~2次。泮托拉唑肠溶胶囊40mg,口服,1日1~2次。埃索美拉唑肠溶片40mg,口服,1日1~2次。雷贝拉唑胶囊20mg,口服,1日1~2次。

(注2:法莫替丁可选用如下任何一类H_2受体拮抗剂取代之,疗效基本相当。)

雷尼替丁胶囊150mg,口服,1日2次;或300mg,每晚睡前1次。尼扎替丁片150mg,口服,1日2次;或300mg,每晚睡前1次。罗沙替丁片75mg,口服,1日2次;或150mg,每晚睡前1次。西咪替丁胶囊400mg,口服,1日2次;或800mg,每晚睡前1次。

(注3:铝碳酸镁可选用如下任何一类抗酸药取代之,疗效基本相当。)

铝碳酸镁片0.5~1.0g,口服,1日3次。硫糖铝片1.0g,口服,1日3~4次。氢氧化铝片0.6~0.9g,口服,1日3次。碳酸氢钠片0.5~2.0g,口服,1日3次。

适应范围:快速控制症状,与H_2受体拮抗剂或PPI合用效果优于单独用药。

注意事项:同方案2。此外,铝碳酸镁片连续使用不得超过7天,妊娠、心肾功能不全者等慎用或禁用。

疗程:疗程最少为8周。

评价:埃索美拉唑40mg/d与奥美拉唑20mg/d治疗4周相比,可以增加治愈率,均优于H_2受体拮抗剂。抗酸药物可能减少反流症状和时间,但对内镜下表现无显著影响。抗酸药物有较高的胃肠道副作用。

方案5 奥美拉唑肠溶胶囊20mg,口服,1日1~2次。或法莫替丁片20mg,口服,1日2次;或40mg,每晚睡前1次+多潘立酮片10~20mg,口服,1日3~4次,餐前服用。

(注1:奥美拉唑可选用如下任何一类质子泵抑制剂取代之,疗效基本相当。)

兰索拉唑肠溶胶囊30mg,口服,1日1~2次。泮托拉唑肠溶胶囊40mg,口服,1日1~2次。埃索美拉唑肠溶片40mg,口服,1日1~2次。雷贝拉唑胶囊20mg,口服,1日1~2次。

(注2:法莫替丁可选用如下任何一类H_2受体拮抗剂取代之,疗效基本相当。)

雷尼替丁胶囊150mg,口服,1日2次;或300mg,每晚睡前1次。尼扎替丁片150mg,口服,1日2次;或300mg,每晚睡前1次。罗沙替丁片75mg,口服,1日2次;或150mg,每晚睡前1次。西咪替丁胶囊400mg,口服,1日2次;或800mg,每晚睡前1次。

(注3:多潘立酮可选用如下任何一类促进胃肠动力药物取代之,其中甲氧氯普胺有精神方面副作用,渐已少用;伊托比利作用为多潘立酮10倍左右;莫沙比利作用为多潘立酮10~12倍;西沙比利因有心脏方面的副作用而使其使用

受限,治疗时需注意定期复查心电图。)

伊托比利片50mg,口服,1日2次,餐前服用。莫沙比利片5mg,口服,1日2次,餐前服用。甲氧氯普胺片5~10mg,口服,1日2次,餐前服用。

适应范围:适用于标准抑酸治疗效果不佳的GERD患者,在使用PPI或H_2受体拮抗剂的基础上,加用促动力药物。

注意事项:同方案2。

疗程:疗程最少为8周。

评价:埃索美拉唑40mg/d与奥美拉唑20mg/d治疗4周相比,可以增加治愈率,均优于H_2受体拮抗剂。西沙必利与安慰剂相比治疗12周可以增加内镜下反流性食管炎的治愈率,但在我国使用受限。

方案6 奥美拉唑肠溶胶囊20mg,口服,1日1~2次。

(注:可选用如下任何一类PPI取代之,疗效基本相当。)

兰索拉唑肠溶胶囊30mg,口服,1日1~2次。泮托拉唑肠溶胶囊40mg,口服,1日1~2次。埃索美拉唑肠溶片40mg,口服,1日1~2次。雷贝拉唑胶囊20mg,口服,1日1~2次。

适应范围:适用于疑似合并食管外症状(喉炎、咳嗽、哮喘、反流性胸痛综合征等)的GERD患者,选择标准剂量PPI治疗,治疗时间为8周。注意排除非GERD因素引起的食管外症状。

注意事项:同方案2。

疗程:疗程为8周。

评价:PPI制剂与H_2受体拮抗剂相比,可增加反流性食管炎的治愈率,埃索美拉唑40mg/d与奥美拉唑20mg/d治疗4周相比可以增加治愈率。PPI抑制剂之间临床效果无显著差异。

方案7 奥美拉唑肠溶胶囊20mg,口服,1日2次;长期治疗。

(注:可选用如下任何一类PPI取代之,疗效基本相当。)

兰索拉唑肠溶胶囊30mg,口服,1日2次。泮托拉唑肠溶胶囊40mg,口服,1日2次。埃索美拉唑肠溶片40mg,口服,1日2次。雷贝拉唑胶囊20mg,口服,1日2次。

适应范围:适用于巴雷特食管合并反流性食管炎的患者,建议使用足量PPI长期治疗。

注意事项:同方案2。

疗程:长期治疗。

评价:PPI制剂与H_2受体拮抗剂相比可增加反流性食管炎的治愈率,埃索美拉唑40mg/d与奥美拉唑20mg/d治疗4周相比可以增加治愈率。PPI抑制剂之间临床效果无显著差异。

方案8 奥美拉唑肠溶胶囊20mg,口服,1日2次。

(注:可选用如下任何一类质子泵抑制剂取代之,疗效基本相当。包括兰索拉唑、泮托拉唑、埃索美拉唑、雷贝拉唑。)

适应范围:适用于GERD维持治疗。对于反流性食管炎患者,使用能够控制症状的最小量PPI长期维持;对于NERD患者,采取按需治疗的策略,在有症状时给予治疗,疗程为5~14日;对于合并有食管外症状的患者,采用PPI标准剂量长期维持。

注意事项:同方案2。

疗程:按需治疗。

评价:PPI制剂与H_2受体拮抗剂相比可增加反流性食管炎的治愈率,埃索美拉唑40mg/d与奥美拉唑20mg/d治疗4周相比可以增加治愈率。PPI抑制剂之间临床效果无显著差异。

2. 胃食管反流病并发症的治疗方案

(1)上消化道出血治疗:出血量判断参考标准,根据患者既往有无贫血或慢性失血等情况,急性出血速度、持续时间、出血总量和机体个体代偿的差异进行判断,以下标准仅供一般出血初步判定参考。①少量:出血量占总血容量10%以下,500ml以下;多无全身症状,也可出现头昏、乏力症状;脉搏、血压、血红蛋白和尿量均在正常范围内。②中量:出血量占总血容量20%,约1000ml;可出现休克代偿期表现,如烦躁、心悸、口渴和少尿。脉搏>100次/分,血压偏低,90/60mmHg,脉压≤30mmHg,血红蛋白70~100g/L。③大量:出血量占总血容量30%,>1500ml;可出现休克失偿期表现,除上述休克代偿期表现外,还可出现面色苍白、烦躁不安、出冷汗、四肢厥冷。脉搏>120次/分、血压下降,收缩压<90mmHg,舒张压<60mmHg,脉压<30mmHg,血红蛋白<70g/L。

1)非药物治疗

A. 一级护理,严格卧床休息,禁食水,有活动性出血表现伴有失血性休克代偿期或失代偿期。

B. 生命体征监测:严密监测生命体征的变化,维持生命体征稳定。

C. 出血性休克治疗:迅速建立静脉通道,及时补足血容量,尽早尽快输入足量全血、红细胞悬液、血浆或羧甲淀粉制剂。

D. 内镜下止血治疗:内镜下止血方法中以肾上腺素盐水(1/5000)局部注射最为常用,其方法简便、疗效更佳,金属夹止血、激光凝固治疗、高频电凝治疗、氩气凝固、微波凝固等止血方法也十分有效。出血停止后72小时以上者,可按照常规胃溃疡方案治疗。

E. 评价:根据临床经验,参考一般的"上消化道出血"处理原则进行治疗。

2)药物治疗

A. 镇静剂:对于烦躁不安患者。地西泮10mg,肌内注射;或苯巴比妥15~30mg,肌内注射。

B. 止血药物:给药途径可以为口服、经胃管注射、内镜下局部喷洒、经肌内注射和静脉注射等多途径给药。

C. 局部给药:去甲肾上腺素8mg加4~8℃生理盐水100ml稀释后,20ml分次口服、经胃管注入和内镜下局部喷洒,1次/2小时;或给予凝血酶2000U溶于20ml生理盐水,口服或经胃管注入,每2小时1次;或经内镜局部喷洒止血;静脉给药:氨甲苯酸0.6g,酚磺乙胺4.0~6.0g,维生素K_1 20mg分别加入5%葡萄糖溶液或生理盐水500ml中静脉滴注,1日1~2次。

D. 抗酸药物:作用机制为迅速降低胃内酸度,使胃内pH达5.0以上,抑制胃蛋白酶活性,可增强血小板的凝聚性,促进血液凝固,防止血块溶解,达到止血和防止再出血的目的。

可以根据病情选择以下方案。方案1:处方1+处方2。方案2:处方1+处方3。

处方1:雷尼替丁300mg加入5%葡萄糖溶液或生理盐水500ml中静脉滴注,1日1~2次;或奥美拉唑40mg静脉注射,1日1~2次。

处方2:生长抑素(如施他宁、益达宁)250μg加入5%葡萄糖溶液或生理盐水20ml中缓慢静脉注射(10~15分钟),随后给予生长抑素3.0mg加入5%葡萄糖溶液或生理盐水500ml中持续静脉滴注,滴注速度为250μg/h。

处方3:给予奥曲肽(如善得定、善宁)100μg加入5%葡萄糖溶液或生理盐水20ml中缓慢静脉注射(10~15分钟),随后给予奥曲肽300μg加入5%葡萄糖溶液或生理盐水500ml

中持续静脉滴注,滴注速度为 25~50μg/h。

评价:暂无。根据临床经验,参考一般的"上消化道出血"处理原则进行治疗。

(2)急性上消化道出血(少量)治疗

1)非药物治疗方案:二级护理;半流食;云南白药 0.25~0.5g,口服,1 日 3~4 次;动态观察溃疡出血活动情况,结合临床症状,动态观察血常规和便潜血变化;评价暂无。根据临床经验,参考一般的"上消化道出血"处理原则进行治疗。

2)药物治疗方案适应证:适用于初次发病或复发病例,Hp 阴性,疗效好,费用较高。

奥美拉唑 20mg,口服,1 日 1 次晨起空腹服用;4~8 周为 1 个疗程。

(注:可选用如下任何一类 PPI 取代之,疗效基本相当。)

埃索美拉唑 40mg,口服,1 日 1 次,清晨服用。雷贝拉唑 20mg,口服,1 日 1 次,早餐后服用。兰索拉唑 30mg,口服,1 日 1 次,清晨服用。泮托拉唑 40mg,口服,1 日 1 次,清晨服用。

适应证:适用于初次发病或复发病例,Hp 阴性者,疗效肯定,较经济。

西咪替丁 400mg,口服,1 日 2 次,晨起和睡前服用;或 800mg,口服,每晚 1 次睡前服用;6~8 周为 1 个疗程。

(注:可选用如下任何一类 H_2 受体拮抗剂取而代之。)

雷尼替丁 150mg,口服,1 日 2 次;或 300mg,每晚 1 次,睡前服用。法莫替丁 20mg,口服,1 日 2 次;或 40mg,每晚 1 次,睡前服用。尼扎替丁 150mg,口服,1 日 2 次;或 300mg,每晚 1 次,睡前服用。枸橼酸铋雷尼替丁 0.4g,口服,1 日 2 次;或 0.8g,口服,每晚 1 次,睡前服用,连续服用 6~8 周。

评价:无。根据临床经验,参考一般的"上消化道出血"处理原则进行治疗。

3. 食管溃疡穿孔的治疗方案与药物治疗处方

(1)非手术治疗(穿透性溃疡或急性较小的穿孔)

1)适应证:内镜和钡餐发现的穿透性溃疡、急性较小的穿孔,无急性炎症表现时,可先行内科非手术治疗。

2)非药物治疗方法:禁食水;持续胃肠减压,以减少胃、十二指肠分泌液,避免反流入胸腔导致胸腔感染;病情监测;对症治疗:密切观察病情变化,诊断明确伴有剧烈腹痛者,应尽快止痛;常采用广谱抗生素,防止胸腔内感染;纠正水、电解质及酸碱平衡。评价:无。

3)药物治疗方案:①雷尼替丁 300mg,静脉滴注,1 日 1~2 次(低强度,具有剂量依赖性,高剂量有中毒危险);②法莫替丁 400mg,静脉滴注,1 日 1~2 次(中强度,具有剂量依赖性,高剂量有中毒危险);③奥美拉唑 40mg,静脉滴注,1 日 1~2 次(高强度,具有剂量依赖性,高剂量有可能出现不良反应);④生长抑素(如施他宁、益达宁)250μg 加入 5% 葡萄糖溶液或生理盐水 20ml 中缓慢静脉注射,随后给予生长抑素 3.0mg 加入 5% 葡萄糖溶液或生理盐水 500ml 中持续静脉滴注,滴注速度为 250μg/h(高强度,具有剂量依赖性,高剂量有可能出现不良反应);⑤奥曲肽(如善得定、善宁)100μg 加入 5% 葡萄糖溶液或生理盐水 20ml 中缓慢静脉注射,随后给予奥曲肽 300μg 加入 5% 葡萄糖溶液或生理盐水 500ml 中持续静脉滴注,滴注速度为 50μg/h(高强度,具有剂量依赖性,高剂量有可能出现不良反应)

选择上述处方组合:①+④(低强度,具有剂量依赖性,高剂量可能有不良反应危险);①+⑤(低强度,具有剂量依赖性,高剂量可能有不良反应危险);②+④(中强度,具有剂量依赖性,高剂量可能有不良反应危险);②+⑤(中强度,具有剂量依赖性,高剂量可能有不良反应危险);③+④(高强度,具有剂量依赖性,高剂量可能有不良反应危险);③+⑤(高强度,具有剂量依赖性,高剂量可能有不良反应危险)。

4) 评价:无。

(2) 外科手术治疗(急性穿孔伴有气胸、急性炎症):已确诊的食管溃疡,伴有穿孔、气胸和急性炎症表现时,尽快行胸腔闭式引流、手术修补治疗。已确诊的食管溃疡,伴有穿孔、气胸或出现感染性休克时,在积极抗休克充分扩充血容量的基础上,尽快行胸腔闭式引流、手术修补治疗。评价:无。

4. 食管狭窄的治疗方案

(1) 如狭窄程度较轻,不影响进食时:治疗同常规的 GERD 治疗,建议进食半流食或全流食。

(2) 狭窄程度加重,影响进食水时:可选择内镜下球囊扩张或手术治疗。

四、疗效评价及随访

(一) 治愈标准

症状消失,胃镜检查食管黏膜恢复正常。

(二) 好转标准

(1) 症状改善,EE 内镜下糜烂面恢复正常。

(2) 症状改善,EE 内镜下糜烂面渐愈合。

(三) 随访观察

1. 病情监测

(1) 病情平稳后,至少每 1~2 个月复诊一次。

(2) 门诊复诊,了解患者症状缓解、溃疡愈合、并发症发生及药物不良反应发生情况。

(3) 评估生活质量。

(4) 如果内镜检查未发现不典型增生,可 3~5 年内镜复查,低度不典型增生患者需半年或一年胃镜复查,而高度不典型增生患者,根据患者情况,可选择食管切除和内镜下射频消融治疗,也可加强随访。

2. 预防复发的措施 生活调理提倡乐观生活态度和保持健康生活方式;体育锻炼、缓解精神压抑和紧张;戒烟、戒酒、遵医嘱服药;减轻体重,避免过饱,避免导致复发饮食因素,如辛辣食物,刺激性饮料等;睡前 3 小时不进食食物,睡觉时抬高床头 15~20cm;避免穿紧身衣裤;避免服用降低 LES 压力的药物,如果不能避免,需要在医师指导下,同时服用适量抑酸药及促进肠道蠕动的药物。

3. 并发症

(1) 食管狭窄。

(2) 食管溃疡或穿孔。

(3) 上消化道出血。

(4) 食管腺癌。

(四) 预后

妥善治疗后,预后良好。

第二章 内分泌系统常见疾病用药

第一节 1型糖尿病

一、概 述

糖尿病是一组由于胰岛素的分泌或作用缺陷或两者的共同缺陷所引起的碳水化合物、脂肪、蛋白质代谢紊乱,以慢性高血糖为特征的综合征。其经历正常血糖、糖耐量受损或空腹血糖受损、高血糖阶段。1型糖尿病为糖尿病中常见的一种类型,约占所有糖尿病的10%。是由于自身免疫过程破坏胰岛 B 细胞,使胰岛素分泌过少或无分泌所导致的高血糖或不明原因所致的 B 细胞受损并有酮症酸中毒倾向,但有明确原因(囊性纤维化、胰腺炎、胰腺癌等)的除外。其特点是完全依赖外源性胰岛素维持生存。与其发病相关的因素主要是以易感人群为背景的病毒感染、化学物质所致的胰岛 B 细胞破坏和功能损害、胰岛素缺乏。目前认为此病为终生性疾病,尚不能根治,但合理的治疗可以显著改善患者的生活质量,延长其寿命。

二、治 疗

限于目前的医学水平,糖尿病还是一种不可根治的慢性疾病,因此糖尿病需要持续的医疗照顾。从生物医学的角度出发,1型糖尿病的治疗目标是通过控制高血糖,消除糖尿病症状,使体重恢复到正常范围,保持良好的营养状况,工作能力基本恢复正常,保证糖尿病儿童和青少年得到正常生长发育,顺利完成学业;保证糖尿病孕妇及胎儿的健康,减少围生期并发症,尽可能控制血糖正常或接近正常,预防、延缓各种急慢性并发症的发生;最大限度减少治疗的不良反应。在对糖尿病的管理过程中,提高糖尿病患者的生活质量和保持良好的心理状态也是糖尿病重要的治疗目标。因此,在糖尿病管理中,患者本人是关键,任何治疗方案的实施都要考虑到患者个体化的要求并不可忽略患者的家庭和其他的心理因素。糖尿病的治疗应是综合性的治疗,包括饮食控制、运动、血糖监测、糖尿病自我管理教育和药物治疗。

(一)康复措施

1. 门诊治疗 无并发症及血糖控制不是很差的患者,可采取门诊治疗。

2. 住院治疗 有并发症的患者,或糖化血红蛋白大于8.5%者需住院治疗。

(二)一般治疗

无。

(三)外科治疗

胰腺与胰岛移植。

1. 胰腺移植 主要为胰-肾联合移植。目前胰腺移植的适应证主要是糖尿病并发肾衰竭患者,但尚未发展到恶化阶段(无尿毒症期),年龄一般在 15~30 岁,ABO 血型相容重复交叉配合反应阴性,且无下肢坏疽、严重的胃肠道和冠状动脉疾病等并发症。有活动性感染、恶性肿瘤和精神疾病的患者不宜做胰腺移植术。完全有效与成功的胰腺移植标准:停用外源性胰岛素;空腹和餐后 2 小时血糖正常;血清胰岛素水平正常;糖耐量试验和胰岛素释放试验正常。若术后仍需外源性胰岛素的用量在 25% 以下,并能维持正常血糖和 C 肽水平则属移植满意。胰岛素的用量超过 25% 者被认为移植失败。虽然胰腺移植已经成为一种临床选择,但由于其属于有创大手术,对组织配型、免疫抑制(避免器官排异)要求较高,仍有 20%~30% 的死亡率,因此仍仅限于因肾衰竭危及生命的情况。

2. 胰岛移植 与胰腺移植相比风险较小。1980 年自体胰岛移植在人体试验获得成功,同年的同种异体胰岛移植也获得成功。此后胰岛移植病例逐年增加,但是全球胰岛移植成功率仅在 10% 左右。2000 年加拿大埃德蒙顿采用了一种非皮质激素抗排斥方案及多次重复移植策略,使胰岛移植的成功率达到 100%(7 例患者)。成功的胰岛移植需要以下先决条件:足够的胰腺来源(50% 的患者需要进行 2 次治疗)、安全有效的抗免疫排斥治疗、胰腺组织新鲜程度、胰腺消化处理、体内移植熟练程度等。目前诸多条件制约胰岛移植,需要进行胰岛移植的人数大大超过供体的数量,解决这个问题需要加大投入寻找其他替代品,如干细胞、其他动物源细胞研究等。另外,1 型糖尿病相关的自身抗体的持续存在也是影响移植成功率的因素之一,为此寻找实现持久免疫耐受的方法也是今后研究的重点。再者,仍缺乏胰岛移植后长时间的胰岛功能维持情况、胰岛移植对慢性并发症的影响、胰岛移植的长期安全性等问题的研究资料。最重要的是目前成功率仍不能达到 100%,花费巨大。目前胰岛移植仅适用于那些需要同时进行肾移植或其他器官移植的糖尿病患者,或因为糖尿病脆性(血糖波动十分大)而可能会危及生命的患者。

干细胞移植是一种有望治疗糖尿病的新途径。目前用于治疗糖尿病的干细胞主要有以下三种,自体骨髓干细胞、自体血液干细胞、脐血干细胞。脐血干细胞再生能力强,免疫应答反应较成人骨髓干细胞低,可使移植物抗宿主病的发生率和严重程度降低。另外脐血的表面抗原性很弱,不被受体的免疫系统所识别,因此使用脐血进行干细胞治疗时,可以忽略人类白细胞抗原(HLA)配型问题。近十年来国内外现有文献均显示,自体干细胞移植治疗糖尿病短期疗效肯定,可达到停用或减少胰岛素的目的,且安全性较好,无明显并发症或不适。然而迄今为止,干细胞移植治疗糖尿病的临床研究仍存在如样本量偏小、缺乏严格对照、观察时间较短等不足。此外此项技术开展时间尚短,对其适应证的把握和治疗时机的选择,需要进一步探索以规范应用,其长期疗效和安全性还有待证实。基于上述原因,2012 年中华医学会糖尿病学分会声明干细胞治疗糖尿病尚处于临床应用前的研究阶段,不建议将干细胞移植治疗糖尿病的技术作为常规的临床实践。

(四)活动

具有充沛体力活动的生活方式可加强心血管系统的功能和体能感觉,改善胰岛素的敏感性、改善血压和血脂。经常性的运动可改善血糖的控制并减少降血糖药物的用量。因此,运动治疗应成为所有糖尿病患者糖尿病管理方案中一个必不可少的组成部分。所有患者均应在制订运动计划之前进行医学检查。

1. 运动治疗的原则 运动治疗的原则是适量、经常性和个体化。运动计划的制订要在医务人员的指导下进行。以保持健康为目的的体力活动为每日至少 30 分钟中等强度的活动,如慢跑、快走、骑自行车、游泳等。但是运动项目要和患者的年龄、健康状况、社会、经济、文化背景相适应,即运动的项目和运动量要个体化。应将体力活动融入日常的生活中,如尽量少用汽车代步和乘电梯等。运动的强度可根据运动一小时后的心率与预期最大心率间的关系(有自主神经病变者不适用)来估计。儿童1型糖尿病患者病情稳定后都可以参加学校的各种体育活动,这对糖尿病的病情控制有良好作用。运动方式和运动量应个体化,循序渐进,强度适当,量力而行,注意安全,包括防止运动后低血糖。

2. 运动治疗的安全性 运动治疗不应只强调运动的益处,而且要注意和避免运动可能引起的危险,如运动有导致冠心病患者发生心绞痛、心肌梗死或心律失常的危险性;有增殖性视网膜病变的患者有发生玻璃体积血的可能性;有神经病变的患者有发生下肢(特别是足部)外伤的危险性。所有糖尿病患者在运动之前应做相应的检查。

(1)运动与血糖变化:所有接受胰岛素和促胰岛素分泌剂治疗的糖尿病患者均应了解运动对血糖的急性影响。除非在非常高的血糖水平(如>15mmol/L)情况下,低到中等强度的运动可在运动中和运动后降低血糖的水平,增加发生低血糖的危险性。因此,应注意根据运动前后血糖的变化调整胰岛素和促胰岛素分泌剂的剂量,并且在运动前和运动中增加碳水化合物的摄入量。相反,高强度的运动可在运动中和运动后的一段时间内增高血糖的水平并有可能造成持续性的高血糖,在1型糖尿病患者或运动前血糖已明显增高的患者,高强度的运动还可诱发酮症或酮症酸中毒,因此,应在血糖得到良好控制后进行运动。运动前,应避免在运动中要使用的肢体注射胰岛素。使用促胰岛素分泌剂和注射胰岛素的患者应避免在空腹时运动,运动的时间应在餐后一小时开始。乙醇可加重运动后发生低血糖的危险性。

(2)运动与糖尿病的并发症

1)血管疾病:有如下表现者,中高强度的运动有加重潜在心血管疾病的危险性。应在运动前对患者的心血管疾病进行评估。年龄>35岁;1型糖尿病病程>15年;其他的心血管疾病的危险因素;有微血管病变:增殖型视网膜病变;肾病(包括微量白蛋白尿);外周血管病变;自主神经病变。

2)外周血管疾病:根据病情不同,可从事轻中等强度的运动。

3)视网膜病变:有增殖型视网膜病变的患者不适合从事无氧运动、阻力运动、跳跃运动和包含憋气动作的运动。

4)肾病:可从事低中等强度的运动。

5)神经病变:有保护性感觉丧失的患者应避免负重运动和需要足部反复活动的运动项目,如跑步机、长距离行走、慢跑、踏楼梯运动;可进行游泳、骑车、划船、坐在椅子上的运动、上肢运动和其他非负重运动。应注意运动时所穿鞋子的舒适性,在运动前后常规检查足部。

(五)饮食

饮食治疗是所有糖尿病治疗的基础,是糖尿病自然病程中任何阶段预防和控制糖尿病必不可少的措施,不良的饮食习惯还可导致相关的心血管危险因素如高血压、血脂异常和肥胖。

饮食治疗的目标和原则如下所示。

(1)控制体重在正常范围内。

(2)单独或配合药物治疗来获得理想的代谢控制,有利于对糖尿病慢性并发症的预防。

(3)饮食治疗应个体化。即在制订饮食计划时,除了要考虑到饮食治疗的一般原则外,还要考虑到糖尿病的类型、生活方式、文化背景、社会经济地位、是否肥胖、治疗情况、并发症和个人饮食的喜好。

对于年轻的1型糖尿病患者,供应合适的能量和营养来确保正常的生长和发育,并使饮食、运动治疗和胰岛素治疗得到良好的配合。对于妊娠期和哺乳期妇女,供应合适的能量和营养来确保胎儿正常的生长和发育并使代谢得到良好的控制。对于老年糖尿病患者,供应合适的能量和营养并要考虑到心理社会因素。对于使用胰岛素者,通过教育患者掌握糖尿病自我管理的技巧,减少或防止低血糖(包括运动后低血糖)发生的危险性。

(4)膳食总热量的20%~30%应来自脂肪和油料,其中少于1/3的热量来自于饱和脂肪,单不饱和脂肪酸和多不饱和脂肪酸之间要达到平衡。例如,患者的低密度脂蛋白胆固醇水平≥100mg/dl(2.6mmol/L),应使饱和脂肪酸的摄入量少于总热量的10%。食物中的胆固醇含量应<300mg/d,如患者的低密度脂蛋白胆固醇水平≥100mg/dl(2.6mmol/L),食物中的胆固醇含量应减少至<200mg/d。

(5)碳水化合物所提供的热量应占总热量的55%~65%,应鼓励患者多摄入复合碳水化合物及富含可溶性食物纤维素的碳水化合物和富含纤维的蔬菜。对碳水化合物总热量的控制比控制种类更重要。在碳水化合物总热量得到控制的前提下,没有必要严格限制蔗糖的摄入量。

(6)蛋白质不应超过需要量,即不多于总热量的15%。有微量白蛋白尿的患者,蛋白质的摄入量应限制在低于0.8~1.0g/kg。有显性蛋白尿的患者,蛋白质的摄入量应限制在低于0.8g/kg。高蛋白糖尿病饮食适用于儿童、孕妇、哺乳期妇女、营养不良和并发消耗性疾病者。每日主食300~400g,副食中蛋白质50~80g。全日蛋白质总摄入量为100g左右,脂肪60g左右。

(7)限制饮酒,乙醇可引起应用促胰岛素分泌剂或胰岛素治疗的患者出现低血糖。为防止乙醇引起的低血糖,饮酒的同时应摄入适量的碳水化合物。

(8)可用无热量非营养性甜味剂。

(9)食盐限量在6g/d以内,尤其是高血压患者。

(10)妊娠的糖尿病患者应注意叶酸的补充以防止新生儿缺陷。钙的摄入量应保证1000~1500mg/d,以减少发生骨质疏松的危险性。

三、药 物 治 疗

(一)药物治疗原则

1型糖尿病患者良好的血糖控制可以延缓糖尿病慢性并发症的发生和发展。1型糖尿病患者体内绝对缺乏胰岛素,基本或完全需要靠外源性胰岛素替代来维持体内血糖的代谢和其他体内需要胰岛素的生命活动,需终身使用胰岛素维持生命。对1型糖尿病患者,应该尽早地开始胰岛素治疗,在加强血糖监测的基础上,控制好全天的血糖,保护残存的胰岛B细胞功能。

(二)药物选择

1. 选择药物 1型糖尿病患者尤其是青少年、儿童,无论是否有酮症酸中毒都必须终身坚持胰岛素替代治疗。无论是采用多次的胰岛素注射还是连续皮下胰岛素输注来补充,均要模拟体内生理的胰岛素分泌方式。目前常采用中效或长效胰岛素制剂提供基础胰岛素(睡前和早晨注射中效胰岛素或每日注射1~2次长效胰岛素),采用短效或速效胰岛素来提供餐时胰岛素。如无其他的伴随疾病,1型糖尿病患者每日的胰岛素需要量为0.5~1.0U/kg。在出现其他的伴随疾病时(如感染等),胰岛素的用量要相应增加。儿童在生长发育期对胰岛素的需要量相对增加。目前通过皮下注射速效或长效胰岛素尚不能模拟体内胰岛素分泌的生理学曲线,尽管如此,通过适当的饮食控制、运动和调理及自我血糖水平监测,至少每日2次用各种长、短效胰岛素混合注射或便携式胰岛素泵输注,可以获得满意的血糖控制。

胰岛素的产品和制剂:根据胰岛素的来源可分为动物胰岛素和基因重组人胰岛素。根据药物代谢动力学可分为速效、短效、中效、长效胰岛素。

胰岛素 Lispro、Aspart 具有相同的与胰岛素和胰岛素样生长因子-1受体结合的特性,使其能安全地应用于糖尿病儿童和青少年。但儿童使用甘精胰岛素的安全性和有效性尚待评估。由于胰岛素类似物与人胰岛素结构不同,人们担心其是否会导致胎儿畸形和围生期并发症发生率的增加,而未能在妊娠糖尿病治疗中广泛应用。虽然到目前为止,所有关于妊娠糖尿病使用胰岛素类似物的报告均未发现其有更高的致胎儿畸形率和母子并发症发生率,但尚缺乏足够的大规模样本的临床证据。因此,目前没有任何糖尿病专业机构推荐妊娠糖尿病或糖尿病患者妊娠期间使用胰岛素类似物。

2. 药物说明

(1)普通胰岛素(正规胰岛素)

1)用法用量

A. 皮下注射:一般一天3次,餐前15~30分钟注射,必要时睡前加注一次小剂量。根据病情、血糖、尿糖由小剂量(视体重等因素每次2~4U)开始,逐步调整。1型糖尿病患者每日胰岛素需用总量多介于每千克体重0.5~1U,根据血糖监测结果调整。2型糖尿病患者每日需用总量变化较大,在无急性并发症情况下,敏感者每日仅需5~10U,一般约20U,肥胖、对胰岛素敏感性较差者需要量可明显增加。在有急性并发症(感染、创伤、手术等)情况下,对1型及2型糖尿病患者,应每4~6小时注射一次,剂量根据病情变化及血糖监测结果调整。

B. 静脉注射:主要用于糖尿病酮症酸中毒、糖尿病高渗性昏迷的治疗。可静脉持续滴入,成人每小时4~6U,小儿按每小时0.1U/kg,根据血糖变化调整剂量;病情较重者,也可首次皮下内注射4~6U,根据血糖变化调整,继之以静脉滴注,当血糖下降到13.9mmol/L(250mg/ml)以下时,胰岛素剂量及注射频率随之减少。在用胰岛素的同时,还应补液纠正电解质紊乱及酸中毒并注意机体对热量的需要。不能进食的糖尿病患者,在静脉滴注葡萄糖液的同时应滴注胰岛素。

2)不良反应:参见本节胰岛素治疗的副作用。

3)禁忌:对胰岛素过敏患者禁用。

4)药物相互作用:糖皮质类固醇、促肾上腺皮质激素、胰高血糖素、雌激素、口服避孕药、甲状腺素、肾上腺素、噻嗪类利尿剂、二氮嗪、β_2受体激动剂、H_2受体拮抗剂、钙通道阻滞药、可乐定、苯妥英钠等可升高血糖浓度,合用时应调整这些药或胰岛素的剂量。口服降血糖药与胰岛素有协同降血糖作用。抗凝血药、水杨酸盐、磺胺类药及抗肿瘤药甲氨蝶呤等可与胰岛素竞争和血浆蛋白结合,从而使血液中游离胰岛素水平增高。非甾体抗炎镇痛药可增强胰岛素降血糖作用。β受体阻滞剂如普萘洛尔可阻止肾上腺素升高血糖的反应，干扰机体调节血糖功能，与胰岛素合用可增加低血糖的危险，并可掩盖某些低血糖症状，延长低血糖时间。合用时应注意调整胰岛素剂量。氯喹、奎尼丁、奎宁等可延缓胰岛素的降解，使血中胰岛素浓度升高从而加强其降血糖作用。血管紧张素转换酶抑制剂、溴隐亭、酮康唑、锂、甲苯咪唑、维生素B_6、茶碱等可通过不同方式直接或间接致血糖降低，胰岛素同上述药物合用时应适当减量。生长抑素可抑制生长激素、胰高血糖素及胰岛素的分泌，并使胃排空延迟及胃肠道蠕动减缓，引起食物吸收延迟，从而降低餐后高血糖，在开始用奥曲肽时，胰岛素应适当减量，以后再根据血糖调整。

5) 替代药物：生物合成人胰岛素R注射液（笔芯）。

(2) 速效胰岛素注射液（笔芯）（以门冬胰岛素注射液说明书为例）

1) 用法用量：本品比可溶性人胰岛素起效更快，持续作用时间更短，由于快速起效，所以一般须紧邻餐前注射。如有必要，可于餐后立即给药。本品剂量需个体化，由医师根据患者的病情决定。但一般应与中效或长效胰岛素合并使用，至少每日一次。胰岛素需求量通常为每千克体重每日0.5~1.0U。其中2/3用量是餐时胰岛素，另1/3用量是基础胰岛素。

2) 不良反应：参见本节胰岛素治疗的副作用。

3) 禁忌：对胰岛素或其注射液中任何一种成分过敏者。

4) 注意事项：剂量不足或治疗间断可能导致高血糖和糖尿病酮症酸中毒，特别是1型糖尿病患者（胰岛素依赖性糖尿病）。高血糖的首发症状通常是经过几小时或几天时间逐渐出现的，包括恶心、呕吐、嗜睡、皮肤潮红干燥、口唇干燥、排尿频率增加、口渴、无食欲和带有丙酮味道的呼吸。未治疗的高血糖事件很可能导致死亡。门冬胰岛素注射液的注射时间应与进餐时间紧密相连，即紧邻餐前。它起效迅速，所以必须同时考虑患者的并发症及合并用药是否延迟食物的吸收。合并疾病尤其是感染，常会增加胰岛素用量。肝脏或肾脏损害会降低患者胰岛素的用量。患者转用其他类型或品牌的胰岛素时，应有严密的医疗监测。胰岛素浓度、品牌、类型、种类（动物胰岛素、人胰岛素、人胰岛素类似物）和（或）制作工艺的变化将导致使用剂量的改变。患者从应用其他胰岛素转用门冬胰岛素注射液后可能会增加每日注射次数或改变剂量。如果这种调整是必需的，会在首次给药或最初几周或数月内进行。患者的血糖控制得到改善后，如胰岛素强化治疗后，其低血糖的先发症状也会变化，应提醒患者注意。儿童只有在与可溶性胰岛素相比起效更有利的情况下使用速效胰岛素，如注射时间与进餐时间相关时。发生低血糖方面，根据胰岛素类似物起效迅速的药效学特征，使得速效胰岛素注射后低血糖的发生时间比可溶性人胰岛素早。若误餐或进行未纳入计划的大运动量体育锻炼可能导致低血糖。低血糖可能损伤患者的注意力及反应能力。因此，在患者进行特别重要的活动（如驾驶汽车或操作机械）时，可能会有危险。应建议患者在驾驶时注意防止低血糖的发生，尤其对于低血糖先兆症状已减少或降低和频繁发生低血糖的患者。在这种情况下应考虑患者是否可以继续驾驶。

5) 药物相互作用：下列物质可降低胰岛素用量：口服降血糖药（OHA）、奥曲肽、单胺氧化酶抑制剂（MAOI）、非选择性β受体阻滞剂、血管紧张素转换酶（ACE）抑制剂、水杨酸盐、乙醇、合成代谢类固醇和磺胺类制剂，β受体阻滞剂可能掩盖低血糖症状。乙醇可以加剧和延长胰岛素导致的低血糖作用。以下物质可增加胰岛素用量：口服避孕药、噻嗪类利尿剂、糖皮质激素、甲状腺激素、交感神经兴奋剂和达那唑。

6）替代药物：赖脯胰岛素。

(3) 低精蛋白锌胰岛素注射液（中效胰岛素）

1）用法用量：本品于早餐前30~60分钟皮下注射，起始治疗1次/天，每次4~8U，按血糖、尿糖变化调整维持剂量。有时需于晚餐前再注射一次，剂量根据病情而定，一般每日总量10~20U。使用前须滚动药瓶，使胰岛素混匀，但不要用力摇动以免产生气泡。与普通胰岛素合用：开始时普通胰岛素与本品混合用的剂量比例为(2~3)：1，剂量根据病情而调整。本品与普通胰岛素混合将有部分普通胰岛素转为长效胰岛素，使用时应先抽取普通胰岛素，后抽取本品。剂量调整：胰岛素用量应随患者的运动量或饮食状态的改变而调整。

2）不良反应：参见本节胰岛素治疗的副作用。

3）禁忌证：低血糖症、胰岛细胞瘤。

4）注意事项：本品作用缓慢，不能用于抢救糖尿病酮症酸中毒、糖尿病高渗性昏迷患者；不能用于静脉注射；中等量至大量的乙醇可增强胰岛素引起的低血糖作用，可引起严重、持续的低血糖，在空腹或肝糖原贮备较少的情况下更易发生。在给药期间患者应忌酒，戒烟。吸烟可通过释放儿茶酚胺而拮抗胰岛素的降血糖作用，因此正在使用胰岛素的吸烟的糖尿病患者突然戒烟时须适当减少胰岛素的用量；用药期间应定期检查尿糖、尿常规、血糖、血红蛋白、糖化血红蛋白、肾功能、视力、眼底视网膜血管、血压及心电图等，以了解病情及糖尿病并发症情况；出现低血糖症状后，应及时补糖，特别要防止夜间低血糖。孕妇及哺乳期妇女用药：孕妇，特别在妊娠中期及后期，对胰岛素需要量增加。在分娩后对胰岛素需要量迅速减少。如果是妊娠糖尿病，产后血糖即可正常，应停用胰岛素。儿童用药：青春期前儿童对胰岛素敏感性较青春期少年高，因此较易发生低血糖，须适当减少胰岛素用量，青春期少年须适当增加胰岛素用量(20%~50%)，青春期过后再逐渐减少。老人用药：老年人易发生低血糖，须特别注意，应注意饮食、适当的体力活动与胰岛素量的配合。药物过量：过量注射本品可引起低血糖反应，严重者可导致昏迷，低血糖的早期症状包括出汗、心跳加速、神经过敏或震颤。应立即服用糖或含有糖分的食物消除症状。昏迷患者可注射胰高血糖素或静脉注射葡萄糖，以帮助患者恢复知觉，然后口服糖或葡萄糖。若低血糖反应频繁发生或导致昏迷，可能需要减少剂量。若严重低血糖未能及时治疗，会导致暂时性或永久性的脑部损害，以致死亡。

5）药物相互作用：参见普通胰岛素。

(4) 长效胰岛素

1）用法用量：于早餐前30~60分钟皮下注射，起始治疗每天一次，每次4~8U，按血糖、尿糖变化调整维持剂量。有时需于晚餐前再注射一次，剂量根据病情而定，一般每日总量10~20U。使用前须滚动药瓶，使胰岛素混匀，但不要用力摇动以免产生气泡。与普通胰岛素合用：开始时普通胰岛素与本品混合用的剂量比例为(2~3)：1，剂量根据病情而调整。本品与正规胰岛素混合将有部分普通胰岛素转为长效胰岛素，使用时应先抽取普通胰岛素，后抽取本品。剂量调整：胰岛素用量应随患者的运动量或饮食状态的改变而调整。

2）不良反应：参见本节胰岛素治疗的副作用。

3）禁忌证：低血糖症、胰岛细胞瘤。

4）注意事项：低精蛋白锌胰岛素注射液作用缓慢，不能用于抢救糖尿病酮症酸中毒、糖尿病高渗性昏迷患者；不能用于静脉注射；中等量至大量的乙醇可增强胰岛素引起的低血糖的作用,可引起严重、持续的低血糖,在空腹或肝糖原贮备较少的情况下更易发生。在给药期间患者应忌酒,戒烟。吸烟可通过释放儿茶酚胺而拮抗胰岛素的降血糖作用,因此正在使用胰岛素的吸烟的糖尿病患者突然戒烟时须适当减少胰岛素的用量。用药期间应定期检查尿糖、尿常规、血糖、糖化血红蛋白、肾功能、视力、眼底视网膜血管、血压及心电图等,以了解病情及糖尿病并发症情况。出现低血糖症状后,应及时补糖,特别要防止夜间低血糖。

5)药物相互作用:参见普通胰岛素。

6)替代药物:甘精胰岛素注射液,低精蛋白胰岛素(NPH)。

(5)甘精胰岛素注射液(insulin glargine)

1)用法用量:本品是胰岛素类似物。具有长效作用,应该每天一次在固定的时间皮下注射给药。必须个体化对预期的血糖水平、降血糖药的剂量及给药时间进行确定和调整。当患者体重或生活方式变化、胰岛素给药时间改变或出现容易发生低血糖或高血糖的情况时(参见注意事项),可能需要调节剂量。应谨慎进行任何胰岛素剂量的改变并遵医嘱。

2)不良反应:参见本节胰岛素治疗的副作用。

3)禁忌证:对甘精胰岛素或其注射液中任何一种赋形剂过敏者。

4)注意事项:糖尿病酮症酸中毒的治疗,不能选用甘精胰岛素,推荐静脉注射普通胰岛素。由于经验有限,儿童、肝功能损害或肾功能中重度损害的患者使用甘精胰岛素的安全性和有效性尚待评估(参见用法用量)。肾功能损害患者由于胰岛素的代谢减慢,对胰岛素的需要量可能减少。老年人及进行性肾功能衰退患者,对胰岛素的需要量可能逐渐减少。严重肝损害患者由于葡萄糖异生能力降低及胰岛素代谢降低,对胰岛素的需要量可能减少。对血糖控制不好,或有高血糖症或低血糖发作倾向的患者,在考虑调整剂量之前,应全面回顾患者是否按预期的方案治疗、注射部位、正确的注射技术及所有其他的相关因素。

5)药物相互作用:见胰岛素的药物相互作用。

6)替代药物:长效胰岛素(PZI),低精蛋白胰岛素。

3. 胰岛素的使用方法

(1)剂量选择:胰岛素治疗剂量的个体差异很大。即使是同一患者,在不同时期所需剂量可能也有很大差别。故确定治疗剂量及剂量的调整均应遵循个体化原则。初始剂量宜小,此后根据治疗反应逐渐加量。剂量调整的依据是多次血糖测定结果,一般每周调整胰岛素1~2次,每次增加或减低2~6U胰岛素。1型糖尿病患者初始剂量0.2~0.5U/(kg·d)给予。老年或虚弱的患者初始剂量应减至0.2~0.3U/(kg·d),每次增减以2U为宜。胰岛素应分为一天两次或三次注射,以避免在每次注射时给予某种胰岛素的剂量过高而引起低血糖的发生。

(2)胰岛素的治疗方案:1型糖尿病患者体内胰岛素绝对缺乏,因为此需要胰岛素终身替代治疗,即使在"蜜月期"也不应终止胰岛素治疗,因为此时外源性胰岛素可延缓自身免疫对B细胞的损害。

1型糖尿病可采用下列方法治疗,见表2-1。

表 2-1　常用的胰岛素替代治疗方案

胰岛素注射时间	早餐前	午餐前	晚餐前	睡前(10pm)
方案 1	RI 或 IA+NPH		RI 或 IA+NPH	
方案 2	RI 或 IA+NPH	RI 或 IA	RI 或 IA	NPH
方案 3	*RI 或 IA+	RI 或 IA	RI 或 IA	Glargine 或 PZI

注:RI=普通(常规,短效)胰岛素;IA=胰岛素类似物(超短效,速效胰岛素);NPH=中效胰岛素;PZI=精蛋白锌胰岛素(长效胰岛素);* RI 或 IA 与长效胰岛素(Glargine 或 PZI)合用时应分开注射,且不能注射在同一部位。

一天两次混合的胰岛素注射(方案 1)是最简单的胰岛素治疗方案。其方法是通常所使用的缓效胰岛素(NPH 或长效胰岛素),提供基础量的胰岛素需要,利用短效或速效的胰岛素覆盖一天中两次主餐(早餐和晚餐)的胰岛素需要量。这两种胰岛素在早餐前及晚餐前一次注射。一天总需要量的 2/3 可以在早餐前给予,剩余的 1/3 可以在入睡前注射。该方案虽方便易行,但尚有如下缺点:相对欠灵活,而且大多数人的生活方式是每日三餐,这就经常使午餐时的血糖难以控制,对于严格控制目标来说此方案不合适;晚餐前注射的中效胰岛素作用常不能覆盖整个夜间,以致出现早晨的空腹高血糖,加剧"黎明现象",而增加剂量则由于中效胰岛素的作用常导致夜间低血糖。

一天多次胰岛素(MDI)注射方案(方案 2 或方案 3)于三餐前皮下注射短效或速效胰岛素,睡前注射中效或长效胰岛素,使夜间体内维持一定的胰岛素浓度。其优点是较易达到严格控制的目标,能提供随进餐所需的理想胰岛素浓度;允许进食量有较大波动,即可根据即将进餐的饮食量事先调整餐前胰岛素剂量。缺点是该方案需保持进餐时间的相对恒定,胰岛素注射次数较多。

胰岛素泵治疗的目的是模拟自身胰岛素的生理性分泌,使血糖控制更理想。常用的有持续皮下输注胰岛素泵。

胰岛素强化治疗的目标是采用外源型胰岛素使全天血糖维持于(接近)正常水平。强化治疗方案多采用 MDI 方案和皮下注射胰岛素 CSII 治疗。强化治疗的缺点是低血糖发生率显著增加和体重增加。

(3)影响胰岛素皮下注射的生物利用度和吸收率的因素

1)注射部位:身体不同区域之间,胰岛的吸收有显著的不同,腹部区域吸收最快,臂部吸收速度中等,臀部和大腿吸收最慢。

2)注射深度:肌内注射比皮下注射吸收快。

3)注射局部因素:局部加温或推拿、按摩可加速吸收。

4)胰岛素浓度:U-40 较 U-100 吸收较快。

5)胰岛素剂量:大剂量的胰岛素作用时间较低剂量的胰岛素作用时间延长。

6)运动:注射局部肌肉群运动可加速胰岛素的吸收。

7)胰岛素的结构:胰岛素单体比一般胰岛素(六聚体)吸收率要快 2~3 倍,并且没有典型的常规短效胰岛素制剂所表现出的吸收初始阶段的延迟。

(4)胰岛素治疗的副作用

1)低血糖:胰岛素应用过程中最常见的并发症。4% 的 1 型糖尿病致命的原因就是低血糖。

A. 临床表现:交感神经兴奋的表现包括心慌、出汗、饥饿、无力、手抖、视物模糊、面色苍白等。中枢神经系统症状包括头痛、头晕、定向力下降、吐词不清、精神失常、意识障碍直至昏迷。部分患者在多次低血糖症发作后会出现无警觉性低血糖症，患者无心慌、出汗、视物模糊、饥饿、无力等先兆，直接进入昏迷状态。持续时间长（一般认为6小时）且症状严重的低血糖可导致中枢神经系统损害，甚至不可逆转。

B. 实验室检查：血糖≤3.9mmol/L（≤70mg/dl）。

C. 治疗：①补充葡萄糖，立即给予葡萄糖，轻者口服，重者静脉注射，如无葡萄糖，可予口服甜果汁、糖水，要观察到患者意识恢复；②胰升糖素治疗，胰升糖素皮下、肌内或静脉注射，由于其作用时间较短，且会再次出现低血糖，因此在注射后仍要补充葡萄糖或进食。长效磺脲类药物（如格列本脲、氯磺丙脲等）导致的低血糖症往往持久，给予葡萄糖，在患者意识恢复后有可能再次陷入昏迷，需连续观察3天，以保证患者完全脱离危险期。

D. 预防：预防低血糖的关键是①要告诉正在使用胰岛素治疗的糖尿病患者发生低血糖症的可能性；②患者应熟悉低血糖的症状及自我处理低血糖症的方法；③外出时随身佩戴病情卡，万一发生低血糖昏迷时能及时得到他人帮助；④糖尿病患者家属及照顾的人员要充分了解患者使用的降血糖药，监督患者不误用或过量使用降血糖药物；⑤老年患者血糖不宜控制太严，空腹血糖不超过7.8mmol/L（140mg/dl），餐后血糖不超过11.1mmol/L（200mg/dl）即可；⑥病情较重，无法预料患者餐前胰岛素用量时，可以先吃饭，然后再注射胰岛素，以免患者用胰岛素后尚未进食而发生低血糖；⑦初用胰岛素时要从小剂量开始，然后根据血糖水平逐步调整剂量；⑧做强化治疗时容易发生低血糖，为了防止低血糖，患者要在每餐前、后测定血糖，空腹血糖控制在4.4~6.7mmol/L为宜，餐后血糖<10mmol/L，晚睡前血糖5.6~7.8mmol/L，凌晨3时血糖不低于4mmol/L。

2）过敏反应：常在应用动物胰岛素后出现，表现为荨麻疹、紫癜、血清病样反应、血管神经性水肿、过敏性休克等，局部可表现为注射处红肿、灼热、瘙痒、皮疹和皮下硬结。使用外源性胰岛素多出现抗胰岛素抗体并导致胰岛素抵抗。患者对外源性胰岛素制剂过敏的情况较少见。一般过敏反应轻者可换用纯度较高的胰岛素或人胰岛素，加用抗组胺药，重者可给予糖皮质激素或肾上腺素治疗。

3）水肿：胰岛素有水钠潴留作用，因此在开始用胰岛素治疗2~3周内可出现双下肢轻度压凹性水肿，一般系暂时性的，无须特殊治疗。

4）皮下脂肪萎缩或肥厚：应用纯度不高的动物胰岛素易发生注射皮下脂肪萎缩，反复同一部位注射易发生脂肪肥厚，主要可能与免疫反应介导的炎症后纤维化或刺激局部脂肪增生有关。处理要点是更换注射部位，改用高纯度胰岛素或人胰岛素。

5）屈光不正：在开始使用胰岛素时，因血糖下降迅速，致晶状体和玻璃体中渗透压下降，水分逸出，屈光率下降而致远视，一般无须特殊处理，3周左右后可自行恢复。

6）视网膜病变加重：在血糖快速控制时（强化治疗时），视网膜病变可加重，这种现象可能出现在用药开始时，一般为短暂的良性过程，以后与常规组比较并无明显加重。但也有报道称有时这种变化并不是自限性的，即使在行胰腺移植后仍加重，并有可能进展为增殖性视网膜病变，甚至致盲。有报道治疗初期糖化血红蛋白越高，在强化治疗一年后致盲的危险性越大。但总的来说，不论是DCCT、UKPDS还是其他大型的多中心研究，都显示在视网膜病变的早期，严格的糖尿病控制是治疗视网膜病变的最根本措施。至于胰岛素强化治疗等可导致视网膜病变恶化的危险与糖代谢控制不良带来的慢性视力丧失比较，仍是次要的和少见的。且这种情况主要见于长期控制不良的患者在开始强化治疗的早期，而视网膜病变也处于早中期。最好的预防办法是密切观察视网膜病变的变化。如患者的视网膜病变已经发展到了高危期,则强化治疗要十分慎重,若在权衡利弊与风险后仍决定做强化治疗,应先行光凝治疗后再施行胰岛素强化治疗,且控制血糖的速度宜慢。积极的光凝治疗可望改善增殖型视网膜病变的预后。视网膜病变加重的机制尚不明确,可能与慢性高血糖状态下的视网膜血流量的增加有关,血糖的迅速下降可伴随血流量减少,结果导致视网膜缺氧及营养不良。

7)肥胖和胰岛素抵抗:体重增加与每日胰岛素剂量和胰岛素使用方法及剂型有关。每日剂量越大,越易发生高胰岛素血症和肥胖。故在胰岛素治疗期间应强调积极的饮食控制和体育锻炼,使体重保持正常。肥胖可增加胰岛素抵抗,在10岁以上有肥胖或高胰岛素血症儿童患者;FDA批准可在胰岛素治疗的基础上加用二甲双胍。如日胰岛素需要量超过200U,且时间超过1周或日胰岛素需要量大于2U/kg应考虑胰岛素抵抗,产生的原因可能与体内产生胰岛素抗体有关。少数患者可由胰岛素皮下注射吸收障碍所致。一般更换人胰岛素可使抗体滴度下降,必要时加用糖皮质激素(泼尼松60~100mg/d)。

(三)1型糖尿病并发症治疗

1. 糖尿病酮症酸中毒 酮症酸中毒是糖尿病患者最常见的急性并发症,主要发生在1型糖尿病患者,在感染等应激情况下2型糖尿病患者也可发生。发生酮症酸中毒的原因是体内胰岛素极度缺乏,组织不能有效利用葡萄糖导致血糖显著升高。此时脂肪分解产生高酮血症和酮尿症伴代谢性酸中毒及明显的脱水,严重者出现不同程度的意识障碍直至昏迷,若不及时救治将导致死亡。

(1)治疗

1)监测:每2小时测血糖1次,测定尿糖和血、尿酮体,注意电解质和血气变化并做肝肾功能、心电图等检查,以便及时调整治疗方案。

2)胰岛素:生理盐水加小剂量普通胰岛素静脉滴注,常用量为4~6U/h,如血糖下降幅度小于治疗前血糖水平的30%,胰岛素剂量可加倍。

3)补液:立即补充生理盐水,先快后慢,当血糖下降到13.9mmol/L(250mg/dl)时改用5%葡萄糖加胰岛素继续输注,同时相应地调整胰岛素剂量。

4)补钾:患者常伴失钾,经补液已排尿时就应开始静脉补钾,24小时补氯化钾总量为6~10g。如患者有肾功能不全、血钾过高(≥6.0mmol/L)或无尿时则暂缓补钾。

5)补碱:一般不需补碱性药物,胰岛素治疗后酮体的产生即被控制,酸中毒可纠正。但是当动脉血pH≤7.0时可用小剂量碳酸氢钠,补碱后监测动脉血气。

6)其他:积极对伴发病及诱因进行治疗,消除诱因。

(2)预防:糖尿病患者及相关人员要掌握糖尿病的基本知识,提高对糖尿病酮症酸中毒的认识。一旦怀疑本病应尽早到医院就诊。

使用胰岛素的患者要坚持合理地应用胰岛素,不得随意减量,更不能中断治疗以保证血糖处于良好的控制状态。

定期监测血糖。糖尿病患者需经常监测血糖,有条件者可行自我血糖监测。在合并应激情况时特别是一些急性危重疾病,如感染、大手术及外伤等情况时应密切监测血糖、尿糖、尿酮体。

2. 高血糖高渗状态 是糖尿病的严重急性并发症,大多发生在老年2型糖尿病患者,主要原因是在体内胰岛素相对不足的情况下,出现了引起血糖急剧升高的因素,同时伴有严重失水,导致血糖显著升高。本综合征常伴有神经系统功能损害症状,严重者昏迷,病情严重,死亡率高。

(1)治疗

1)监测:监测血糖、电解质及其他检查。伴有心功能不全者监测中心静脉压,以指导输液速度和补液量。

2)补液:立即补液纠正脱水状态,血压偏低,血钠≤150mmol/L者用生理盐水,血钠≥150mmol/L且无低血压者可补0.45%氯化钠溶液。补液速度先快后慢,血糖下降到13.9mmol/L(250mg/dl)时可改为5%葡萄糖液加胰岛素。补液总量一般按体重的10%~12%计算。

3)胰岛素:剂量和用法与糖尿病酮症酸中毒相似。血糖不宜降得过低。

4)其他:补钾方法同酮症酸中毒。去除诱因,防治感染,防治其他并发症。

(2)预防:定期自我监测血糖,保持良好的血糖控制状态;老年人渴感阈值升高,要保证充足的水分摄入,鼓励主动饮水;对有中枢神经系统功能障碍不能主动饮水者要记录每日出入量,保证水、电解质平衡;糖尿病患者因其他疾病,需使用脱水治疗时要监测血糖、血钠和渗透压;糖尿病患者发生呕吐、腹泻、烧伤、严重感染等疾病时要保证供给足够的水分;鼻饲饮食者常常给予高能量的混合奶以保证能量供应时,要计划好每日的水摄入量,每日观察尿量。

3. 乳酸性酸中毒 本病主要是体内无氧酵解的糖代谢产物乳酸大量堆积,导致高乳酸血症,进一步出现血pH降低,即为乳酸性酸中毒。糖尿病合并乳酸性酸中度的发生率不高,但病死率很高。大多发生在伴有肝肾功能不全,或伴有慢性心肺功能不全等缺氧性疾病患者,尤其见于同时服用苯乙双胍者。

(1)治疗

1)监测:血糖、电解质、血气和血乳酸浓度。

2)补液:补充生理盐水,血糖无明显升高者可补充葡萄糖液,并可补充新鲜血液,改善循环。

3)补碱:尽早大量补充$NaHCO_3$,每2小时监测动脉血pH,当pH上升至7.2时暂停补碱并观察病情,否则有可能出现反跳性代谢性碱中毒。

4)其他:注意补钾和纠正其他电解质紊乱。疗效不明显者可做腹膜透析以清除乳酸和苯乙双胍。

(2)预防:严格掌握双胍类药物的适应证,对伴有肝肾功能不全,慢性缺氧性心肺疾病,食欲不佳,一般情况差的患者忌用双胍类降血糖药。

二甲双胍引起乳酸性酸中毒的发生率大大低于苯乙双胍,因此建议需用双胍类药物治疗的患者尽可能选用二甲双胍。

使用双胍类药物患者在遇到急性危重疾病时,应暂停本药,改用胰岛素治疗。

长期使用双胍类药物者要定期检查肝肾功能、心肺功能,如有不适宜用双胍类药物的情况时应及时停用。

(四)1型糖尿病及其并发症治疗处方举例

由于糖尿病的并发症涉及人体多个脏器及相关系统,无法详细列述其治疗方案。相应的糖尿病并发症治疗方案,可参考本指南并发症相应部分。以下为仅针对糖尿病血糖控制的治疗方案。

方案1 普通胰岛素R注射液(或笔芯)4~6U起,皮下注射,三餐前30分钟。+中效胰岛素注射液(或笔芯)4~6U 起,皮下注射,睡前。或速效胰岛素类似物注射液(或笔芯)4~6U 起,皮下注射,三餐前。+中效胰岛素 N 注射液(或笔芯)4~6U 起,皮下注射,睡前。或速效胰岛素类似物注射液(或笔芯)4~6U 起,皮下注射,三餐前。+甘精胰岛素注射液 6~8U 起,皮下注射,睡前。

适用范围:推荐用于所有 1 型糖尿病患者,采用短效(或超短效)与中效(长效)胰岛素搭配使用 4~5 U/d 胰岛素皮下注射控制血糖,此种方案可以有效且相对平稳地控制血糖。

注意事项:胰岛素治疗一般从小剂量开始,初始量 0.2~0.5U/kg,3 天后根据血糖每次调整剂量增减 2~4U。特别是初始治疗或应激状态时需增加血糖监测频次,提醒患者发生低血糖的危险。

疗程:一经诊断即开始应用。

评价:为一种常用高效治疗方案,且费用较低,处方较经济(A 级,Ⅰ类),处方较适合于易发生夜间低血糖和有"黎明现象"者(A 级,Ⅰ类)。

方案 2 人胰岛素预混 30R 注射液 6U 起,皮下注射,早餐前 30 分钟。或人胰岛素预混 30R 注射液 4U 起,皮下注射,晚餐前 30 分钟。

适用范围:适用于不能坚持胰岛素强化方案者,采用强化胰岛素治疗血糖控制相对平稳后和"蜜月期"患者可换用每日两次预混胰岛素(Ⅵ级,Ⅱ类)。根据短效与中效胰岛素预混比例不同,市场上有精蛋白生物合成人胰岛素预混 30 注射液、精蛋白生物合成人胰岛素预混 50 注射液、门冬胰岛素 30 特充注射液等,可根据患者血糖特点选用不同种类的胰岛素。

注意事项:胰岛素使用剂量参考患者 4 次/日胰岛素使用剂量或从小剂量开始。一般预混 30R 胰岛素早餐前使用总剂量的 2/3,晚餐前使用总剂量的 1/3。特别需增加午餐前和夜间血糖监测频次,提醒患者发生低血糖的危险。

疗程:在适用者中可长期应用。

评价:为一种较为方便的治疗方案。

四、疗效评价及随访

(一)治愈标准

目前此病尚不能根治。

(二)好转标准

1 型糖尿病强化治疗的血糖和糖化血红蛋白(HbAlc)的控制目标,代谢指标的良好控制即达到治疗目标。

(三)随访观察

1. 病情监测 一般患者应至少每 2~3 个月到糖尿病专业门诊复查。

(1)每次携带病情记录本,以供医师对病情控制的了解,作为指导治疗的依据。

(2)每次随访均应测量身高、体重、血压、尿常规、尿糖及酮体、餐后 2 小时血糖和糖化血红蛋白。

(3)每半年至 1 年应检测血脂、尿微量白蛋白、眼底及空腹或负荷后 C 肽水平等,以早期发现糖尿病的慢性并发症,并了解胰岛 B 细胞功能变化。

2. 预防措施 通过综合治疗对 1 型糖尿病患者包括糖代谢在内的多种代谢指标进行良好控制,可减少患者病情反复及延缓并发症发生。

(1)严格控制血糖,预防及治疗低血糖及并发症。

(2)正确评价患者的身体状况及心理状况,提高患者自我管理的能力。

运动有助于患者降低血糖,提高生活情趣,积极配合治疗。引导的方法是树立运动促进健康的观念,安排时间运动,培养运动兴趣。

(3)尊重患者,帮助他们保持自尊。

(4)建立良好的社会关系。

1)建立良好的医患关系:医师、护士要尊重患者,倾听患者心声,想尽一切办法帮助患者提高认识,配合治疗(饮食、运动、药物)使其对生活的满意度提高。帮助患者树立信心,遵守医嘱,自强不息。依赖医师是患者常见的行为。不少患者认为治疗是医师的事,缺少主动性,消极配合。对这样的患者,医师、护士应当帮助患者建立自尊、自爱、自强和自信心。

2)建立良好的家庭关系:教育家人帮助患者控制血糖。

3)进行小组治疗:其意义在于给予患者希望,使他们了解疾病的普遍性;为患者提供更多的信息,使他们形成互相帮助,向他人学习,模仿他人有益行为;学习处理人际关系,通过糖尿病教育提高凝聚力,提高人生价值感。

4)严重者给予药物干预。

3. 并发症 包括糖代谢在内的多种代谢指标控制不良会导致多种并发症发生。

(四)预后

包括糖代谢在内的多种代谢指标控制良好情况下患者的预后良好。血糖控制不良导致的大、微血管病变常是患者致死致残的重要原因。

第二节 2型糖尿病

一、概 述

2型糖尿病(type 2 diabetes,T2DM)为糖尿病中最常见的一种类型,随着经济发展的加速和人们生活方式的改变,糖尿病的患病率和患者数量急剧上升。

2000年全球20~79岁人群中糖尿病患者有1.51亿,其中85%~95%为2型糖尿病。2008年对全国14省市的糖尿病流行病调查显示20岁以上的成年人糖尿病患病率为9.7%,而糖尿病前期的比例高达15.5%。因此有效控制糖尿病刻不容缓。

研究表明T2DM发病与遗传、环境、胰岛B细胞功能缺陷等多种因素有关,但具体病因尚未清楚。在上述多种因素作用下,患者出现胰岛素抵抗,伴或不伴胰岛素分泌不足,进而导致以高血糖为主要临床特征的一系列糖、蛋白质、脂肪、水和电解质代谢紊乱,以及多种急慢性并发症。与2型糖尿病发病相关的因素主要包括以下几方面。

(1)遗传因素:部分患者具有家族遗传史。

(2)环境因素:肥胖、饮食结构不合理和热能摄入过多、体力活动不足、吸烟等与其发病明显相关。

(3)胰岛素抵抗:引起胰岛素抵抗的原因包括胰岛素基因突变、胰岛素受体及受体后缺陷、体内胰岛素拮抗物增多,如胰岛素抗体、胰岛素受体抗体及多种胰岛素拮抗激素。

(4)胰岛素分泌缺陷:衰老、胰岛内胰淀素沉积等均可导致胰岛素分泌缺陷。

目前认为此病为终生性疾病,尚不能根治,但合理的治疗可以显著改善患者的生活质量,延长其寿命。

二、治 疗

(一) 康复措施

1. 门诊治疗 无并发症和合并症及血糖控制尚可的患者,可采取门诊治疗。

2. 住院治疗 有并发症或合并症的患者,或 HbA1c≥8.5%者需住院治疗。

(二) 一般治疗

限于目前的医学水平,糖尿病还是一种不可根治的慢性疾病,因此糖尿病需要持续的医疗照顾。从生物医学的角度,糖尿病的治疗目标是通过纠正糖尿病患者不良的生活方式和代谢紊乱以防止急性并发症的发生和减低慢性并发症的风险。但是在对糖尿病的管理过程中,提高糖尿病患者的生活质量和保持良好的心理状态也是糖尿病重要的治疗目标。

(三) 外科治疗

近年来手术治疗糖尿病已成为热点。临床证据显示,手术治疗可明显改善肥胖症伴 2 型糖尿病的血糖控制,甚至可以使一些糖尿病患者的糖尿病"治愈"。此外,非糖尿病肥胖症患者在接受手术治疗后发生糖尿病的风险也显著下降。2009 年美国糖尿病学会(ADA)在 2 型糖尿病治疗指南中正式将减肥手术列为治疗肥胖症伴 2 型糖尿病的措施之一。目前主要的手术方式包括可调节胃束带术(adjustable gastric banding, AGB)和胃旁路术(Roux-en-Y gastric bypass, RYGBP)。术后缓解指仅用生活方式治疗可使 HbA1c≤6.5%,空腹血糖≤7.0mmol/L,2 小时血糖≤10.0mmol/L,不用任何药物治疗,即可视为 2 型糖尿病已缓解。

手术治疗肥胖症伴 2 型糖尿病有一定的短期和长期风险,应严格掌握手术适应证并应在与手术相关的技术基础较好并能够长期评估和随访术后患者的医疗单位开展手术。由于手术治疗糖尿病是近年来新开展的治疗方式,因此对于此类患者的远期疗效和风险尚不十分清楚。

(四) 活动

运动治疗的原则是适量、经常性和个体化。以保持健康为目的的体力活动为每日至少 30 分钟中等强度的活动,如慢跑、快走、骑自行车、游泳等。但是,运动的项目和运动量要个体化。应将体力活动融入日常的生活中,如尽量少用汽车代步和乘电梯等。运动的强度可根据运动 1 小时后的心率与预期最大心率间的关系(有自主神经病变者不适用)来估计(表2-2)。

表 2-2 运动强度和心率

强度	最大心率(%)*	强度	最大心率(%)*
非常轻	<35	强	78~89
轻	35~54	非常强	>90
中等	55~69	最强	100

注:*最大心率=220-年龄。

运动治疗在糖尿病的管理中占有重要地位,是糖尿病的基础治疗之一。坚持长期体育运动可以减轻体重、改善胰岛素抵抗。因此,运动治疗应成为所有糖尿病患者糖尿病管理方案中的一个必不可少的组成部分。目前尚无临床证据显示糖尿病运动治疗有何害处。但需注意对于2型糖尿病患者已进行药物治疗,需谨防运动过量导致的低血糖发生。

(五)饮食

糖尿病患者膳食总热量的20%~30%应来自脂肪和油料,其中少于1/3的热量来自于饱和脂肪,单不饱和脂肪酸和多不饱和脂肪酸之间要达到平衡。碳水化合物所提供的热量应占总热量的55%~65%,应鼓励患者多摄入复合碳水化合物及富含可溶性食物纤维素的碳水化合物和富含纤维的蔬菜。对碳水化合物总热量的控制比控制种类更重要。蛋白质不多于总热量的15%。有微量白蛋白尿的患者,蛋白质的摄入量应限制在低于0.8~1.0g/kg。有显性蛋白尿的患者,蛋白质的摄入量应限制在低于0.8g/kg。

糖尿病患者应限制饮酒,特别是肥胖、高血压和(或)高三酰甘油血症的患者。乙醇可引起应用促胰岛素分泌剂或胰岛素治疗的患者出现低血糖。为防止酒精引起的低血糖,饮酒的同时应摄入适量的碳水化合物。糖尿病患者可用无热量非营养性甜味剂。食盐限量在6g/d以内,尤其是高血压患者。妊娠的糖尿病患者应注意叶酸的补充以防止新生儿缺陷。钙的摄入量应保证1000~1500mg/d,以减少发生骨质疏松的危险。

饮食治疗是糖尿病的基础治疗,通过控制饮食可以改善患者的超重状态,从而纠正已发生的代谢紊乱,减轻胰岛B细胞的负担。长期保证食物的合理搭配及主食量定量有利于血糖的良好控制。目前还未有证据显示饮食治疗会对糖尿病患者带来坏处。但需注意对于2型糖尿病患者已进行药物治疗,需谨防进食量过少导致的低血糖发生。

三、药物治疗

(一)药物治疗原则

降血糖药物包括口服降血糖药、胰岛素、胰岛素类似物和胰高血糖素样肽-1(GLP-1)受体激动剂。目前批准使用的口服降血糖药包括促胰岛素分泌剂(磺脲类、格列奈类、DPP-4抑制剂)和非促胰岛素分泌剂(α-糖苷酶抑制剂、双胍类药物、噻唑烷二酮类)。磺脲类药物、格列奈类药物直接刺激胰岛素分泌;DPP-4抑制剂通过减少体内GLP-1的分解而增加GLP-1的浓度,从而促进胰岛素的分泌;噻唑烷二酮类药物可改善胰岛素抵抗;双胍类药物主要减少肝脏葡萄糖的输出和改善外周胰岛素抵抗;α-糖苷酶抑制剂主要延缓碳水化合物在肠道内的吸收。上述药物降糖的机制各不相同。需根据患者具体病情,选用合适药物。

(二)糖尿病并发症治疗

已诊断糖尿病患者预防的重点主要是慢性并发症。防治糖尿病并发症的关键是尽早和尽可能地控制好患者的血糖、血压、纠正血脂紊乱和肥胖、戒烟等导致并发症的危险因素。对2型糖尿病患者定期进行糖尿病并发症及相关疾病的筛查,了解患者有无糖尿病并发症及有关的疾病或代谢紊乱,如高血压、血脂紊乱或心脑血管疾病等,以加强相关的治疗措施,全面达到治疗的目标。

1. 糖尿病酮症酸中毒 是糖尿病患者最常见的急性并发症,主要发生在1型糖尿病患者,在感染等应激情况下2型糖尿病患者也可发生。发生酮症酸中毒的原因是体内胰岛素极度缺乏,组织不能有效利用葡萄糖导致血糖显著升高。此时脂肪分解产生高酮血症和酮尿症伴代谢性酸中毒及明显的脱水,严重者出现不同程度的意识障碍直至昏迷,若不及时救治将导致死亡。治疗方法如下所示。

(1)监测:每 2 小时测血糖 1 次,测定尿糖和血、尿酮体,注意电解质和血气变化并做肝肾功能、心电图等检查,以便及时调整治疗方案。

(2)胰岛素:生理盐水加小剂量普通胰岛素静脉滴注,常用量为每小时 0.1U/kg,一般为 4~6U/h,如血糖下降幅度小于治疗前血糖水平的 30%,胰岛素剂量可适当增加。

(3)补液:立即补充生理盐水,先快后慢,当血糖下降到 13.9mmol/L(250mg/dl)时改用 5% 葡萄糖加胰岛素继续输注,同时相应地调整胰岛素剂量。

(4)补钾:患者常伴失钾,经补液已排尿时就应开始静脉补钾,24 小时补氯化钾总量为 6~10g。如患者有肾功能不全、血钾过高(≥6.0mmol/L)或无尿时则暂缓补钾。

(5)补碱:一般不需补碱性药物,胰岛素治疗后酮体的产生即被控制,酸中毒可纠正。但是当动脉血 pH≤7.0 时可用小剂量碳酸氢钠,补碱后监测动脉血气。

(6)其他:积极对伴发病及诱因进行治疗,消除诱因。

2 型糖尿病一般情况下不易发生酮症,但在合并一些急性危重疾病,如感染、大手术及外伤等应激情况时可能发生酮症酸中毒,此时要密切监测血糖、尿糖、尿酮体,血糖明显增高和出现应激情况时要使用胰岛素治疗。

2. 高血糖高渗状态 是糖尿病的严重急性并发症,大多发生在老年 2 型糖尿病,主要原因是在体内胰岛素相对不足的情况下,出现了引起血糖急剧升高的因素,同时伴有严重失水,导致血糖显著升高。本综合征常伴有神经系统功能损害症状,严重者昏迷,病情严重,死亡率高。治疗方法如下所示。

(1)监测:监测血糖、电解质以及其他检查。伴有心功能不全者监测中心静脉压,以指导输液速度和补液量。

(2)补液:立即补液纠正脱水状态,血压偏低,血钠≤150mmol/L 者用生理盐水,血钠≥150mmol/L 且无低血压者可补 0.45% 氯化钠溶液。补液速度先快后慢,血糖下降到 13.9mmol/L(250mg/dl)时可改为 5% 葡萄糖液加胰岛素。补液总量一般按体重的 10%~12% 计算。

(3)胰岛素:胰岛素的剂量和用法与糖尿病酮症酸中毒相似。血糖不宜降得过低。

(4)其他:补钾方法同酮症酸中毒。去除诱因,防治感染,防治其他并发症。

3. 糖尿病乳酸性酸中毒 本病主要是体内无氧酵解的糖代谢产物——乳酸大量堆积,导致高乳酸血症,进一步发展出现血 pH 降低,即为乳酸性酸中毒。糖尿病合并乳酸性酸中毒的发生率不高,但病死率很高。大多发生在伴有肝肾功能不全,或伴有慢性心肺功能不全等缺氧性疾病患者,尤其见于同时服用苯乙双胍者。治疗方法如下所示。

(1)监测:血糖、电解质、血气和血乳酸浓度。

(2)补液:补充生理盐水,血糖无明显升高者可补充葡萄糖液,并可补充新鲜血液,改善循环。

(3)补碱:尽早大量补充 $NaHCO_3$,每 2 小时监测动脉血 pH,当 pH 上升至 7.2 时暂停补碱并观察病情,否则有可能出现反跳性代谢性碱中毒。

(4)其他:注意补钾和纠正其他电解质紊乱。疗效不明显者可做血液透析以清除乳酸和苯乙双胍。

长期使用双胍类药物者要定期检查肝肾功能、心肺功能,如有不适宜用双胍类药物的情况时应及时停用。

4. 糖尿病低血糖症 临床常见的糖尿病低血糖有以下两类。反应性低血糖:少数2型糖尿病患者在患病初期由于餐后胰岛素分泌高峰延迟,可出现反应性低血糖,大多发生在餐后4~5小时,尤以单纯进食碳水化合物时为主。药物性低血糖:糖尿病患者最常见的低血糖症与药物治疗不当有关。胰岛素治疗中低血糖症常见。口服降血糖药物中磺脲类药物主要刺激胰岛素分泌,故各种磺脲类药物用法不当时均可导致低血糖症。

实验室检查:血糖≤3.9mmol/L(≤70mg/dl)。

治疗方法如下所示。

(1)补充葡萄糖:立即给予葡萄糖,轻者口服,重者静脉注射。如无葡萄糖,可予口服甜果汁、糖水,要观察到患者意识恢复。

(2)胰高血糖素皮下、肌内或静脉注射:由于其作用时间较短,且会再次出现低血糖,因此在注射后仍要补充葡萄糖或进食。

(3)长效磺脲类药物(如格列本脲、氯磺丙脲等):由于药物在体内半衰期较长,因此导致的低血糖症往往持久,患者意识恢复后停用输注葡萄糖有可能再次陷入昏迷,需连续观察3天,以保证患者完全脱离危险期。

5. 糖尿病肾病 是导致肾衰竭的常见原因。糖尿病肾病可参考如下标准进行诊断:糖尿病病史(常在6~10年以上),出现持续性微量蛋白尿(UAER达20~200μg/min或30~300mg/d),即应拟诊"早期糖尿病肾病";如果病史更长,尿蛋白阳性,甚至出现大量蛋白尿及肾病综合征,即应考虑"临床糖尿病肾病"诊断。不过,确诊糖尿病肾病前必须除外其他肾脏疾病,必要时须做肾穿刺病理检查。

糖尿病肾病的治疗应采取综合治疗措施。首先需改变生活方式,实施糖尿病肾病饮食。控制血糖、血压。肾功能不全患者应优先考虑胰岛素治疗和从肾脏排泄较少的降血糖药。控制蛋白尿是延缓糖尿病肾病的重要目标。糖尿病患者从出现微量白蛋白尿起,无论有无高血压均应服用ACEI或ARB,因为此类药不仅能降低高血压,而且还能减少尿白蛋白及延缓肾损害进展。糖尿病肾病合并血脂紊乱的治疗参见"2型糖尿病的血脂紊乱"。若糖尿病肾病进展到肾衰竭期,则需进行透析或肾移植治疗。一般GFR降至15~20ml/min或血清肌酐水平超过5mg/dl时应积极准备透析治疗,透析方式包括腹膜透析和血液透析。有条件的糖尿病患者可行肾移植或胰-肾联合移植。

具体用药时需注意:尽量选用长效、双通道(肾及肾外)排泄药物;服药需从小量开始,无副作用时逐渐加量,为有效减少尿白蛋白及延缓肾损害进展常需较大药量(比降血压剂量大),服药时间要久(常需数年);要密切观察副作用如咳嗽、高血钾及血清肌酐迅速增高(高于服药前30%~5%,常出现于肾缺血时)等,必要时停药。但是高血钾被纠正,肾缺血被解除且肌酐回复原有水平后,仍可重新用药;双侧肾动脉狭窄、妊娠及血清肌酐>265μmol/L(3mg/dl)的患者不宜用此类药物。

6. 糖尿病视网膜病变 依据眼底改变分为非增殖型(背景型)、增殖型和糖尿病性黄斑水肿。非增殖型糖尿病视网膜病变是早期改变,又分为轻度、中度和重度;增殖型改变是一种进展型改变;黄斑水肿可以与上述两型同时存在。糖尿病视网膜病变早期患者常无症状,单眼患病时常常不易察觉,因此糖尿病诊断确立后应在眼科定期随诊。无视网膜病变随诊间隔时间可定为一年,出现视网膜病变要缩短随诊间隔。糖尿病视网膜病变的治疗目标是最大限度地降低糖尿病视网膜病变导致的失明和视力损伤。

糖尿病视网膜病变的光凝治疗主要是治疗增殖型糖尿病视网膜病变和临床有意义的

黄斑水肿。研究表明对严重非增殖型糖尿病视网膜病变和增殖型糖尿病视网膜病变行全视网膜光凝,对比相同病情不做光凝的患者,5年内发生视力严重下降(0.025)的患者可以减少50%以上。目前尚未证实有确切的治疗糖尿病视网膜病变的药物。药物治疗主要应围绕糖尿病的综合治疗。

7. 糖尿病神经病变 主要分为糖尿病周围神经病变和糖尿病自主神经病变。糖尿病诊断后的10年内常有明显的临床糖尿病神经病变的发生,其发生率与病程相关。有60%~90%的患者通过神经功能详细检查,均有不同程度的神经病变,其中30%~40%的人无症状。在吸烟人群中≥40岁及血糖控制差的糖尿病患者中糖尿病神经病变的发病率更高。高血糖导致神经病变的机制复杂,但良好的血糖控制可以延缓本病的发生与进展。

糖尿病神经病变治疗目标为缓解症状及预防神经病变的进展与恶化。

病因治疗纠正高血压、高血糖、血脂紊乱及其他治疗:积极控制高血糖,使用血管紧张素转换酶抑制剂、钙通道阻滞药等降血压药,根据情况使用调血脂药、阿司匹林、抗氧化剂(维生素E、维生素C)等综合治疗均有益于纠正糖尿病神经病变的多种病理生理异常。已有严重神经病变的糖尿病患者应采用胰岛素治疗。

对症治疗对于神经病变可采取营养神经、改善神经微循环等对症治疗。对疼痛可采用传统抗惊厥药(如卡马西平等)缓解疼痛。出现直立性低血压患者:睡觉抬高床头,缓慢地变换姿势。下肢用弹力绷带加压包扎或穿弹力袜增加外周阻力以提高血压,严重者可口服泼尼松5 mg/d,并禁用外周血管扩张剂,降压药剂量调整以立位血压为准。出现肠道症状:口服甲氧氯普胺、多潘立酮、莫沙必利或中药;腹泻:口服甲硝唑及抗生素;便失禁:阿托品地芬诺酯止泻。尿潴留:可用甲基卡巴胆碱,α受体阻滞剂;有严重尿潴留的患者可通过外科手术膀胱造瘘。

8. 糖尿病足溃疡与坏疽 是糖尿病患者致残致死的重要原因,是许多国家非外伤截肢的首位原因。糖尿病足溃疡和坏疽的原因主要是在神经病变和血管病变的基础上合并感染。糖尿病足病变是可防可治的。保守治疗如获得成功,可以大大减少医疗费用,瑞典的资料表明可节省80%的截肢费用。处理糖尿病足的目标是预防足溃疡的发生和避免截肢。加强对有危险因素的足的预防性保护,可以避免截肢。

糖尿病足溃疡与坏疽首先应对基础病治疗,尽量使血糖、血压正常。

神经性足溃疡治疗处理的关键是通过特殊的改变压力的矫形鞋子或足的矫形器来改变患者足的局部压力。根据溃疡的深度、面积大小、渗出多少及是否合并感染来决定溃疡的换药次数和局部用药。采用一些生物制剂或生长因子类药物治疗难以治愈的足溃疡,适当的治疗可以使90%的神经性溃疡愈合。足溃疡愈合后,患者仍处于再发生溃疡的危险中。应加强教育,教会患者如何保护足,学会选择适合自己的鞋袜,定期看专科医师等。

缺血性病变的处理对于血管阻塞不是非常严重或没有手术指征者,可以采取内科保守治疗,静脉滴注扩血管和改善血液循环的药物。如果患者有严重的周围血管病变,应尽可能行血管重建手术,如血管置换、血管成行或血管旁路术。坏疽患者在休息时有疼痛及广泛的病变不能手术改善者,才考虑截肢。

感染的治疗尽可能在控制血糖达到或接近正常的基础上,加强消炎治疗。

(三) 2型糖尿病及其并发症治疗处方举例

方案1 阿卡波糖片50mg,口服,3次/日+盐酸二甲双胍片0.25~0.5g,口服,3次/日。

适用范围：对于初发糖尿病，空腹血糖升高不明显，仅餐后血糖升高明显，进餐以碳水化合物为主的 2 型糖尿病患者，并且存在肥胖、胰岛素抵抗。

注意事项：注意药物的副作用。

疗程：无药物禁忌者可长期服用。

评价：为初发糖尿病的首选治疗方案之一。根据系统综述和随机对照试验已确定与安慰剂比较二甲双胍可使 HbAlc 降低 1%～2%。对于超重及肥胖患者可带来降低体重的特殊益处。目前证据显示乳酸酸中毒的事件罕有发生。阿卡波糖是目前糖尿病治疗中应用最为广泛的一种药物。由于它能降低餐后血糖并轻度改善空腹血糖，低血糖症状发生较少。主要作用于胃肠道，多以原形从粪便排出，安全性较高，因此适应使用人群较为广泛。

方案 2 格列吡嗪片 2.5～5mg，口服，3 次/日+盐酸二甲双胍 0.25～0.5g，口服，3 次/日。或格列本脲片 1～2mg，口服，1 次/日+盐酸二甲双胍片 0.25～0.5g，口服，3 次/日。

适用范围：适用于血糖中度升高患者。单纯服用非胰岛素促泌剂，血糖仍不能达标患者，可选用此方案。

注意事项：注意磺脲类药物均需在餐前半小时服用。磺脲类药物的起始剂量均应从较小剂量开始，以防患者发生低血糖的危险。

疗程：无药物禁忌及口服降血糖药物继发性失效前可长期服用。

评价：磺脲类药物是有效控制血糖的治疗手段，与二甲双胍的联合使用可以进一步降低 HbAlc 并改善患者的代谢状况。新型磺脲类药物（格列本脲和格列吡嗪）比传统长效磺脲类药物低血糖发生少。但肝肾功能损害是它们的相对禁忌证。对于老年患者的使用，仍需注意低血糖发生的风险。

方案 3 那格列奈片 120mg，口服，3 次/日+盐酸二甲双胍片 0.25～0.5g，口服，3 次/日。

适用范围：对于老年患者，无肝肾功能损害，或生活进餐不规律者。优点在于低血糖发生危险小，安全性高。

注意事项：肝肾功能严重损害者慎用，格列奈类药物是进餐时服用。

疗程：无药物禁忌及口服降血糖药物继发性失效前可长期服用。

评价：由于格列奈类药物是进餐时服用，不进餐时不服用，因此，被称为"餐时血糖调节剂"。与二甲双胍的合用可以在改善患者胰岛素抵抗的同时良好地控制血糖。安全性研究显示尚未发现严重低血糖及肝脏损害。

方案 4 瑞格列奈片 0.5～2mg，口服，3 次/日+甘精胰岛素注射液 10U，皮下注射，睡前。或阿卡波糖片 50mg，口服，3 次/日+精蛋白生物合成人胰岛素 N 注射液 6U，皮下注射，睡前。或格列齐特片 40～80mg，餐前口服，3 次/日+地特胰岛素注射液 10U，皮下注射，睡前。

适用范围：若糖尿病患者在服用一种或两种口服降血糖药效果不佳，血糖仍升高明显，可在睡前加用中效或长效胰岛素。

注意事项：有药物禁忌的患者慎用此药。

疗程：无药物禁忌及口服降血糖药物继发性失效前可长期服用。

评价：中效或长效胰岛素是口服药物失效时实施口服药和胰岛素联合治疗的首选用药。这样通过中效胰岛素控制夜间血糖或长效胰岛素 24 小时的平稳降糖特点可全面控制血糖达标。并且由于长效胰岛素无峰值,可减少低血糖发生的危险。

方案5 生物合成人胰岛素R注射液4U,皮下注射,三餐前20~30分钟+精蛋白生物合成人胰岛素N注射液4U,皮下注射,睡前。或门冬胰岛素注射液4U,皮下注射,三餐前+精蛋白生物合成人胰岛素N注射液4U,皮下注射,睡前。或门冬胰岛素注射液4U,皮下注射,三餐前+甘精胰岛素注射液10U,皮下注射,睡前。或生物合成人胰岛素R注射液4U,皮下注射,三餐前20~30分钟+地特胰岛素注射液10U,皮下注射,睡前。

适用范围:对于初发2型糖尿病患者需强化治疗,或口服药物存在继发失效,已无法有效控制血糖,或存在中重度肝肾功能损害等可采用4次/日胰岛素治疗。胰岛素治疗可采用多种形式短效(或超短效)与中效(长效)胰岛素搭配使用。

注意事项:胰岛素治疗一般从小剂量开始,初始量0.2U/(kg·d),3天后根据血糖每次调整剂量增减2~4U。需提醒患者低血糖发生的危险。

疗程:无禁忌证者可长期使用。

评价:英国糖尿病前瞻性研究揭示了2型糖尿病随病程延长血糖逐渐失去控制而病情进行性发展和控制血糖对减少糖尿病长期并发症方面的益处。当最大量口服药失效后,大多数患者采用了胰岛素治疗。胰岛素治疗可以改善血糖的控制,但这是以增加低血糖发生和体重增加为代价的。因此在确定治疗剂量时需遵循个体化原则,从小剂量开始逐渐加量。

方案6 精蛋白生物合成人胰岛素预混30R注射液6U,皮下注射,早餐前30分钟。或精蛋白生物合成人胰岛素预混30R注射液4U,皮下注射,晚餐前30分钟。

适用范围:在饮食、运动和口服降血糖药治疗的基础上,HbA1c较高的2型糖尿病患者,可以直接使用预混胰岛素作为胰岛素的起始治疗,并停用口服降血糖药。

注意事项:注意胰岛素注射所带来的低血糖风险及长期皮下注射胰岛素所带来的体重增加。根据短效与中效胰岛素预混比例不同,市场上有精蛋白生物合成人胰岛素预混30注射液、精蛋白生物合成人胰岛素预混50注射液、门冬胰岛素30R注射液等。可根据患者血糖特点选用不同种类的胰岛素。胰岛素使用一般从小剂量开始。通常预混30R胰岛素早餐前使用总剂量的2/3,晚餐前使用总剂量的1/3。

疗程:无禁忌者可长期使用。

评价:此种治疗方式是糖尿病患者胰岛素治疗中最为常见的方案之一。与4次/日胰岛素治疗相比患者的接受程度较高,依从性较好。

四、疗效评价及随访

(一)治愈标准

目前此病尚不能根治。

(二)好转标准

2型糖尿病的控制目标见表2-3。

表 2-3 2 型糖尿病的控制目标

检测指标	目标值
血糖(mmol/L)空腹	39~7.2
血糖(mmol/L)非空腹	≤10.0
HbAlc(%)	<7.0
血压(mmHg)	<130/80
HDL-C(mmol/L)男性	>1.0
HDL-C(mmol/L)女性	>1.3
三酰甘油(mmol/L)	<1.7
LDL-C(mmol/L)未合并冠心病	<2.6
LDL-C(mmol/L)合并冠心病	<2.07
体重指数(kg/m^2)	<24
尿白蛋白/肌酐比值(mg/mmol)	
男性	<2.5(22mg/g)
女性	<3.5(32mg/g)
尿白蛋白排泄率	<20μg/min(30mg/24h)
主动有氧活动(分钟/周)	≥150

(三) 随访和观察

预防是糖尿病控制的第一环节,包括在一般人群中宣传糖尿病的防治知识,如宣传糖尿病的定义、症状、体征、常见的并发症及危险因素,提倡健康的行为,如合理饮食、适量运动、戒烟限酒、心理平衡;在重点人群中开展糖尿病筛查,一旦发现有糖耐量受损(IGT)或空腹血糖受损(IFG),应及早实行干预,以降低糖尿病的发病率。

1. 病情监测　糖尿病患者应根据表 2-3 中所列出的相关控制指标,定期进行监测。

2. 预防糖尿病病情加重的措施

(1) 糖尿病教育,特别是糖尿病危险因素的控制,如肥胖、活动少、不适当的营养及生活方式等。

(2) 加强筛查,尽早检出糖尿病。可采用以下方法:利用分期分批进行特殊人群体检,如干部体检、单位集中体检;利用其他个别的体检方式,如司机体检、婚前体检、出国前体检;通过各级医院门诊检查;加强对非内分泌专科医师的培训,使之能尽早发现糖尿病;对于一些因大血管病变、高血脂、肥胖及其他与糖尿病有关的疾病住院者,进行常规筛查。

筛查的方法可采用空腹血糖(FPG)或口服 75 g 葡萄糖负荷后 2 小时血糖(2hPG),结果判断详见"糖尿病的诊断及分型"部分。

3. 并发症　糖尿病并发症包括有急性和慢性并发症。对急性并发症患者要关注引起急性起病的诱因,重点随访血糖的控制,确保血糖在适合范围之内。对于慢性并发症糖尿病患者的随访和观察更强调综合性的管理。不但要良好控制血糖,还要关注血压、血脂、体重和生活方式改变,以及相应并发症疾病进展的情况,延缓并发症的进一步发展。

(四) 预后

包括糖代谢在内的多种代谢指标控制良好情况下患者的预后良好。多种代谢指标控制不良导致的大血管病变和急性并发症常是患者致死的原因,血糖控制不良导致的微血管病变常是患者致死致残的重要原因。

第三节 2型糖尿病的血脂异常

一、概 述

2型糖尿病发生心血管并发症的危险明显增加,美国国家胆固醇教育计划(NCEP)成人治疗组第三次报告(ATP Ⅲ)将糖尿病看作为冠心病等危症,即糖尿病患者在10年内发生冠心病的绝对危险性高,即10年内发生冠心病事件的百分比≥20%。导致糖尿病患者冠心病危险性高的原因是多方面的,包括高血糖、高血压、血脂异常、吸烟、高凝状态和炎症因子的参与等。因此,对糖尿病除积极控制血糖和血压外,还应重视对包括血脂异常在内的其他冠心病危险因素进行控制。

二、治 疗

(一)一般治疗

2型糖尿病血脂异常的管理包括饮食调节、运动、减轻体重、控制血糖和使用降脂药物等。

伴有高血压的2型糖尿病患者需同时严格控制糖尿病和(或)高血压。对2型糖尿病,理想的血糖控制可降低TG,HDL-C水平没有变化或轻度升高,LDL-C水平可有轻度的降低。但需注意噻嗪类利尿药可能增高血胆固醇和LDL-C或三酰甘油,β受体阻滞剂可能增高血三酰甘油和降低HDL-C。钙通道阻滞药和血管紧张素转换酶抑制剂对血脂影响少。

(二)外科治疗

外科手术治疗包括部分小肠切除和肝移植等,现已基本不用。

(三)活动

具有充沛体力活动的生活方式可加强心血管系统的功能和体能,改善胰岛素的敏感性、改善血压和血脂。运动治疗应成为所有糖尿病患者糖尿病管理方案中的一个必不可少的组成部分。所有患者均应在制订运动计划之前进行医学检查。

1. 运动治疗的原则 运动治疗的原则是适量、经常性和个体化。运动计划的制订要在医务人员的指导下进行。以保持健康为目的的体力活动为每日至少30分钟中等强度的活动,如慢跑、快走、骑自行车、游泳等。但是,运动项目要和患者的年龄、健康状况、社会、经济、文化背景相适应,即运动的项目和运动量要个体化。应将体力活动融入日常的生活中,如尽量少用汽车代步和乘电梯等。运动的强度可根据运动1小时后的心率与预期最大心率间的关系(有自主神经病变者不适用)来估计(见表2-2)。

2. 运动治疗的安全性 运动治疗不应只强调运动的益处,还要注意和避免运动可能引起的危险,如运动有导致冠心病患者发生心绞痛、心肌梗死或心律失常的危险性;有增殖性视网膜病变的患者有发生玻璃体积血的可能性;有神经病变的患者有发生下肢(特别是足部)外伤的危险性。所有糖尿病患者在运动之前应做相应的检查。

(1)运动与血糖变化:所有接受胰岛素和促胰岛素分泌剂治疗的糖尿病患者均应了解

运动对血糖的急性影响。除非在非常高的血糖水平(如>15mmol/L)的情况下,低中等强度的运动可在运动中和运动后降低血糖的水平,增加发生低血糖的危险性。因此,应注意根据运动前后血糖的变化调整胰岛素和促胰岛素分泌剂的剂量,和在运动前和运动中增加碳水化合物的摄入量。相反,高强度的运动可在运动中和运动后的一段时间内增高血糖的水平并有可能造成持续性的高血糖,在1型糖尿病患者或运动前血糖已明显增高的患者,高强度的运动还可诱发酮症或酮症酸中毒,因此,应在血糖得到良好控制后进行运动。运动前,应避免在运动中要使用的肢体注射胰岛素。使用促胰岛素分泌剂和注射胰岛素的患者应避免在空腹时运动,运动的时间应在餐后一小时开始。乙醇可加重运动后发生低血糖的危险性。

(2)运动与糖尿病的并发症:血管疾病有如下表现者,中高等强度的运动有加重潜在心血管疾病的危险性。应在运动前对患者的心血管疾病进行评估。年龄>35岁;2型糖尿病病程>10年;1型糖尿病病程>15年;其他的心血管疾病的危险因素;有微血管病变:增殖型视网膜病变、肾病(包括微量白蛋白尿);外周血管病变;自主神经病变。

1)外周血管疾病:根据病情不同,可从事轻中等强度的运动。

2)视网膜病变:有增殖型视网膜病变的患者不适合从事无氧运动、阻力运动、跳跃运动和包含憋气动作的运动。

3)肾病:可从事低中等强度的运动。神经病变:有保护性感觉丧失的患者应避免负重运动和需要足部反复活动的运动项目,如跑步机、长距离行走、慢跑、踏楼梯运动;可进行游泳、骑车、划船、坐在椅子上的运动、上肢运动和其他非负重运动。应注意运动时所穿鞋子的舒适性,在运动前后常规检查足部。

(四) 饮食

饮食治疗是所有糖尿病治疗的基础,是糖尿病自然病程中任何阶段预防和控制糖尿病必不可少的措施,不良的饮食习惯还可导致相关的心血管危险因素如高血压、血脂异常和肥胖。

对以代谢综合征为主要表现的肥胖、高TG和HDL-C过低的2型糖尿病患者,主要通过控制体重(控制总热卡和增加运动)和适当控制碳水化合物(碳水化合物占总热卡的50%)。过高的碳水化合物(>总热卡的60%)常伴有HDL-C降低和TG升高。鼓励患者通过营养师得到具体饮食指导,要戒烟和减少饮酒,改变不良的生活方式。

如患者的低密度脂蛋白胆固醇水平≥100mg/dl(2.6mmol/L),应使饱和脂肪酸的摄入量少于总热量的10%,食物中的胆固醇含量应减少至<200mg/d。

三、药 物 治 疗

(一) 药物治疗原则

(1)治疗血脂紊乱的根本目的是减少心脑血管事件的发生率、死亡率和总死亡率。

(2)应根据是否已有冠心病或冠心病等危症及有无心血管危险因素,结合血脂水平,进行全面评价,以决定治疗措施及血脂的目标水平。

(3)无论是否进行药物调脂治疗都必须坚持控制饮食和改善生活方式。

(4)根据血脂异常的类型及其治疗需要达到的目标选择合适的调脂药物。

(5)需要定期地进行调脂疗效和药物不良反应的监测。

(6) 将降低 LDL-C 作为首要目标。

血清 TG 的理想水平是<1.7mmol/L,HDL-C≥1.04mmol/L。对于特殊的血脂异常类型,如轻中度 TG 水平升高(2.26~5.63mmol/L),LDL-C 水平达标仍为主要目标,非 HDL-C 达标为次要目标,即非 HDL-C=总胆固醇-HDL.C,其目标值为 LDL-C 目标值+0.78mmol/L(30mg/dl);而重度高三酰甘油血症[>5.65mmol/(500mg/dl)],为防止急性胰腺炎的发生,首先应积极降低 TG 水平。

(二) 药物选择

1. 选择药物

(1) 他汀类:国内已上市的有辛伐他汀、洛伐他汀、普伐他汀、氟伐他汀、阿托伐他汀和瑞舒伐他汀。

(2) 贝特类:非诺贝特、苯扎贝特、吉非贝齐。

(3) 烟酸类:烟酸有速释剂和缓释剂两种剂型。

(4) 胆酸螯合剂:常用的胆酸螯合剂有考来烯胺、考来替泊。

(5) 胆固醇吸收抑制剂:依折麦布。

(6) 其他:普罗布考和 ω-3 脂肪酸。

2. 调脂药物的联合应用 为了提高血脂达标率,同时降低不良反应的发生率,不同类别调脂药的联合应用是一条合理的途径。由于他汀类作用肯定、副作用少、可降低总死亡率及有降脂作用外的多效性作用,联合降脂方案多由他汀类药物与另一种降脂药组成。

(1) 他汀类与依折麦布联合应用:已有较多的临床试验观察了依折麦布与他汀类药物联合应用的降脂效果和安全性。10mg/d 依折麦布与 10mg/d 阿托伐他汀或辛伐他汀联合应用降低 LDL-C 的作用与 80mg/d 阿托伐他汀或辛伐他汀相当,使降脂达标率由单用他汀的 19% 提高到合用的 72%。依折麦布与其他他汀合用也有同样效果。合用并不增加不良反应。因此,依折麦布与低剂量他汀联合治疗使降脂疗效大大提高,达到高剂量他汀类的效果,但无大剂量他汀发生不良反应的风险。因此,在大剂量使用他汀类仍不能达标时,加用依折麦布也不失为当前的最佳选择。依折麦布副作用小,联合使用他汀类和依折麦布治疗的患者耐受性好。联合治疗不增加肝脏毒性、肌病和横纹肌溶解的发生。

(2) 他汀类与贝特类联合应用:此种联合治疗适用于混合型高脂血症患者,目的为使 TC、LDL-C 和 TG 的水平明显降低,HDL-C 的水平明显升高。此种联合用药适用于治疗致动脉粥样硬化血脂异常,尤其在糖尿病和代谢综合征时伴有的血脂异常。联合治疗可明显改善血脂谱。由于他汀类和贝特类药物均有潜在损伤肝功能的可能,并有发生肌炎和肌病的危险,合用时发生不良反应的机会增多,他汀类和贝特类药物联合用药的安全性应高度重视。因此,开始合用时宜都用小剂量,采取晨服贝特,晚服他汀类,避免血药浓度的显著升高。密切监测肝酶和肌酶,如无不良反应,可逐步增加剂量。在老年、女性、肝肾疾病、甲状腺功能减退的患者,慎用他汀类和贝特类联合治疗,并尽量避免与大环内酯类抗生素、抗真菌药物、环孢素、HIV 蛋白酶抑制剂、地尔硫䓬、胺碘酮等药物合用。贝特类药中,吉非贝齐与他汀类合用发生肌病的危险性相对较多,但其他贝特类如非诺贝特与他汀类合用时,发生肌病的危险性较少。

(3) 他汀类与烟酸类联合应用:在常规他汀治疗的基础上加用小剂量烟酸是一种合理的联合治疗方法,其结果表明联合治疗可显著升高 HDL-C,而不发生严重的不良反应。高密度脂蛋白动脉粥样硬化治疗研究(HATS)发现烟酸与他汀类联合治疗可进一步降低心血管死亡、非致死性心肌梗死、血管重建术的比例。缓释型烟酸与洛伐他汀复方制剂的临床观察证实其疗效确切、安全,更利于血脂全面达标。

联合使用他汀类和烟酸缓释剂的患者中仍有6%因潮红难以耐受而停药。目前的研究并未发现他汀类和烟酸缓释剂联用增加肌病和肝脏毒性的发生,但由于烟酸增加他汀的生物利用度,可能有增加肌病的危险,同样需要监测肝酶和CK,指导患者注意肌病症状,一旦发现征兆,及时就诊。联合治疗较单用他汀治疗有升高血糖的危险,但缓释制剂使这一问题大为减轻,糖尿病也并非是这种合用的禁忌证。在联合使用他汀类和烟酸时,应加强血糖监测。

(4)他汀类与胆酸螯合剂联合应用:两药合用有协同降低血清LDL-C水平的作用。他汀类与胆酸螯合剂联用可增加各自的降脂作用,并且研究还表明两者联用可延缓动脉粥样硬化的发生和发展进程,可减少冠心病事件的发生。他汀类与胆酸螯合剂合用并不增加其各自的副作用,且可因减少用药剂量而降低发生不良反应的风险。由于胆酸螯合剂具体服用的一些不便,此种联合方案仅用于其他治疗无效或不能耐受者。

(5)他汀类与ω-3脂肪酸联合应用:他汀与鱼油制剂ω-3脂肪酸合用可用于治疗混合型高脂血症。临床观察辛伐他汀(20mg/d)联合应用ω-3脂肪酸可进一步降低TG、TC和ApoE。他汀同ω-3脂肪酸制剂合用是临床治疗混合型高脂血症有效而安全的选择。他汀类与鱼油制剂联合应用并不会增加各自的不良反应。由于服用较大剂量的ω-3多不饱和脂肪酸有增加出血的危险,并在糖尿病和肥胖患者增加热卡的摄入而不利于长期应用。

(三) 2型糖尿病血脂异常的预防与治疗

2型糖尿病血脂异常的患者应坚持包括饮食、运动等非调脂药物治疗在内的长期治疗,否则极易复发。防止复发要经常监测血脂水平。如先开始饮食、运动等非调脂药物治疗,在3个月后复查血脂水平,达到目标后继续治疗,可每6~12个月复查一次;如开始药物治疗,一般首次随访在用药后6~8周,如果能达到治疗目标,可改为每4~6个月复查一次或更长(每年一次)。如开始治疗后未达目标,可能需要增加剂量、联合用药或换药,仍每6~8周随访一次,直到达到目标后减至每4~6个月复查一次或更长。

(四) 2型糖尿病血脂异常治疗处方举例

方案1 辛伐他汀片10~40mg,口服,每晚1次。

适用范围:适用于原发性高胆固醇血症、杂合子家族性高胆固醇血症或混合性高胆固醇血症的患者,特别当饮食控制及其他非药物治疗不理想时;同时也适用于冠心病患者。

注意事项:患者接受辛伐他汀治疗以前应接受标准胆固醇饮食并在治疗过程中继续使用。①肝脏反应:本药应慎用于大量饮酒和(或)有肝病历史的患者。有活动性肝病或无法解释的氨基转移酶升高者应禁用辛伐他汀。②肌肉反应:应用辛伐他汀治疗的患者普遍有肌酸激酶(CK,来自骨骼肌)轻微的一过性升高,但这些并无任何临床意义。若发现CK显著上升或诊断或怀疑肌痛,应立即停止辛伐他汀的治疗。③高三酰甘油血症:辛伐他汀只有中等程度降低三酰甘油的效果,而不适合治疗以三酰甘油升高为主的异常情况。

疗程:无禁忌证时应长期应用,维持血脂达标。

评价:经济,疗效确切。

方案2 洛伐他汀片10~80mg,口服,2次/日。

适用范围：用于治疗高胆固醇血症和混合型高脂血症。

注意事项：用药期间应定期检查血胆固醇和血肌酸磷酸激酶。有肝病史者服用本品还应定期监测肝功能试验。氨基转移酶增高达正常高限的3倍，或血肌酸磷酸激酶显著增高或有肌炎、胰腺炎表现时，应停用本品。应用本品时如有低血压、严重急性感染、创伤、代谢紊乱等情况，须注意可能出现的继发于肌溶解后的肾衰竭。肾功能不全时，本品剂量应减少。本品宜与饮食共进，以利吸收。

疗程：无禁忌证时应长期应用，维持血脂达标。

评价：经济，疗效确切。

方案3 普伐他汀钠片10~40mg，口服，每晚1次。

适用范围：适用于饮食限制仍不能控制的原发性高胆固醇血症或合并有高三酰甘油血症患者（Ⅱa和Ⅱb型），及混合性高脂血症（高LDL-C和TG）的患者。

注意事项：对纯合子家族性高胆固醇血症疗效差。治疗期间，应定期检查肝功能，如血清谷丙转氨酶（SGPT）和血清谷草转氨酶（SGOT）增高等于或超过正常上限3倍且为持续性的，应停止治疗。有肝脏疾病史或饮酒史的患者应慎用本品。使用过程中，患者如出现不明原因的肌痛、触痛、无力，特别是伴有不适和发热者，应立即报告医师。其他HMG-CoA还原酶抑制剂类降血脂药与环孢素、纤维酸衍生物、烟酸等同时服用，可增加肌炎和肌病的发生率，但本品与上述药物同时使用，临床试验表明并不增加肌炎和肌病的发生率。

疗程：无禁忌证时应长期应用，维持血脂达标。

评价：疗效确切。

方案4 氟伐他汀钠胶囊10~40mg，口服，每晚1次。

适用范围：饮食治疗未能完全控制的原发性高胆固醇血症和原发性混合型血脂异常（FredricksonⅡa和Ⅱb型），混合性高脂血症（高LDL-C和TG）的患者。

注意事项：开始服用之前及治疗期间定期检查肝功能。如果谷丙转氨酶或谷草转氨酶持续升高大于正常高限的3倍或以上，必须停药。要求慎用于有肝病史或大量饮酒的患者。

如出现不明原因的肌肉疼痛、触痛或无力合并磷酸肌酸激酶（CPK）水平显著升高（大于正常上限的10倍）特别是伴有发热或全身不适时，要考虑为肌病，必须停用本品。

包括本品在内的HMG-CoA还原酶抑制剂对纯合子家族性高胆固醇血症的疗效尚无报告。

疗程：无禁忌证时应长期应用，维持血脂达标。

评价：疗效确切。

方案5 阿托伐他汀钙片10~40mg，口服，每晚1次。

适用范围：用于治疗高胆固醇血症和混合型高脂血症，以及冠心病和脑卒中的防治。

注意事项：用药期间应定期检查血胆固醇和血肌酸磷酸激酶。应用本品时血氨基转移酶可能增高，有肝病史者服用本品还应定期监测肝功能试验。在本品治疗过程中如发生血氨基转移酶增高达正常高限的3倍，或血肌酸磷酸激酶显著增高或有肌炎、胰腺炎表现时，应停用本品。应用本品时如有低血压、严重急性感染、创伤、代谢紊乱等情况，须注意可能出现的继发于肌溶解后的肾衰竭。肾功能不全时应减少本品剂量。本品宜与饮食共进，以利吸收。

疗程：无禁忌证时应长期应用，维持血脂达标。

评价：疗效确切。循证医学证据证实他汀类药物降低TC、LDL-C和TG水平，升高HDL-

C 水平,其中特别显著的是 LDL-C 水平大幅度降低;冠心病死亡率和致残率明显降低,尤其是总死亡率显著降低而非心血管病死亡率(如癌症、自杀等)并未增加。他汀类药物进行降脂治疗在冠心病的一级和二级预防取得益处,并表示该类降脂药物长期应用的良好安全性。

方案 6 非诺贝特片 100mg,口服,3 次/日;或微粒化非诺贝特胶囊 200mg,口服,1 次/日。

适用范围:本品用于治疗成人饮食控制疗法效果不理想的高脂血症、混合性高脂血症(高 LDL-C 和 TG)的患者和低 HDL-C 血症的患者。

注意事项:本品对诊断有干扰,用药期间应定期检查全血象及血小板计数,肝功能试验,血胆固醇、三酰甘油或低密度脂蛋白,血肌酸磷酸激酶。有可疑的肌病的症状或血肌酸磷酸激酶显著升高,则应停药。在治疗高血脂的同时,还需关注和治疗可引起高血脂的各种原发病,某些药物也可引起高血脂,如雌激素、噻嗪类利尿药和 β 受体阻滞剂等。饮食疗法始终是治疗高血脂的首要方法,加上锻炼和减轻体重等方式,都将优于任何形式的药物治疗。

疗程:无禁忌证时应长期应用,维持血脂达标。

评价:疗效确切。其降甘油二酯及混合型高脂血症作用较胆固醇作用明显,普通片费用低廉,微粒型服用方便。

方案 7 苯扎贝特片 200mg,口服,3 次/日。或苯扎贝特缓释片 400mg,口服,1 次/日。

适用范围:用于治疗高三酰甘油血症、高胆固醇血症、混合型高脂血症、低 HDL-C 血症的患者。

注意事项:本品对诊断有干扰,用药期间应定期检查全血象及血小板计数,肝肾功能试验,血脂,血肌酸磷酸激酶。如用药后临床上出现胆石症、肝功能显著异常、可疑的肌病症状(如肌痛、触痛、乏力等)或血肌酸磷酸激酶显著升高,则应停药。在治疗高血脂的同时,还需关注和治疗可引起高血脂的各种原发病,如甲状腺功能减退、糖尿病等。某些药物也可引起高血脂,如雌激素、噻嗪类利尿药和 β 受体阻滞剂等,停药后则不再需要相应的抗高血脂治疗。

疗程:无禁忌证时应长期应用,维持血脂达标。

评价:疗效确切,费用较高,缓释型服用方便。

方案 8 吉非贝齐胶囊,300mg,口服,3 次/日。或吉非贝齐胶囊 600mg,口服,2 次/日。或吉非贝齐缓释剂 900mg,口服,1 次/日。

适用范围:用于高脂血症。适用于严重Ⅳ或Ⅴ型高脂蛋白血症,冠心病危险性大而饮食控制、减轻体重等治疗无效者。也适用于Ⅱb 型高脂蛋白血症,冠心病危险性大而饮食控制、减轻体重、其他血脂调节药物治疗无效者,混合性高脂血症(高 LDL-C 和 TG)的患者,低 HDL-C 血症的患者。

注意事项:本品对诊断有干扰,用药期间应定期检查全血象及血小板计数,肝功能,血脂,血肌酸磷酸激酶。治疗 3 个月后如无效即应停药。若出现胆石症、肝功能显著异常、可疑的肌病症状或血肌酸磷酸激酶显著升高,也应停药。本品停用后血胆固醇和三酰甘油可能反跳超过原来水平,故宜给低脂饮食并监测血脂至正常。在治疗高血脂的同时,还需关注和治疗可引起高血脂的各种原发病,某些药物也可引起高血脂,停药后则不再需要相应的抗高血脂治疗。

疗程:无禁忌证时应长期应用,维持血脂达标。

评价:疗效确切,费用较高,缓释型服用方便。

方案9 烟酸缓释片0.5g,口服,1次/日,1~4周。烟酸缓释片1g,口服,1次/日,4~8周。烟酸缓释片2g,口服,1次/日,8周。

根据患者的疗效和耐受性渐增剂量,最大剂量可加至每天剂量为2g。

适用范围:当单独使用限制饱和脂肪酸和胆固醇摄入的饮食疗法和其他非药物手段不能奏效时,可以采取烟酸治疗,也适用于混合性高脂血症(高LDL-C和TG)的患者,低HDL-C血症的患者。

注意事项:本品不能用同等剂量的速效烟酸制剂替代。对于从服用速释烟酸转为本品治疗的患者,应从低剂量开始,然后再逐渐增大剂量至产生较好疗效。大量饮酒和(或)有肝病史的患者应慎用本品,活动性肝病或原因不明的转氨酶升高患者禁用本品;在本品治疗期间注意进行肝功能检查,需特别注意转氨酶升高的患者,应立即复查并增加检查频率。患有黄疸肝炎、肝胆疾病、糖尿病或消化道溃疡的患者,在服用烟酸缓释片期间应该严格监控肝功能和血糖,以免出现严重不良反应。

疗程:无禁忌证时应长期应用,维持血脂达标。

评价:副作用较多,通常作为二线用药。

四、疗效评价及随访

(一)控制标准

1. A1c目标 对多数非妊娠成人合理的A1c控制目标是<7%。对于部分无明显低血糖或其他治疗副作用的患者,建议更严格的A1c目标(如<6.5%)。对于有严重低血糖病史、预期寿命有限、有晚期微血管或大血管病并发症、有较多的伴发病,以及尽管实施了糖尿病自我管理教育(DSME)、适当的血糖检测或应用了包括胰岛素在内的多种有效剂量的降血糖药物,而血糖仍难达标者的病程较长的糖尿病患者,建议A1c目标更为宽松(如<8%)。

2. 血糖目标 餐前血糖控制目标值为80~130mg/dl,餐后血糖峰值控制目标<180mg/dl。

(二)随访观察

1. 病情监测 建议糖尿病患者每年检查血脂一次,检查的内容包括TC、TG、HDL-C、LDL-C(由公式计算或直接测定)。根据血脂检查,如先开始饮食、运动等非调脂药物治疗,在3个月后复查血脂水平,达到目标后继续治疗,可每6~12个月复查一次;如开始药物治疗,一般首次随访在用药后6~8周,如果能达到治疗目标,可改为每4~6个月复查一次或更长(每年一次)。如开始治疗后未达目标,可能需要增加剂量、联合用药或换药,仍每6~8周随访一次,直到达到目标后减至每4~6个月复查一次或更长。随访内容包括评价调脂效果和副作用。

2. 预防措施

(1)综合措施:2型糖尿病血脂异常的预防包括饮食调节、运动、减轻体重、控制血糖。

(2)饮食调节:饮食治疗是所有糖尿病治疗的基础,是糖尿病自然病程中任何阶段预防和控制糖尿病必不可少的措施,不良的饮食习惯可导致相关的心血管危险因素如高血压、血脂异常和肥胖。

来自脂肪和油料的热量不应超过膳食总热量的30%,其中少于1/3的热量来自于饱和脂肪,单不饱和脂肪酸和多不饱和脂肪酸之间要达到平衡。此原则是对饮食调节的总体要求,实际应用要个体化。要根据患者的血脂情况及对血糖和体重的控制目标采取针对性措施。

碳水化合物所提供的热量应占总热量的55%~65%,应鼓励患者多摄入复合碳水化合物及富含可溶性食物纤维素的碳水化合物和富含纤维的蔬菜。对碳水化合物总热量的控制比控制种类更重要。在碳水化合物总热量得到控制的前提下,没有必要严格限制蔗糖的摄入量。

蛋白质不应超过需要量,即不多于总热量的15%。

鼓励患者通过营养师得到具体饮食指导,要戒烟和减少饮酒,改变不良的生活方式。

(3) 运动:具有充沛体力活动的生活方式可加强心血管系统的功能和体能,改善胰岛素的敏感性、改善血压和血脂。

运动治疗的原则是适量、经常性和个体化。运动计划的制订要在医务人员的指导下进行。以保持健康为目的的体力活动为每日至少30分钟中等强度的活动,如慢跑、快走、骑自行车、游泳等。但是,运动项目要和患者的年龄、健康状况、社会、经济、文化背景相适应,即运动的项目和运动量要个体化。应将体力活动融入日常的生活中,如尽量少用汽车代步和乘电梯等。

(4) 血糖和血压的控制:伴有高血压的2型糖尿病患者需同时严格控制糖尿病和(或)高血压。对2型糖尿病,理想的血糖控制可降低TG,HDL-C水平没有变化或轻度升高,LDL-C水平可有轻度的降低。但需注意噻嗪类利尿药可能增高血胆固醇和LDL-C或三酰甘油,β受体阻滞剂可能增高血三酰甘油和降低HDL-C。钙通道阻滞药和血管紧张素转换酶抑制剂对血脂影响少。

(三) 预后

2型糖尿病明显增加发生心血管并发症的危险,美国国家胆固醇教育计划成人治疗组第三次报告将糖尿病看作为冠心病等危症。导致糖尿病患者冠心病危险性高的原因是多方面的,包括高血糖、高血压、血脂异常、吸烟、高凝状态和炎症因子的参与等。对血脂异常在内的冠心病危险因素进行控制的目的,主要是减少心血管并发症的发生及死亡。

第四节 甲状腺功能亢进症

一、概 述

甲状腺功能亢进症(hyperthyroidism)简称甲亢,是指由多种原因导致甲状腺腺体本身功能亢进,合成和分泌甲状腺激素(thyroid hormone)过多,引起以神经、循环、消化等系统兴奋性增高和代谢亢进为主要表现的一种临床综合征。而不是由于甲状腺滤泡被炎症(如亚急性甲状腺炎、产后甲状腺炎、安静型甲状腺炎)所破坏,滤泡内的贮存甲状腺激素过量进入循环引起的甲状腺毒症。根据不同病因有甲状腺性甲亢、垂体性甲亢、异位性促甲状腺素(TSH)综合征、卵巢甲状腺肿、医源性甲亢、暂时性甲亢等。临床上毒性弥漫性甲状腺肿(格雷夫斯病,Graves病)最常见,约占甲亢患者的85%。不同年龄均可发生,以青、中年人居多。就其发病机制而言,目前公认为本病的发生与甲状腺自身免疫有关。治疗以抗甲状腺药物、放射性碘治疗、手术治疗等治疗为主。绝大多数可以临床治愈，预后与患者的年龄、遗传因素、病情、治疗方式和疗效有关。

二、治 疗

(一) 康复措施

1. 门诊治疗 患者临床症状较轻，不影响生活与工作者，可采取门诊治疗。

2. 住院治疗 伴有甲亢性心脏病、甲亢性肌病、低钾性周期性麻痹、甲亢危象等并发症者，可能危及患者生命安全，或不能正常生活与工作者需住院治疗。

(二) 一般治疗

提倡乐观生活态度；保持健康生活方式；避免精神紧张、失眠等；避免长期服用含碘高的食品；对伴有经常性精神紧张、失眠等焦虑症状的患者，可适当使用抗焦虑类药物如地西泮 5~10mg，2~3 次/日，或艾司唑仑 1mg，1~2 次/日。

(三) 外科治疗

外科治疗术后复发率 2%~9%。甲状腺功能减退(甲减)发生直接与外科切除范围有关，声带麻痹和甲状旁腺功能减退少见。

1. 适应证 中重度甲亢，长期服药无效，停药后复发，或不愿长期服药者；甲状腺巨大，有压迫症状者；胸骨后甲状腺肿伴甲亢者；结节性甲状腺肿伴甲亢者。

2. 术前准备 术前必须用抗甲状腺药物充分治疗至症状缓解，心率<80 次/分钟，三碘甲腺原氨酸(T_3)、四碘甲腺原氨酸(T_4)在正常范围内。于术前 2 周开始加服复方碘溶液，每次 3~4 滴，3 次/日，以减少术中出血。

3. 并发症 可发生创口出血、呼吸道梗阻、感染、甲亢危象、喉上与喉返神经损伤、甲状旁腺暂时性或永久性功能减退、甲状腺功能减退及突眼恶化。

4. 禁忌证 较重或发展较快的浸润性突眼；合并较重心、肝、肾、肺疾病，全身状况差不能耐受手术者；妊娠早期(第 3 个月前)及晚期(第 6 个月以后)；轻症可用药物治疗者。

(四) 活动

按有氧健身计划适当活动，避免过度劳累，预防感冒。

(五) 饮食

避免进食高碘、辛辣等刺激性饮食，如海带、紫菜、酒、可乐、咖啡和浓茶等。

三、药 物 治 疗

(一) 药物治疗原则

抗甲状腺药物分为硫脲类和咪唑类；硫脲类有甲硫氧嘧啶和丙硫氧嘧啶，咪唑类有甲巯咪唑(他巴唑)和卡比马唑(甲亢平)，其作用机制基本相同，都可以抑制甲状腺过氧化物酶活性，抑制碘化物形成活性碘影响酪氨酸残基碘化，抑制单碘酪氨酸碘化为双碘酪氨酸及碘化酪氨酸偶联形成各种碘甲状腺原氨酸。近年来此组药物可轻度抑制免疫球蛋白生成，使甲状腺中淋巴细胞减少血促甲状腺素受体抗体[TRAb，又称甲状腺刺激性抗体(TSAb)]下降。其中丙硫氧嘧啶还在外周组织抑制 5-脱碘酶而阻抑 T_4 向 T_3 转化，故首选用于严重病例或甲状腺危象。

抗甲状腺药物是甲亢的基础治疗措施,适应于所有甲亢患者的初始治疗。其优点是:疗效较肯定;不导致永久性甲减;方便经济,使用安全。其缺点是:疗程长,一般需2~3年,有时长达数年;停药后复发率较高,并存在原发性或继发性实效可能;可伴发肝损害或粒细胞减少。也用于手术或放射碘治疗前的准备阶段。

治疗分为初治期、减量期及维持期,按病情轻、中、重决定剂量。原则如下所示。

1. 初治期 甲硫氧嘧啶/丙硫氧嘧啶300~450mg/d,或甲巯咪唑(他巴唑)/卡比马唑(甲亢平)30~40 mg/d,分2~3次口服。至症状缓解或血甲状腺激素恢复正常时即可减量。

2. 减量期 每2~4周减量一次,甲硫氧嘧啶/丙硫氧嘧啶每次减50~100mg,甲巯咪唑(他巴唑)/卡比马唑(甲亢平)5~10mg,待症状完全消失,体征明显好转后再减至最小维持量。

3. 维持量 甲硫氧嘧啶/丙硫氧嘧啶50~100mg/d,甲巯咪唑(他巴唑)/卡比马唑(甲亢平)5~10mg/d,如此维持1~2年。必要时还可在停药前将维持量减半。

疗程中除非有较严重反应,一般不宜中断,并定期随访疗效。治疗中如症状缓解而甲状腺肿或突眼反而恶化时,抗甲状腺药物可适当减量,并可加用左甲状腺素(L-T_4)25~100μg/d或甲状腺片20~60mg/d。长程(>1年半)治疗对轻中度患者的治愈率约为60%;短程(<6个月)治愈率约为40%。在停药后3个月至1年内易复发。

(1)甲亢危象的治疗原则

1)避免疲劳和精神紧张;严格卧床休息。

2)半流食进食易消化饮食,如限制高脂餐与刺激性食物摄入。

3)动态观察生命体征。严密监测生命体征的变化,维持生命体征稳定;结合临床症状,动态观察血常规变化。

4)持续低流量吸氧。

5)物理降温:必要时可给予中枢性解热药(如对乙酰氨基酚);但避免使用阿司匹林类解热剂(可使FT_3、FT_4升高);利血平1mg,肌内注射,每6~8小时一次;必要时还可使用异丙嗪、盐酸哌替啶各50mg静脉注射。

6)纠正水、电解质及酸碱平衡紊乱。每日输入液体量应根据尿量、呕吐的量、腹泻的量及出汗量、呼出的气体所含的液体量进行计算,并及时补充(每日补充液体3000~6000ml);并严密监测电解质,按其丢失量进行计算,调整液体电解质含量,定量逐渐补足。

7)营养支持患者。应及时进行足够的葡萄糖及多种维生素的补充。

8)抑制甲状腺激素的合成首选丙硫氧嘧啶,首次剂量为600mg,口服/胃管注入(若无丙硫氧嘧啶,可用甲巯咪唑60mg),继用丙硫氧嘧啶200mg(甲巯咪唑20mg)口服,每日3次;待症状缓解后改用一般治疗剂量。

9)抑制甲状腺激素的释放。在服用丙硫氧嘧啶1~2小时后再加用复方碘溶液,首剂30~60滴,以后5~10滴,每6~8小时一次;或用碘化钠0.5~1.0g加入5%葡萄糖盐水4000~6000ml,静脉滴注,一般使用3~7天;如若对碘剂过敏,可改用碳酸锂0.5~1.5g/d,分3次口服,连服数日。

10)抑制组织中T_4转化为T_3和(或)抑制T_3与细胞受体结合丙硫氧嘧啶、碘溶液、β受体阻滞剂和糖皮质激素均可抑制组织中T_4转化为T_3。如甲状腺危象是由甲状腺炎或应用过量甲状腺激素制剂所致,用碘剂可迅速抑制T_4转化为T_3,比抑制甲状腺激素的合成更重要。而且大剂量的碘还可抑制T_3与细胞受体结合。如无哮喘或心功能不全,可用盐酸普萘洛尔片 30~50mg，每 6~8 小时口服一次；氢化可的松 100mg 加入 5%~10% 葡萄糖盐液中静脉滴注，每 6~8 小时一次（氢化可的松除可抑制组织中 T_4 转化为 T_3，抑制甲状腺激素的释放、降低周围组织对甲状腺激素的反应外，还可增强机体的应激能力）。

(2) 白细胞减少症治疗原则：白细胞低于 $3.0×10^9/L$ 或中性粒细胞低于 $1.5×10^9/L$，应考虑停药并严密观察。试用升白细胞药物如维生素 B_4、鲨肝醇、利血生、脱氧核糖核酸、碳酸锂等，必要时给予泼尼松 30mg/d 口服。

1) 注意休息。

2) 易消化饮食。有活动性出血表现伴有失血性休克代偿期或失代偿期。

3) 生命体征监测。严密监测生命体征的变化，维持生命体征稳定。

4) 升白细胞药物维生素 B_4 10mg，口服，3 次/天；维生素 B_6 10mg，口服，3 次/天；鲨肝醇 100mg，口服，3 次/天；利血生 20mg，口服，3 次/天；必要时给予泼尼松 10mg，口服，3 次/日。

5) 造血生长因子、粒细胞-巨噬细胞集落刺激因子（GM-CSF）、重组人粒细胞集落刺激因子治疗。

6) 纠正水、电解质及酸碱平衡紊乱。每日输入液体量应根据尿量、呕吐的量、腹泻的量及出汗量、呼出的气体所含的液体量进行计算，并及时补充；并严密监测电解质，按其丢失量进行计算，调整液体电解质含量，定量逐渐补足。

7) 营养支持。患者应及时进行足够的葡萄糖、多种维生素的补充。

8) 控制感染。常采用足量广谱抗生素，防止多脏器感染，常用氨基糖苷类和 β-内酰胺类联合；疑有真菌感染时可使用氟康唑或两性霉素 B 治疗。

(3) 粒细胞缺乏症治疗原则：中性粒细胞低于 $0.5×10^9/L$，伴有发热、咽痛、皮疹等疑为粒细胞缺乏症时必须停药抢救，并给予粒细胞-巨噬细胞集落刺激因子、重组人粒细胞集落刺激因子治疗。

1) 避免疲劳和精神紧张；严格卧床休息；如有条件可置于"无菌室"中。

2) 半流食进食易消化饮食，如限制高脂餐与刺激性食物摄入。

3) 动态观察生命体征。严密监测生命体征的变化，维持生命体征稳定；结合临床症状，动态观察血常规变化。

4) 持续低流量吸氧。

5) 物理降温。必要时可给予中枢性解热药（如对乙酰氨基酚）；但避免使用阿司匹林类解热剂（可升高 FT_3、FT_4）；利血平 1mg，肌内注射，每 6~8 小时一次；必要时还可使用异丙嗪、盐酸哌替啶各 50mg 静脉注射。

(二) 药物选择

1. 选择抗甲状腺药物 目前国内临床上仅有口服用药甲巯咪唑、丙硫氧嘧啶。

2. 药品说明

(1) 甲巯咪唑

1) 用法用量：通常服用甲巯咪唑片，可在餐后用适量液体（如半杯水）整片送服。

甲状腺功能亢进的药物治疗（保守治疗）：治疗初期，根据疾病的严重程度，甲巯咪唑的服用剂量为每天 20~40mg（以甲巯咪唑计）（初始治疗），1 次/天或 2 次/天（每天总剂量相同）。如果在治疗后的第 2~6 周病情得到改善，医师可以按照需要逐步调整剂量。之后 1~2 年的服药剂量为每天 2.5~10mg（以甲巯咪唑计）；该剂量推荐每天 1 次在早餐后服用，如需要可与甲状腺激素同服。病情严重的患者，尤其是摄入碘引起甲状腺功能亢进的患者，剂量可以适当增加。在甲状腺功能亢进的保守治疗中,甲巯咪唑片通常疗程为6个月至2年(平均1年)。从统计学看,延长疗程可以使缓解率增加。

用于各种类型的甲状腺功能亢进的术前准备:如上文所述,采用相同的治疗原则。在手术前的最后10天,外科医师可能加用碘剂以使甲状腺组织固定。当甲状腺功能亢进患者进行外科手术的准备,使用本品治疗可在择期手术前3~4个星期开始(个别病例可能需更早),在手术前一天停药。

放射性碘治疗前的用药如上文所述,由医师决定本品的使用剂量和疗程。长期的抗甲状腺治疗,用于疾病不能缓解,而常规的治疗措施不能被采用或被患者拒绝时,给予尽可能低剂量的甲巯咪唑,通常每天使用本品2.5~10mg(以甲巯咪唑计),同时合用或不合用不得的甲状腺激素。

对于必须使用含碘制剂进行诊断(如造影剂)的患者,为预防发生甲状腺功能亢进时的用药:使用含碘制剂前,按医嘱使用本品每天10~20mg(以甲巯咪唑计),和每天1g高氯酸盐,周期8~10天(如经肾排的造影剂),有功能自主性腺瘤或有潜在甲状腺功能亢进的患者,如必须使用含碘制剂时,需按照碘制剂在体内停留的时间决定甲巯咪唑片(赛治)的使用疗程。另外,对于甲状腺显著肿大并且气管狭窄的患者,只能使用本品进行短期治疗,由于其长期治疗甲状腺会进一步肿大,从而导致呼吸道更加狭窄。治疗过程中应全程监测,并且最好同时合用甲状腺素或遵医嘱。

孕妇及哺乳期妇女用药:对于妊娠妇女,如必须,应使用最低有效剂量,同时不加用甲状腺激素。同样,由于活性成分可经乳汁分泌,因此在哺乳期,甲巯咪唑片(赛治)也应按照尽可能低的剂量服用(多至每日10mg)。

儿童用药,初始剂量根据疾病的严重程度决定:按体重每日0.3~0.5mg/kg。维持剂量:按体重每日0.2~0.3mg/kg,可能需要加用甲状腺激素治疗。

老年患者用药:无特殊注意事项。

2)不良反应:常出现的是各种程度的皮肤过敏反应(瘙痒、发红、皮疹)。它们常为轻度反应,并且往往在继续治疗的过程中消退。个别病例会出现扩散性皮炎的严重反应。

血细胞计数的改变(粒细胞缺乏)见于0.3%~0.6%的病例。它们常表现为口腔黏膜和咽部炎症、发热、形成疖。一旦出现任何有关的症状,特别是在治疗的开始几星期,患者应立即停止服用本品,并与医师联系进行血细胞计数检查。这些症状也可能在治疗开始后数周或数月出现。在大多数情况下,它们能自然恢复。

罕见药物热。

罕见味觉异常:常在停止服用甲巯咪唑片后消失,但有时需数星期才能恢复正常。

个别病例有关节疼痛的报道,常在治疗后数月逐渐地发生。没有关节炎的迹象。

个别病例出现黄疸,多由胆汁流出道受损或肝脏的毒性炎性反应造成,这些症状一般在停药后消退。

有以下情况的个案报道:淋巴结炎、急性涎腺肿胀、血小板或其他血液成分数目减少、脉管炎或神经炎、一般感觉受损、脱发、甲巯咪唑片介导性红斑狼疮(自身免疫性疾病,其症状在停用甲巯咪唑片剂后消失)及胰岛素自身免疫综合征(伴有血糖显著降低)。

在甲巯咪唑的治疗下,尽管抑制了TSH水平,但已增大的甲状腺仍继续增长,这是由于基础病造成的,加用甲状腺激素不能阻止其发生。

眼部疾病发生或恶化见于典型的甲状腺功能亢进的患者(内分泌眼病),很大程度上与甲状腺疾病无关。对于此种并发症,不需改变治疗方案,也不应看作是正确使用甲巯咪唑治疗引起的不良反应。

在未采取任何手术治疗的情况下,使用甲巯咪唑片治疗后有极低百分率的患者出现远期甲状腺功能减退。这很可能不是甲巯咪唑片的治疗不良反应,一般被认为是与基础病伴发的甲状腺组织自身炎症反应造成的。

3)禁忌:禁用于已知对硫脲类衍生物过敏的患者;甲巯咪唑易通过胎盘并能经乳汁分泌,哺乳期妇女禁用,孕妇慎用。血细胞计数有改变(粒细胞减少)的患者;治疗开始前已有胆汁淤积的患者;在使用甲巯咪唑治疗后发生骨髓损伤的患者。甲巯咪唑片只能在某些情况下用于早期的,不严重的过敏反应(如过敏性皮疹、发痒),但需要给予特别的警告。

4)注意事项:由于甲巯咪唑较多见皮疹或皮肤瘙痒及白细胞减少;较少见严重的粒细胞缺乏症;可能出现再生障碍性贫血;还可能致味觉减退、恶心、呕吐、上腹部不适、关节痛、头晕头痛、脉管炎、红斑狼疮样综合征。罕致肝炎、间质性肺炎、肾炎和累及肾脏的血管炎,少见致血小板减少、凝血酶原减少或因子Ⅶ减少。因此注意:服药期间宜定期检查血象。如在治疗开始或在其后数周或数月突然出现咽喉痛、吞咽黏膜炎症或疖,请立即与医师联系。对于有肝功能损害的患者,应维持尽可能低的剂量。甲状腺明显增大或有气管狭窄的患者只能接受甲巯咪唑片的短期治疗,因为长期使用甲巯咪唑片可导致甲状腺进一步增大,并存在加重气管狭窄的危险。必要时,应在特别监护下进行治疗,并同时加服甲状腺激素为宜。孕妇、肝功能异常、外周血白细胞数偏低者应慎用。对诊断的干扰:甲巯咪唑可使凝血酶原时间延长,并使血清碱性磷酸酶、谷草转氨酶(AST)和谷丙转氨酶(ALT)增高。还可能引起血胆红素及血乳酸脱氢酶升高。与抗凝药合用可增强抗凝作用。高碘食物或药物的摄入可使甲亢病情加重,使抗甲状腺药需要量增加或用药时间延长,故在服用本品前应避免服用碘剂。磺胺类、对氨基水杨酸、保泰松、巴比妥类、酚妥拉明、妥拉唑林、维生素B_{12}、磺酰脲类等都有抑制甲状腺功能和甲状腺肿大的作用,故合用本品须注意。碘不足会增加甲状腺对甲巯咪唑片的反应性,而过多的碘会降低这种反应。目前尚没有发现与其他药物的直接相互作用。但是,应注意的是在甲状腺功能亢进的情况下,其他药物的分解和排泄可能被加速,随着甲状腺功能逐渐恢复正常,这些反应也可恢复正常。需要时,医师应调整甲巯咪唑片剂量。剂量过大可引起甲状腺功能减退或甲状腺的弥漫性增大。因此,在甲状腺的代谢活动恢复正常后,应减少甲巯咪唑片的剂量和(或)加用甲状腺激素。完全停用甲巯咪唑片并继之以持续的甲状腺激素治疗是不当的。

5)药物相互作用:碘不足会增加,而过多的碘会降低甲状腺对甲巯咪唑片的反应性。目前尚没有发现与其他药物的直接相互作用。但是,应注意的是在甲状腺功能亢进的情况下,其他药物的分解和排泄可能被加速,随着甲状腺功能逐渐恢复正常时,这些反应也可恢复正常。需要时,医师应调整甲巯咪唑片(赛治)剂量。

6)替代药物:丙硫氧嘧啶片。

7)药理作用:甲巯咪唑片为硫脲类抗甲状腺药物。其作用机制是抑制甲状腺内过氧化物酶,从而阻碍吸聚到甲状腺内碘化物的氧化及酪氨酸的偶联,阻碍T_4和T_3的合成。动物实验观察到可抑制B淋巴细胞合成抗体,降低血液循环中甲状腺刺激性抗体的水平,使抑制性T细胞功能恢复正常。

(2) 丙硫氧嘧啶片

1) 用法用量：用于治疗成人甲状腺功能亢进症，开始剂量一般 300mg/d（6片/日），视病情轻重选择 150~400mg（3~8片），分次口服，一日最大量 600mg（12片/天）。病情控制后逐渐减量，维持量每天 50~150mg（一日1~3片），视病情调整；新生儿每天 5~10mg/kg，分3次服；6~10岁儿童，50~150mg/d，分3次服；10岁以上 150~300mg/d，分3次服；老年人尤其肾功能减退者，用药量应减少。如发现甲状腺功能减低时，应加用甲状腺片。

2) 不良反应：常见有头痛、眩晕、关节痛、唾液腺和淋巴结肿大及胃肠道反应；也有皮疹、药热等过敏反应，有的皮疹可发展为剥脱性皮炎。个别患者可致黄疸和中毒性肝炎。最严重的不良反应为粒细胞缺乏症，故用药期间应定期检查血象，白细胞数低于 4×10^9/L 或中性粒细胞低于 1.5×10^9/L 时，应按医嘱停用或调整用药。

3) 禁忌：严重肝功能损害、白细胞严重缺乏、对硫脲类药物过敏者禁用；外周血白细胞偏低、肝功能异常患者慎用。本品可通过胎盘和乳汁排出，孕妇慎用，哺乳期妇女禁用。

4) 注意事项：同甲巯咪唑片。

5) 药物相互作用：本品与口服抗凝药合用可致后者疗效增加。磺胺类、对氨基水杨酸、保泰松、巴比妥类、酚妥拉明、妥拉唑林、维生素 B_{12}、磺酰脲类等都有抑制甲状腺功能和致甲状腺肿大的作用，故合用本品需注意。此外，高碘食物或药物的摄入可使甲亢病情加重，使抗甲状腺药需要量增加或用药时间延长，故在服用本品前应避免服用碘剂。

6) 替代药物：甲巯咪唑片。

7) 药理作用：属硫脲类抗甲状腺药，其作用机制是抑制甲状腺内过氧化物酶，从而阻止甲状腺内酪氨酸碘化及碘化酪氨酸的缩合，从而抑制甲状腺素的合成。同时，在外周组织中抑制 T_4 变为 T_3，使血清中活性较强的 T_3 含量较快降低。抑制过氧化物酶，阻止碘离子氧化，使进入甲状腺的碘化物不能氧化为活性碘，阻断酪氨酸碘化及碘化酪氨酸的缩合，从而抑制甲状腺激素的合成，但不影响甲状腺激素的释放，也不对抗甲状腺激素的作用，不阻断甲状腺摄取碘。需待已生成的激素耗竭以后才发生疗效，故作用发生较慢，一般至少需3~4周。抑制甲状腺外组织的 5′-脱碘酶，从而抑制 T_4 转换成 T_3，T_3 的生物活性强于 T_4，这一作用在甲状腺危象时可起到减轻病情的即刻效应。有免疫抑制作用，抑制 B 淋巴细胞合成抗体，抑制甲状腺自身抗体的产生，使血中 TSH 受体抗体消失。恢复抑制性 T 淋巴细胞功能，减少甲状腺组织淋巴细胞浸润，使 Graves 病的免疫紊乱得到缓解。

（三）甲状腺功能亢进的预防与治疗

1. 生活调理预防复发 提倡乐观生活态度和保持健康生活方式；体育锻炼、缓解精神压抑和紧张；戒烟、戒酒、遵医嘱服药；避免导致复发饮食因素，如高碘饮食等；避免服用导致甲状腺功能亢进症的药物（如胺碘酮）。

2. 长期保持无细菌或(和)病毒感染 以防复发，如果发现再次感染，极有可能出现甲状腺功能亢进症加重症状，也需要再次治疗。

3. 甲状腺功能亢进症复发的治疗 复发是指甲亢完全缓解，停药半年后又有反复者，主要发生于停药后的第1年，3年后则明显减少。复发患者的再次治疗同甲状腺功能亢进症的治疗相同，只是疗程比首次治疗要相对短些。为了减少复发，要求除临床表现及 T_3、T_4 和 TSH 正常外，T_3 抑制试验或 TRH 兴奋试验也正常才停药则更稳妥；血 TRAb 浓度明显下降或阴转提示复发的概率较小。

(四)甲状腺功能亢进并发症治疗

1. 甲状腺危象(thyroid storm) 甲状腺危象也称为甲亢危象,表现为所有甲亢症状的急骤加重和恶化,多发生于较重甲亢未予治疗或治疗不充分的患者。常见诱因有感染、手术、创伤、精神刺激等。临床表现有高热或过高热、心动过速(140次/分钟以上)、烦躁、焦虑不安、谵妄、恶心、呕吐、腹泻,严重患者可有心力衰竭、休克及昏迷。甲亢危象的诊断主要靠临床表现综合判断。临床高度疑似本症及有危象前兆者应按甲亢危象处理。甲亢危象的死亡率为20%以上。

治疗:去除诱因。注意保证足够热量及液体补充,每日补充液体3000~6000ml。高热者积极降温,必要时进行人工冬眠。有心力衰竭者使用洋地黄及利尿剂。优先使用丙硫氧嘧啶,因为该药可以阻断外周组织中T_4向具有生物活性的T_3转换。首剂600mg口服或经胃管注入,继之200mg,每8小时一次;或甲巯咪唑首剂60mg口服,继之20mg,每8小时一次。使用抗甲状腺药物1小时后使用碘剂,复方碘溶液(Lugol液)5滴,每6小时一次,或碘化钠1.0g,溶于500ml液体中静脉滴注,第一个24小时可用1~3g。糖皮质激素如地塞米松2mg,每6~8小时静脉滴注一次,或氢化可的松普萘洛尔20~40mg每6小时一次,有心脏泵衰竭者禁用。经上述治疗有效者病情在1~2d内明显改善,一周内恢复,此后碘剂和糖皮质激素逐渐减量,直至停药。在上述常规治疗效果不满意时,可选用腹膜透析、血液透析或血浆置换等措施迅速降低血浆甲状腺激素浓度。

2. Graves眼病 也称为浸润性突眼、甲状腺相关性眼病(TAO)。近年来倾向于称为格雷夫斯眼病(Graves' ophthalmopathy,GO)。患者自诉眼内异物感、胀痛、畏光、流泪、复视、斜视、视力下降;检查见突眼(眼球凸出度超过正常值上限4mm)、眼睑肿胀,结膜充血水肿,眼球活动受限,严重者眼球固定,眼睑闭合不全、角膜外露而形成角膜溃疡、全眼炎,甚至失明。眶CT发现眼外肌肿胀增粗。

本病男性多见。甲亢与GO发生顺序的关系是:43%两者同时发生;44%甲亢先于GO发生;有5%的患者仅有明显突眼而无甲亢症状。TT_3、TT_4在正常范围,称之为"甲状腺功能正常"的GO(euthyroid Graves ophthalmopathy,EGO),单眼受累的病例占10%~20%。此类患者TSH是降低的,实际为亚临床甲亢。更有少数GO可以见于桥本甲状腺炎。诊断GO应行眶后CT或MRI检查,排除球后占位性病变。本病发病后66%的病例可以自发性减轻,20%体征无变化,14%病例继续恶化。大部分病例病情活动持续6~12个月,然后炎症症状逐渐缓解,进入稳定期。部分病例可以复发。

GO的治疗首先要区分病情程度。根据欧洲Graves眼病专家组(EUGOGO)报告:轻度GO占40%、中度GO占33%、重度GO占27%。轻度GO病程一般呈现自限性,不需要强化治疗。治疗以局部和控制甲亢为主。①畏光:戴有色眼镜;②角膜异物感:人工泪液;③保护角膜:夜间结膜遮盖;④眶周水肿:抬高床头;⑤轻度复视:棱镜矫正;⑥强制性戒烟;⑦控制甲亢是基础性治疗。因为甲亢或甲减可以促进GO进展;应当告知患者轻度GO是稳定的,一般不发展为中度和重度GO。

中度和重度GO在上述治疗基础上强化治疗。治疗的效果要取决于疾病的活动程度。对于处于活动期的病例,治疗可以奏效。例如,疾病的急性期或新近发生的炎症、眼外肌障碍等。相反对于长期病例、慢性突眼、稳定的复视治疗效果不佳,往往需要做眼科康复手术。视神经受累是本病最严重的表现,可以导致失明,需要静脉滴注糖皮质激素和眶减压手术的急诊治疗。

(1)糖皮质激素:泼尼松 40～80mg/d,分次口服,持续 2～4 周。然后每 2～4 周减量 2.5～10mg/d。如果减量后症状加重,要减慢减量的速度。糖皮质激素治疗需要持续 3～12 个月。静脉途径给药的治疗效果优于口服给药(前者有效率 80%～90%;后者有效率 60%～65%),但是局部给药途径不优于全身给药。静脉给药方法有多种,常用的方法是甲基泼尼松龙 500～1000mg 加入生理盐水静脉滴注冲击治疗,隔日一次,连用 3 次。但需注意已有甲基泼尼松龙引起严重毒性肝损害和死亡的报道,发生率 0.8%,可能与药物的累积剂量有关,所以激素的总剂量不超过 4.5～6.0g。早期治疗效果明显提示疾病预后良好。

(2)眶放射治疗:适应证与糖皮质激素治疗基本相同。有效率在 60%,对近期的软组织炎症和近期发生的眼肌功能障碍效果较好。糖尿病和高血压视网膜病变者是眶照射的禁忌证。本疗法可以单独应用或者与糖皮质激素联合使用,联合应用可以增加疗效。

(3)眶减压手术:目的是切除眶壁和(或)球后纤维脂肪组织,增加眶容积。适应证包括视神经病变可能引起的视力丧失;复发性眼球半脱位导致牵拉视神经可能引起的视力丧失;严重眼球突出引起的角膜损伤。并发症是手术可能引起的复视或者加重复视,尤其在手术切除范围扩大者。

(4)控制甲亢:对甲亢做根治性治疗(^{131}I 或者手术切除),还是应用抗甲状腺药物(ATD)控制目前尚无定论。近期有 3 项临床研究证实甲亢根治性治疗可以改善 GO 的治疗效果。另外目前也允许在糖皮质激素保护下对甲状腺实施^{131}I 治疗。但是,之前已有甲状腺功能低下可以加重 GO 的报告,所以无论使用何种方法,控制甲亢、使甲状腺功能维持正常对 GO 都是有益的。

3. 甲状腺毒症性心脏病(thyrotoxic heart disease) 甲状腺毒症对心脏有三个作用:增强心脏 β 受体对儿茶酚胺的敏感性;直接作用于心肌收缩蛋白,增强心肌的正性肌力作用;继发于甲状腺激素的外周血管扩张,阻力下降,心脏输出量代偿性增加。上述作用导致心动过速、心脏排血量增加、心房颤动和心力衰竭。心力衰竭分为两种类型。一类是心动过速和心脏排血量增加导致的心力衰竭,主要发生在年轻甲亢患者。此类心力衰竭非心脏泵衰竭所致,而是由于心脏高排血量后失代偿引起,称为"高心脏排血量型心力衰竭"。常随甲亢被控制,心力衰竭恢复;另一类是诱发和加重已有的或潜在的缺血性心脏病发生的心力衰竭,多发生在老年患者。此类心力衰竭是心脏泵衰竭。心房颤动也是影响心脏功能的因素之一。甲亢患者中 10%～15% 发生心房颤动。甲亢患者发生心力衰竭时,30%～50% 与心房颤动并存。治疗:ATD 治疗是指立即给予足量抗甲状腺药物,控制甲状腺功能至正常。^{131}I 治疗是经 ATD 控制甲状腺毒症症状后,尽早给予大剂量的^{131}I 破坏甲状腺组织。为防止放射性损伤后引起的一过性高甲状腺激素血症加重心脏病变,给予^{131}I 的同时需要给予 β 受体阻滞剂保护心脏;^{131}I 治疗后两周恢复 ATD(MMI)治疗,等待^{131}I 发挥其完全破坏作用;^{131}I 治疗后 12 个月内,调整 ATD 的剂量,严格控制甲状腺功能在正常范围;如果^{131}I 治疗后发生甲减,应用尽量小剂量的 L-T$_4$ 控制血清 TSH 在正常范围,避免过量 L-T$_4$ 对心脏的副作用。β 受体阻滞剂:普萘洛尔可以控制心动过速,也可以用于由于心动过速导致的心力衰竭。为了克服普萘洛尔引起的抑制心肌收缩的副作用,需要同时使用洋地黄制剂。处理甲亢合并的充血性心力衰竭的措施与未合并甲亢者相同。但是纠正的难度加大。洋地黄的用量也要增加。心房颤动可以被普萘洛尔和(或)洋地黄控制。控制甲亢后心房颤动仍持续存在,可以施行电转律。

（五）甲状腺功能亢进及其并发症治疗处方举例

1. 甲状腺功能亢进的治疗方案

方案1 甲巯咪唑片 10mg，3 次/天，口服。

适用范围：甲状腺功能亢进的药物治疗，尤其适用于不伴有或伴有轻度甲状腺增大（甲状腺肿）的患者及年轻患者。病情较轻，甲状腺轻中度肿大患者；青少年及儿童、老年患者；甲状腺手术后复发，又不适于用放射性^{131}I 治疗者；用于各种类型的甲状腺功能亢进的手术前准备；作为^{131}I 放疗的辅助治疗；对于必须使用碘照射（如使用含碘造影剂检查）的有甲状腺功能亢进病史的患者和功能自主性甲状腺瘤患者作为预防性用药。甲状腺功能亢进患者拟采用放射性碘治疗前的准备用药，以预防治疗后甲状腺危象的发生。放射碘治疗后间歇期的治疗。

注意事项：治疗初期，根据疾病的严重程度，甲巯咪唑的服用剂量为每天 20~40mg（以甲巯咪唑计）（初始治疗），每天 1 次或每天 2 次（每天总剂量相同）。如果在治疗后的第 2~6 周病情得到改善，医师可以按照需要逐步调整剂量。1~2 个月后复查甲状腺功能，病情严重的患者，尤其是摄入碘引起甲状腺功能亢进的患者，剂量可以适当增加。常出现的是各种程度的皮肤过敏反应（瘙痒、发红、皮疹）。

疗程：1~2 年。

评价：为一种常用高效治疗方案，且费用较低。

方案2 丙硫氧嘧啶片 300~450mg/d，口服。

适用范围：用于各种类型的甲状腺功能亢进症，尤其适用于轻中度患者、儿童患者、青少年 Graves 病患者及甲亢手术后复发但又不适于同位素碘放射治疗的 Graves 患者。甲状腺功能亢进症手术前准备：减少手术及麻醉的并发症，防止发生甲状腺危象。作为^{131}I 治疗的辅助治疗。妊娠早期和晚期合并甲状腺功能亢进症的患者也可用本品治疗，其通过胎盘量比甲巯咪唑少，为妊娠合并 Graves 病首选药物。

注意事项：约 2 个月后复查甲状腺功能，根据病情、治疗反应及甲状腺功能检查结果随时调整剂量。本药与抗凝药合用可增加抗凝效果。本药常见有头痛、眩晕、关节痛、唾液腺和淋巴结肿大及胃肠道反应；也有皮疹、药热等过敏反应，有的皮疹可发展为剥落性皮炎。个别患者可致黄疸和中毒性肝炎；最严重的不良反应为粒细胞缺乏症。外周血白细胞偏低、肝功能异常患者慎用，妊娠合并甲状腺功能亢进症慎用，哺乳期妇女慎用，老年人和肾功能不良者药物半衰期延长，用量应减少。

疗程：1~2 年。

评价：为一种常用高效、副作用较小的治疗方案，且费用较高。

2. 甲状腺功能亢进并发症的治疗方案

（1）甲状腺危象

方案1 对乙酰氨基酚片 0.25~0.5g，口服，3~4 次/日。

适用范围：适用于甲状腺危象并高热者。

注意事项：不良反应较少，不引起胃肠道出血。可引起恶心、呕吐、出汗、腹痛及面色苍白等。剂量过大可引起肝脏损害，严重者可致昏迷甚至死亡。如有可能可测定本品血药浓度，以了解肝损程度。3 岁以下儿童及新生儿因肝肾功能发育不全，应避免使用。

疗程：疗程不宜超过 10 日，高热下降情绪稳定后即可停用，继用物理降温。

评价：为一种常用简易、高效治疗方案，费用较低。

方案 2　利血平注射液 1mg,肌内注射,1 次/6~8 小时。

适用范围:适用于甲状腺危象并高热躁狂者。

注意事项:胃及十二指肠患者可能引起出血,血压下降。

疗程:无疗程,高热下降情绪稳定后即可停用,继用物理降温。

评价:为一种常用高效治疗方案,费用较低。

方案 3　丙硫氧嘧啶片 600mg,口服或胃管注入,立即;次日,丙硫氧嘧啶片 200mg,口服,3 次/日。

适用范围:适用于甲状腺危象抢救过程中抑制甲状腺激素的合成。

注意事项:有头痛、困倦及胃肠道反应、恶心、食欲缺乏等,还可见皮疹、瘙痒等过敏反应。个别患者可出现白细胞减少和粒细胞缺乏症、血液系统反应,应定期检查血象。孕妇、哺乳期妇女慎用、结节性甲状腺肿合并甲状腺功能亢进者禁用。

疗程:长期服用,6~8 周调整一次。

评价:高效安全,疗效肯定。

方案 4　复方碘溶液 3~6ml(30~60 滴),口服,1 次/6~8 小时。

适用范围:适用于甲状腺危象抢救。

注意事项:服用本品影响摄^{131}I 的测定和扫描。孕妇、哺乳期妇女、婴幼儿不用。口腔疾病慎用。肺结核、肾功能不全、气管炎、高血钾者慎用。本品不可直接接触口腔黏膜,应放入食物中或用水稀释后冲服。与血管紧张素转换酶抑制剂等合用可致高血钾。对于地方性甲状腺肿者用量过大、过久时,可致甲状腺功能亢进。本品具有刺激性,有少数对碘过敏的患者可立即或数小时后发生皮疹、剥脱性皮炎、喉头水肿窒息等。对碘过敏患者及浸润型肺结核患者忌用。

疗程:3~7 天。

评价:疗效肯定,经济方便。

方案 5　碳酸锂片 0.5g,口服,3 次/日。

适用范围:适用于甲状腺危象抢救过程中抑制甲状腺激素的释放。

注意事项:积蓄中毒时,可出现脑病综合征(意识模糊、震颤、癫痫发作)乃至昏迷、休克、肾脏损害,出现上述情况立即停药,静脉注射氨茶碱,以促进锂的排泄。钠盐能促锂盐经肾排出,用药期间应保持正常食盐摄入量,老年人锂盐排泄慢,易产生蓄积中毒,注意调整剂量,本药不宜与吡罗昔康合用,否则可导致血锂浓度过高而中毒。心肾病患者、电解质紊乱者忌用。

疗程:3~7 天。

评价:疗效肯定,经济方便。

方案 6　盐酸普萘洛尔片 30mg,口服,1 次/6~8 小时。
　　　氢化可的松 100mg+5%葡萄糖盐液 250ml,静脉滴注,1 次/6~8 小时。

适用范围:适用于甲状腺危象抢救过程中抑制 T_4 转化为 T_3。

注意事项:甲亢患者用本品也不可骤停,否则使甲亢症状加重。长期用本品者撤药须逐渐递减剂量,至少经过 3 天,一般为 2 周。

疗程:3~7 天。

评价:疗效肯定,经济方便。

(2)白细胞减少症

方案1 维生素 B_4 片 10mg,口服,3 次/日。+维生素 B_6 片 10mg,口服,3 次/日。+利血生片 20mg,口服,3 次/日。

适用范围:适用于白细胞减少症。

注意事项:有胰腺炎或有胰腺炎既往史患者(有可能使胰腺炎复发或恶化);肝损害患者(易出现高氨血症);肾损害患者(有时出现高氨血症);骨髓功能抑制患者(有可能加重骨髓功能抑制);合并感染症患者(有可能抑制骨髓功能使感染症恶化)慎用;给药期间应频繁进行纤维蛋白原、纤维蛋白溶酶原、AT-Ⅲ、蛋白 C 等检查,若出现异常应停药并适当处置。若出现腹痛、呕吐、淀粉酶等胰酶上升等症状,应停药并适当处置。

疗程:长期服用,根据白细胞调整药物数量和剂量。

评价:经济方便,疗效较好。

方案2 粒细胞-巨噬细胞集落刺激因子注射液 $2\sim10\mu g/(kg\cdot d)$,皮下注射,1 次/天。

适用范围:适用于粒细胞缺乏症。

注意事项:大部分不良反应多属轻中度,严重的或危及生命的反应罕见,并且一般是当剂量远远大于推荐剂量范围时才发生。其次常见的不良反应为皮疹。较少见的反应依次为低血压、水肿、胸痛、骨痛和腹泻。

疗程:一般 3~7 天,也可能时间更长。

评价:药源稀少,费用相对昂贵,疗效明显。

方案3 重组人粒细胞集落刺激因子注射液 $75\sim150\mu g$,皮下注射,1 次/日。

适用范围:适用于粒细胞缺乏症。

注意事项:少数患者有轻度骨痛、腰痛、胸痛、关节痛的情况发生,也有少数出现暂时性的血清尿酸、乳酸脱氢酶及碱性磷酸酶增高,停药后可恢复。有时会有恶心、呕吐、SGOT、SGPT 升高;对本品有过敏反应的患者、骨髓中的芽球并没有明显减少的骨髓性白血病患者及末梢血液中可看到骨髓芽球的骨髓性白血病患者禁用。须定期进行血液检查,要特别注意不可让中性粒细胞增加到必须数量以上,否则须采取适当的减量或停药措施。儿童使用本品时,应谨慎并仔细观察。孕妇、早产儿、新生儿、婴儿均不宜使用。疗程:一般 3~7 天,也可能时间更长。

评价:药源充足,费用相对低廉,疗效明显。

(3)粒细胞缺乏症

方案1 粒细胞-巨噬细胞集落刺激因子注射液 $2\sim10\mu g/(kg\cdot d)$,皮下注射。

适用范围:适用于粒细胞缺乏症。

注意事项:大部分不良反应多属轻中度,严重的或危及生命的反应罕见,并且一般是当剂量远远大于推荐剂量范围时才发生。其次常见的不良反应为皮疹。较少见的反应依次为低血压、水肿、胸痛、骨痛和腹泻。

疗程:一般 3~7 天,也可能时间更长。

评价:药源稀少,费用相对昂贵,疗效明显。

方案2 重组人粒细胞集落刺激因子注射液 $75\sim150\mu g$,皮下注射,1 次/日。

适用范围:适用于粒细胞缺乏症。

注意事项:少数患者有轻度骨痛、腰痛、胸痛、关节痛的情况发生,也有少数出现暂时性的血清尿酸、乳酸脱氢酶及碱性磷酸酶增高,停药后可恢复。对本品有过敏反应的患者、骨髓中的芽球并没有明显减少的骨髓性白血病患者及末梢血液中可看到骨髓芽球的骨髓性白血病患者禁用。本品使用中,须定期进行血液检查,要特别注意不可让中性粒细胞增加到必须数量以上,否则须采取适当的减量或停药措施。其余同上。

疗程:一般 3~7 天,也可能时间更长。

评价:药源充足,费用相对低廉,疗效明显。

方案 3 对乙酰氨基酚片 0.25~0.5g,口服,3~4 次/日。

适用范围:适用于甲状腺危象并高热者。

注意事项:不良反应较少,不引起胃肠道出血。可引起恶心、呕吐、出汗、腹痛及面色苍白等。剂量过大可引起肝脏损害,严重者可致昏迷甚至死亡。如有可能可测定本品血药浓度,以了解肝损伤程度。3 岁以下儿童及新生儿因肝肾功能发育不全,应避免使用。

疗程:疗程不宜超过 10 日,高热下降情绪稳定后即可停用,继用物理降温。

评价:为一种常用简易高效治疗方案,费用较低。

方案 4 利血平片 1mg,肌内注射,1 次/6~8 小时。

适用范围:适用于甲状腺危象并高热躁狂者。

注意事项:胃及十二指肠溃疡患者可能引起出血,血压下降。

疗程:无疗程,高热下降情绪稳定后即可停用,继用物理降温。

评价:为一种常用高效治疗方案,费用较低。

方案 5 粒细胞-巨噬细胞集落刺激因子注射液 2~10μg/(kg·d),皮下注射。

适用范围:适用于粒细胞缺乏症。

注意事项:大部分不良反应多属轻中度,严重的或危及生命的反应罕见,并且一般是当剂量远远大于推荐剂量范围时才发生。其次常见的不良反应为皮疹。较少见的反应依次为低血压、水肿、胸痛、骨痛和腹泻。

疗程:一般 3~7 天,也可能时间更长。

评价:药源稀少,费用相对昂贵,疗效明显。

(4)心率过快

方案 盐酸普萘洛尔片 10mg,口服,1 次/6~8 小时。

适用范围:适用于甲亢心率过快者。

注意事项:甲亢患者用本品也不可骤停,否则使甲亢症状加重。长期用本品者撤药须逐渐递减剂量,至少经过 3 天,一般为 2 周。

疗程:2~4 周。

评价:疗效肯定,经济方便。

四、疗效评价及随访

(一) 治愈标准

(1)症状完全消失。

(2)突眼、甲状腺肿大减轻或消失。

(3)甲状腺功能、T_3 抑制试验或 TRH 兴奋试验正常;血 TRAb 浓度明显下降或转阴性。

(二) 好转标准

(1)症状改善,突眼、甲状腺肿大减轻。

(2)甲状腺功能好转;血 TRAb 浓度明显下降。

(三) 随访观察

1. 病情监测

(1)病情平稳后,至少每3个月复诊一次。

(2)门诊复诊了解患者症状缓解、突眼、甲状腺肿程度、并发症发生及药物不良反应发生情况。

(3)评估生活质量,包括各个系统功能状况。

2. 预防措施

(1)生活调理。提倡乐观生活态度和保持健康生活方式;体育锻炼、缓解精神压抑和紧张;戒烟、戒酒、遵医嘱服药;避免导致复发饮食因素,如高碘饮食等;避免服用导致甲状腺功能亢进症的药物(如胺碘酮)。

(2)长期保持无细菌或病毒感染。如果发现再次感染,极有可能出现甲状腺功能亢进症加重症状,也需要再次治疗。

3. 并发症 注意随访患者突眼度的变化、心脏方面的改善;另外脱发、粒细胞减少、肝功能损害也较常见。

(四) 预后

预后与患者的年龄、遗传因素、病情、治疗方式和疗效有关。多数患者的病程很长、反复发作,部分患者经药物治疗后甲亢症状易控制,但甲状腺肿和眼病无缓解;少数无须治疗而自发缓解,进展为甲减或演变为慢性淋巴细胞性甲状腺炎。

第五节 骨质疏松症

一、概 述

骨质疏松症(osteoporosis,OP)是骨组织显微结构受损,骨矿成分和骨基质等比例地不断减少、骨质变薄、骨小梁数量减少、骨脆性增加和骨折危险度升高的一种全身骨代谢障碍的疾病。该病具有遗传性,可发生于不同性别和任何年龄,但多见于绝经后妇女和老年男性。骨质疏松症分为原发性和继发性两大类。原发性骨质疏松症又分为绝经后骨质疏松症(Ⅰ型)、老年性骨质疏松症(Ⅱ型)和特发性骨质疏松(包括青少年型)3 种。绝经后骨质疏松症一般发生在妇女绝经后 5~10 年内;老年性骨质疏松症一般指老人 70 岁后发生的骨质疏松;而特发性骨质疏松主要发生在青少年,病因尚不明。继发性骨质疏松主要指由任何影响骨代谢的疾病和(或)药物导致的骨质疏松。目前的研究表明,骨质疏松症的危险因素包括人种(白种人和黄种人患骨质疏松症的危险高于黑种人)、老龄、女性绝经、母系家族史、低体重、性腺功能低下、吸烟、过度饮酒、咖啡、体力活动缺乏、制动、饮食中营养失衡、蛋白质摄入过多或不足、高钠饮食、钙和(或)维生素 D 缺乏(光照少或摄入少)、有影响骨代谢的疾病和应用影响骨代谢的药物。

二、治 疗

1. 调整生活方式 均衡饮食、避免烟酒、慎用影响骨代谢药物、适当户外活动和日照、采取防止跌倒的各种措施、加强自身和环境的保护措施(包括各种关节保护器)等。

2. 补充钙剂 成年人每日钙摄入推荐量为800mg。绝经后妇女和老年人平均每日应补充的钙元素量为500~600mg。钙剂选择要考虑安全性和有效性,高钙血症时应该避免使用钙剂。

3. 维生素 D 成年人推荐剂量为200单位(5μg)/d。老年人推荐剂量为400~800单位(10~20μg)/d。维生素 D 用于治疗骨质疏松症时,剂量可为800~1200U/d,还可与其他药物联合使用。

三、药 物 治 疗

(一)药物治疗原则

补充足够的维生素 D 和钙剂,应用抑制骨吸收药物和促进骨形成药物,在疼痛明显或骨折时,可加用止痛药或者降钙素。

(二)药物选择

1. 抗骨吸收药物

(1)口服用药:阿仑膦酸钠,依替膦酸钠,雷洛昔芬。

(2)注射用药:鲑鱼降钙素。

(3)鼻喷剂:鲑鱼降钙素。

2. 促进骨形成药物 口服用药:维生素 D_3、α-骨化醇和骨化三醇。

3. 镇痛药 吲哚美辛、双氯芬酸钠缓释胶囊、塞来昔布胶囊。

(三)药品说明

1. 碳酸钙 D_3 咀嚼片

(1)用法用量:口服,2片/次,2次/日,咀嚼后咽下。

(2)不良反应:嗳气、便秘;大剂量服用可发生高钙血症。

(3)禁忌:高钙血症、高尿酸血症、有肾结石病史者禁用。

(4)注意事项:心肾功能不全者慎用;尿钙或血钙浓度过高者禁用;当药品性状发生改变时禁止服用。

(5)药物相互作用:大量饮用含乙醇的饮料能减少钙的吸收。本品与苯妥英钠、四环素类药物同用,二者吸收均减少。维生素 D、口服避孕药、雌激素能增加钙的吸收。本品与噻嗪类利尿剂同用,可发生高钙血症。本品与洋地黄类或含钾药物并用时必须慎重。

(6)替代药物:乳酸钙咀嚼片。

(7)药理作用:本品所含钙参与骨骼的形成与骨折后骨组织的再建,维持神经与肌肉的正常兴奋性和降低毛细血管通透性等作用,维持其正常渗透压,还参与凝血机制,保持血液酸碱平衡等。维生素 D 能参与钙和磷的代谢,促进其吸收并对骨质形成有重要作用。

2. 阿仑膦酸钠

(1)用法用量:口服,每周1次,每次70mg;或每天一次,每次10mg。

(2)不良反应:轻微,一般不需要停药。可有腹痛、消化不良、食管溃疡、吞咽困难和腹胀。皮疹和红斑很少发生。偶有肌肉骨骼疼痛、便秘、腹泻和头痛。

(3)禁忌:食管排空延迟者,对本品任何成分过敏者及低钙血症者。

(4)注意事项:早餐前至少30分钟用200ml温开水送服,用药后至少30分钟方可进食。

不宜与橘子汁、咖啡、牛奶或含钙较高的饮料同服。服药后即卧床有可能引起食道刺激或溃疡性食管炎。胃肠道功能紊乱、胃炎、食道不适、十二指肠炎、溃疡病患者慎用。婴幼儿、青少年慎用。轻中度肾功能异常患者慎用。开始使用本品治疗前,必须纠正钙代谢和矿物质代谢紊乱、维生素 D 缺乏和低钙血症。补钙剂、抗酸剂和一些口服药剂很可能妨碍本品的吸收,因此,服用本品后应至少推迟半小时再服用其他药物。

(5) 药物相互作用:患者服用本药至少半小时后方可服用其他药物,以防干扰本品吸收。

(6) 替代药物:依替膦酸钠。

(7) 药理作用:阿仑膦酸钠能降低骨转换,骨形成超过骨吸收,从而使骨量增加。

3. 依替膦酸钠

(1) 用法用量:口服,每次 0.2g,2 次/日,两餐间服用。

(2) 不良反应:腹泻、便软、呕吐、头痛、咽喉灼热感、皮肤瘙痒、皮疹等症状。

(3) 禁忌:暂未发现有禁忌证。

(4) 注意事项:本品需间隙、周期服药。服药两周后需停药 11 周,然后重新开始服药,停药期间可补充钙剂及维生素 D_3。服药 2 小时内,避免食用高钙食品(如牛奶或奶制品)及含矿物质的营养补充剂或抗酸药。肾功能损害者、孕妇及哺乳期妇女慎用。若出现皮肤瘙痒、皮疹等过敏症状时应停止服药。

(5) 药物相互作用:患者服用本药至少半小时后方可服用其他药物,以防干扰本品吸收。

(6) 替代药物:阿仑膦酸钠。

(7) 药理作用:本品为骨吸收抑制剂。在低剂量时,通过抑制破骨细胞活性,防止骨的吸收、降低骨转换率而达到骨钙调节作用。

4. 鲑鱼降钙素

(1) 用法用量:皮下或肌内注射,1 次/日,每次 50~100U 或隔日 50U。

(2) 不良反应:少数患者可出现恶心、呕吐、头晕、面部潮红等反应,与剂量有关;偶见多尿、寒战;个别有过敏反应。

(3) 禁忌:对本品过敏者禁用,过敏体质者慎用。

(4) 注意事项:有过敏史者用药前应做皮试。长期卧床治疗的患者,每日需检查血液生化指标和肾功能。治疗过程中如出现耳鸣、眩晕、哮喘应停用。

(5) 药物相互作用:抗酸药和导泻药因常含钙或其他金属离子镁、铁而影响本药吸收。与氨基糖苷类合用会诱发低钙血症。

(6) 替代药物:无。

(7) 药理作用:降钙素能够显著降低高周转性骨病的骨钙丢失。它能抑制破骨细胞活性,刺激成骨细胞形成,同时抑制溶骨作用,以及通过减少肾小管再吸收而增加尿钙、磷和血钠的排泄。

5. 盐酸雷洛昔芬片

(1) 用法用量:口服,60mg/d。

(2) 不良反应:通常较轻微。偶有恶心、呕吐、腹痛和消化不良,皮疹,静脉血栓栓塞,小腿痛性痉挛,血压升高及包括偏头痛在内的头痛。

(3) 禁忌:可能妊娠的妇女绝对禁用。正在或既往患有静脉血栓栓塞性疾病者。对其中任何赋形剂成分过敏者。肝功能异常、肾衰竭者。难以解释的子宫出血者。雷洛昔芬也不宜用于有子宫内膜癌症状和体征者。

(4)注意事项:本品可增加静脉血栓的危险性。需长期卧床和久坐时不宜服用本品。用药期间若发生子宫出血应先请专家做全面检查。不适用于男性患者和儿童。

(5)药物相互作用:不宜与考来烯胺(或其他阴离子交换树脂)同时服用,以防影响本品吸收。可与氨苄西林同服,但会减低本品的峰浓度。雷洛昔芬可轻度增加激素结合球蛋白的浓度,但并不影响自由激素的浓度。

(6)替代药物:无。

(7)药理作用:作为一种选择性雌激素受体调节剂,本品可选择性作用于雌激素的靶器官,发挥不同的生物效应。

6. 骨化三醇

(1)用法用量:口服,推荐的剂量为 $0.25\mu g$,2 次/日。

(2)不良反应:可引起高钙血症,表现为眩晕、恶心、呕吐、腹痛、肌无力、精神紊乱、烦渴、多尿、骨痛、肾结石、肾钙质沉着,严重者可导致心律失常等。

(3)禁忌:与高血钙相关的疾病禁用。

(4)注意事项:用量须个体化,需及时复查血钙、血磷浓度,随时调整剂量。

(5)药物相互作用:本品不能与维生素 D 类同时应用,与巴比妥类或苯妥英钠同时服用可加速本品代谢。

(6)替代药物:阿法骨化醇,维生素 D_3。

(7)药理作用:骨化三醇是维生素 D_3 最重要的活性代谢物之一。骨化三醇具有促进肠道对钙的吸收并且调节骨的无机盐代谢等作用。

7. 阿法骨化醇

(1)用法用量:口服,$0.5\mu g/d$。

(2)不良反应:长期大剂量服用或肾功能异常的患者可能出现恶心、头昏、皮疹、便秘、厌食、呕吐、腹痛等,停药后即可恢复正常。

(3)禁忌:禁用于高钙血症、高磷酸盐血症(伴有甲状旁腺功能减退者除外)、高镁血症。对本品成分或已知对维生素 D 及类似物过敏的患者不能服用本品。

(4)注意事项:应注意复查血钙和血磷,尤其是对肾功能不全的患者。如果在服用期间出现高血钙或高尿钙,应迅速停药直至血钙水平恢复正常。

(5)药物相互作用:高血钙患者服用洋地黄制剂可能加速心律失常,所以洋地黄制剂与阿法骨化醇同时应用时必须严密监视患者的情况。服用巴比妥酸盐或其他酶诱导的抗惊厥药的患者,需要较大剂量的阿法骨化醇才能产生疗效。同时服用矿物油(长期)、考来烯胺、硫糖铝和抗酸铝制剂时,可能减少阿法骨化醇的吸收。含镁的抗酸制剂或轻泻剂与阿法骨化醇同时服用可能导致高镁血症,因而对慢性肾透析患者应谨慎使用。阿法骨化醇与含钙制剂及噻嗪类利尿剂同时服用时,可能会增加高血钙的危险。由于阿法骨化醇是一种强效的维生素 D 衍生物,应避免同时使用药理剂量的维生素 D 及其类似物,以免产生可能的加合作用及高血钙症。

(6)替代药物:骨化三醇,维生素 D_3。

(7)药理作用:增加小肠和肾小管对钙的重吸收,抑制甲状旁腺增生,减少甲状旁腺激素合成与释放,抑制骨吸收。增加转化生长因子-b(TGF-b)和胰岛素样生长因子-1(IGF-1)

合成,促进胶原和骨基质蛋白合成。调节肌肉钙代谢,促进肌细胞分化,增强肌力,增加神经肌肉协调性,减少跌倒倾向。

8. 维生素 D_3

(1)用法用量:成人口服,0.025~0.1mg/d。

(2)不良反应:短时间摄入超量或长时间服用大量维生素 D,可导致严重的中毒反应。可引起眩晕、呕吐、便秘、腹痛、肌无力、骨痛等,并可导致全身血管钙化、肾钙质沉积、软组织钙化、高血压和肾衰竭,小儿生长发育停止。

(3)禁忌:高钙血症、维生素 D 过多症、高磷血症伴肾性佝偻病。

(4)注意事项:对任何其他药物过敏;对任何其他物质如食物、防腐剂或色素过敏;若有动脉硬化、心功能不全、高胆固醇血症、高磷血症或对维生素 D 高度敏感及肾功能不全者谨慎应用。

(5)药物相互作用:肾衰竭患者同服含镁制剂与维生素 D_3 时应预防高镁血症;长期服用抗惊厥药时应补给维生素 D_3,以防止骨软化症;降钙素(calcitonin)与维生素 D_3 同用可抵消前者对高钙血症的疗效;大量钙剂或利尿药与常用量维生素 D_3 并用,有发生高钙血症的危险;洋地黄与维生素 D_3 同用时应预防诱发心律失常;大量的含磷药与维生素 D_3 同用,可诱发高磷血症。

(6)替代药物:阿法骨化醇,骨化三醇。

(7)药理作用:本品促进肠内钙磷吸收,促进骨基质的钙化。

9. 塞来昔布

(1)用法用量:本品用于缓解骨关节炎的症状和体征的推荐剂量为 200mg,1 次/日,口服或 100mg,2 次/日,口服。

(2)不良反应:头痛、便秘、恶心、关节痛、腰背痛、失眠、肌痛、外周痛、瘙痒。

(3)禁忌:对本品成分、磺胺过敏者。本品不可用于服用阿司匹林或其他非甾体抗炎药后诱发哮喘、荨麻疹或过敏反应的患者。

(4)注意事项:哮喘患者应避免服用本品。

(5)药物相互作用:本品不影响苯妥英、甲苯磺丁脲或华法林的药代动力学。抗酸剂(铝剂和镁剂)能使塞来昔布的吸收降低 10%,但并不影响其临床作用。

(6)替代药物:双氯芬酸钠缓释胶囊,吲哚美辛。

(7)药理作用:本品可特异性抑制环加氧酶-2(COX-2)生成,从而阻止炎性前列腺素类物质的产生,达到抗炎、镇痛及退热作用。

10. 双氯芬酸钠缓释胶囊

(1)用法用量:口服,本品须整粒吞服,勿嚼碎。100mg/d,或遵医嘱。

(2)不良反应:胃肠道反应为最常见的不良反应,主要为胃不适、腹痛、烧灼感、反酸、食欲缺乏、便秘恶心等,其中少数患者可出现溃疡、出血、穿孔;神经系统表现有头痛、眩晕、嗜睡、兴奋等;可引起水肿、少尿、电解质紊乱等严重不良反应;其他少见的有血清转氨酶一过性升高,极个别患者出现黄疸、皮疹、心律失常、粒细胞减少、血小板减少等。

(3)禁忌:对本品或其他非甾体抗炎药过敏者禁用。

(4)注意事项:对阿司匹林或其他非甾体抗炎药过敏者可有交叉过敏反应;有肝肾功能损害或溃疡病史者慎用;本品因含钠,对限制钠盐摄入量的患者应慎用;本品可致血清转氨酶一过性升高,血清尿酸含量下降,尿酸含量升高。

(5)药物相互作用:饮酒或与其他非甾体抗炎药同用时增加胃肠道不良反应,并有致溃疡的危险。长期与对乙酰氨基酚同用时可增加对肾脏的毒副作用;与肝素、双香豆素等抗凝药及血小板聚集抑制药同用时有增加出血的危险;可降低呋塞米的排钠和降压作用;与维拉帕米、硝苯地平或丙磺舒同用时,本品的血药浓度增高,宜适当减少本品剂量;本品可增高地高辛的血浓度,影响降血糖药疗效,影响抗高血压药的降压效果,降低甲氨蝶呤的排泄,增高其血浓度,甚至可达中毒水平。与保钾利尿药同用时可引起高钾血症。

(6)替代药物:塞来昔布胶囊,吲哚美辛片。

(7)药理作用:本品主要是通过抑制环加氧酶活性,阻断花生四烯酸向前列腺素的转化。同时,它也能促进花生四烯酸与三酰甘油结合,间接抑制白三烯的合成。本品是非甾体抗炎药中作用较强的一种,它对前列腺素合成的抑制作用强于阿司匹林和吲哚美辛等。

11. 吲哚美辛片

(1)用法用量:每次 25mg 起始,2~3 次/日。饭时或饭后立即口服(可减少胃肠道副作用)。

(2)不良反应:胃肠道反应(恶心、呕吐、腹痛、腹泻、溃疡,偶见胃出血及穿孔);中枢神经系统症状(头痛、眩晕等);肝功能损害(黄疸、氨基转移酶升高);抑制造血系统(粒细胞减少,偶有再生障碍性贫血);也可见皮疹、哮喘。

(3)禁忌:活动性消化道溃疡、肾功能不全、对非甾体类抗炎药物过敏者、震颤麻痹、癫痫、精神病患者、孕妇、哺乳期妇女及儿童。

(4)注意事项:饭后服用本品胶囊剂,可减少胃肠道反应。若头痛持续不减,应停药。与阿司匹林有交叉过敏性,对后者过敏者忌用本品。溃疡病、震颤麻痹、精神病、癫痫、支气管哮喘患者、肾功能不全者及孕妇忌用;儿童对本品较敏感,有用本品后因激发潜在性感染而死亡者,故忌用。外用软膏只适用于无破损皮肤表面,忌用于皮肤损伤或开放性创口处。

(5)药物相互作用:本品与对乙酰氨基酚长期合用可增加肾脏毒副作用。与其他非甾体抗炎药合用时,消化道溃疡的发病率增高。与阿司匹林或其他水杨酸盐同时应用,不能增加疗效,而肠胃道副作用明显增多,并可增加出血倾向。饮酒或与皮质激素、促肾上腺皮质激素同用,可增加胃肠道溃疡或出血倾向。与肝素、口服抗凝药、溶栓药合用时,有增加出血倾向的潜在危险。与氨苯蝶啶合用时可致胃功能减退。与秋水仙碱、磺吡酮合用时可增加胃肠溃疡和出血危险。有报道,与氨苯蝶啶合用可引起肾功能损害。

(6)替代药物:塞来昔布胶囊,双氯芬酸钠缓释胶囊。

(7)药理作用:本品是最强的前列腺素合成酶抑制剂之一,可抑制体内前列腺素(PG)合成,抑制炎性反应,包括抑制白细胞活动及溶酶体酶的释放,起到解热、消炎、镇痛作用。

(四)骨质疏松症并发症治疗

骨折是骨质疏松症的主要并发症。肱骨近端、桡骨远端、踝部、髋骨等部位都是骨质疏松性骨折的好发部位,肱骨近端、桡骨下端骨折约占老年人骨折的 1/3。四肢骨折也是老年人常见的骨质疏松性骨折。骨质疏松性骨折的治疗目标是减少并发症、降低病死率、提高康复水平、改善生活质量。

外科处理基本原则:对全身健康状况及重要脏器功能做出正确评估,确定外科治疗指征。治疗方法的选择要符合降低并发症、早期离床、早期康复的目的。治疗方法的选择宜适应对老年人预期生存年限做出的评估。治疗方法的选择还取决于骨折部位、骨折类型,尤其是骨的质量。外科治疗的同时应注意提高骨质量,防止再骨折。

（五）骨质疏松症及其并发症治疗处方举例

方案 1 碳酸钙维生素 D 咀嚼片 600mg，口服，1 次/日+维生素 D_3 注射液 7.5~15mg，肌内注射，每 2~4 周 1 次+阿仑膦酸钠片 10mg，口服，1 次/日+盐酸雷洛昔芬片 60mg，口服，1 次/日。

适用范围：适用于既往无骨折史、不伴骨痛的女性骨质疏松患者。

注意事项：胃肠道疾患不能耐受二磷酸盐制剂者慎用。

疗程：长期服用，11 周调整一次。

评价：为一种常用高效治疗方案，费用较低。

方案 2 碳酸钙维生素 D 咀嚼片 600mg，口服，1 次/日+骨化三醇胶丸 0.5μg，口服，1 次/日+阿仑膦酸钠片 10mg，口服，1 次/日+盐酸雷洛昔芬片 60mg，口服，1 次/日。

适用范围：适用于既往无骨折史、不伴骨痛，有肝肾疾病的女性骨质疏松患者。

注意事项：胃肠道疾患不能耐受二磷酸盐制剂者慎用。

疗程：长期服用，11 周调整一次。

评价：为一种常用高效治疗方案，费用中等。

方案 3 碳酸钙维生素 D 咀嚼片 600mg，口服，1 次/日+维生素 D_3 注射液 7.5~15mg，肌内注射，每 2~4 周 1 次+盐酸雷洛昔芬片 60mg，口服，1 次/日+阿仑膦酸钠片 10mg，口服，1 次/日+塞来昔布胶囊 200mg，口服，1 次/日。

适用范围：适用于既往无骨折史伴骨痛的女性骨质疏松患者。

注意事项：胃肠道疾患不能耐受二磷酸盐制剂者慎用。

疗程：长期服用，11 周调整一次。

评价：为一种常用高效治疗方案，费用较低。

方案 4 碳酸钙维生素 D 咀嚼片 600mg，口服，1 次/日+骨化三醇胶丸 0.5μg，口服，1 次/日+盐酸雷洛昔芬片 60mg，口服，1 次/日+阿仑膦酸钠片 10mg，口服，1 次/日+塞来昔布胶囊 200mg，口服，1 次/日。

适用范围：适用于既往无骨折史伴骨痛、有肝肾疾病的女性骨质疏松患者。

注意事项：胃肠道疾患不能耐受二磷酸盐制剂者慎用。

疗程：长期服用，11 周调整一次。

评价：为一种常用高效治疗方案，费用中等。

方案 5 碳酸钙维生素 D 咀嚼片 600mg，口服，1 次/日+维生素 D_3 注射液 7.5~15mg，肌内注射，每 2~4 周 1 次+阿仑膦酸钠片 10mg，口服，1 次/日。

适用范围：适用于既往无骨折史，不伴骨痛的男性骨质疏松患者。

注意事项：胃肠道疾患不能耐受二磷酸盐制剂者慎用。

疗程：长期服用，11 周调整一次。

评价：为一种常用高效治疗方案，费用较低。

方案 6 碳酸钙维生素 D 咀嚼片 600mg，口服，1 次/日+骨化三醇胶丸 0.5μg，口服，1 次/日+阿仑膦酸钠片 10mg，口服，1 次/日。

适用范围：适用于既往无骨折史不伴骨痛，有肝肾疾病的男性骨质疏松患者。

注意事项：胃肠道疾患不能耐受二磷酸盐制剂者慎用。

疗程:长期服用,11周调整一次。

评价:为一种常用高效治疗方案,费用中等。

方案7　碳酸钙维生素D咀嚼片600mg,口服,1次/日+维生素D_3注射液7.5~15mg,肌内注射,每2~4周1次+阿仑膦酸钠片10mg,口服,1次/日+塞来昔布胶囊200mg,口服,1次/日。

适用范围:适用于既往无骨折史伴骨痛的男性骨质疏松患者。

注意事项:胃肠道疾患不能耐受二磷酸盐制剂者慎用。

疗程:长期服用,11周调整一次。

评价:为一种常用高效治疗方案,费用较低。

方案8　(疼痛伴肝肾疾病)碳酸钙维生素D咀嚼片600mg,口服,1次/日+骨化三醇胶丸0.5μg,口服,1次/日+阿仑膦酸钠片10mg,口服,1次/日+塞来昔布胶囊200mg,口服,1次/日。

适用范围:适用于既往无骨折史伴骨痛,有肝肾疾病的女性骨质疏松患者。

注意事项:胃肠道疾患不能耐受二磷酸盐制剂者慎用。

疗程:长期服用,11周调整一次。

评价:为一种常用高效治疗方案,费用中等。

方案9　碳酸钙维生素D咀嚼片600mg,口服,1次/日+骨化三醇胶丸0.5μg,口服,1次/日+阿仑膦酸钠片10mg,口服,1次/日+鲑鱼降钙素喷鼻剂100U,鼻吸,1次/日。

适用范围:适用于伴骨折骨质疏松患者。

注意事项:胃肠道疾患不能耐受二磷酸盐制剂者慎用。

疗程:长期服用,11周调整一次。

评价:为一种常用高效治疗方案,费用中等。

四、疗效评价及随访

(一)治愈标准

无。

(二)好转标准

临床症状改善,骨密度指标改善。

(三)随访观察

1. 病情监测　定期检测血钙磷和骨密度。

2. 预防复发的措施　按照疗程服药,定期复查。

3. 并发症　按照标准治疗,预防骨折并发症发生。

(四)预后

通过治疗,骨量增加,减少骨折发生,在急性骨折时需要卧床休息,服适量止疼药,应用降钙素对镇痛有效,注意防止发生肺炎和压疮等。

第三章 神经系统常见疾病用药

第一节 阿尔茨海默病

一、概述

阿尔茨海默病(Alzheimer disease,AD)是最常见和最重要的脑变性疾病,随着全球人口老龄化,AD的发病率呈逐年显著上升趋势。AD的发病率随年龄增高,多数资料显示65岁以上患病率约为5%,85岁以上为20%,妇女患病率约为男性的3倍。流行病学资料显示AD的危险因子包括出生序列、出生时母亲年龄、唐氏(Down's)综合征家族史及头部外伤史等,低教育程度作为AD的危险因子和脑力劳动具有保护作用至今未明。AD患者常出现精神疾病表现,约20%的患者住进精神病院。AD的病因迄今不明,一般认为AD是复杂的异质性疾病,多种因素可能参与致病,如遗传因素、神经递质、免疫因素和环境因素等,病理变化可见伴随老化的神经生物学改变,前额叶、颞叶等新大脑皮质及海马、杏仁核等神经元纤维缠结和老年斑是诊断AD的金指标,脑皮质萎缩、各脑区神经元减少、血管β-淀粉样蛋白沉积和颗粒空泡变性也是AD的重要病理特点,以及Meynert基底核神经元减少、突触及树突减少、皮质ACh含量减少、星形细胞及小胶质细胞反应等。由于AD的病因及发病机制未明,故治疗尚无特效疗法,以对症治疗为主,包括药物治疗改善认知功能及记忆障碍,对症治疗改善精神症状,良好的护理延缓病情进展。AD的病程持续5~10年或以上,病情进行性加重,患者几年内丧失独立生活能力,多死于心血管病、肺部感染和压疮等并发症。

二、治疗

(一)康复措施

(1)改善患者的社会生活环境,鼓励参与各种社会日常活动,增加家庭教育项目,让患者维持一定的社会活动和生活能力,加强家庭和社会对患者的照顾、帮助和训练;设立痴呆患者护理治疗服务咨询机构,帮助患者家属和有关机构合理指导患者生活,提高患者的生存质量,减轻社会及家庭负担。

(2)满足照料和护理AD患者的医护人员和设施需求的不断增长,解决家庭和医护人员需要面对的AD患者的行为、社会关系、经济、法律和生活环境问题。

(3)AD患者可能发生从家中或医疗保健中心走失的现象,发生率随认知功能和独立生活能力降低而增加,一项社区调查显示,36%的AD患者曾走失,改变患者所处的自然环境(如隐藏通道门)、在护理人员监督下活动可减少和防止走失,建立"安全返回"全国性网络,患者佩戴"安全返回"标志,走失患者被他人发现后可通过电话联络让患者安全返回家中;定向和视空间能力障碍患者应尽量减少外出,以防意外。

(二)一般治疗

(1)提倡乐观生活态度,保持兴趣及好奇心,防止记忆力减退。

(2) 保持健康生活方式,戒烟。
(3) 避免离群索居,鼓励参加社会活动等。

(三) 外科治疗

无。

(四) 活动

鼓励患者进行有计划的适当的活动,积极用脑,预防脑力衰退,但应避免过度劳累。

(五) 饮食

饮食要均衡,要注意强调做到"三定、三高、三低和两戒",即定时、定量、定质、高蛋白、高不饱和脂肪酸、高维生素,低脂肪、低热量、低盐和戒烟、戒酒。避免使用铝制炊具。

三、药物治疗

(一) 药物治疗原则

由于 AD 的病因及发病机制未明,治疗尚无特效疗法,以对症治疗为主,包括药物治疗改善认知功能和精神行为症状,延缓病情进展,保持患者的独立生活能力,提高生存质量。要使患者和亲属知道现有治疗效果很可能是有限的。

1. 改善认知功能的药物治疗原则 可单药应用,选乙酰胆碱酯酶(AChE)抑制剂或谷氨酸受体(NMDA)拮抗剂,也可两者联合应用。而对副作用评价需用药后 2~4 周、对认知功能的评估需 3~6 个月,以后每 6 个月应评估疗效一次、在不能耐受或用 6 个月后认知能力仍按服药前的速度下降时可放弃,再选用其他药物,需手术时应停药。

2. 精神行为症状的药物治疗原则 抑郁、兴奋、睡眠障碍的 AD 患者需对症治疗,出现过度兴奋或攻击行为时应给予抗精神病药物治疗,保护患者及周围成员。患者通常不能耐受常规剂量,有时常规剂量也会出现僵硬、运动不能或肌张力障碍等,应注意用最小有效剂量,避免用镇静或抗胆碱能作用强的药物,如阿米替林、丙米嗪、多塞平等,应熟知所有药物的作用和副作用,根据行为异常的种类、患者具体情况、是否合并其他疾病和服用其他药物,采取个体化治疗。总之要遵循以下原则:患者存在精神行为异常,且利大于弊时才应用药物治疗,而且应从最低剂量开始,逐渐加量,观察药效和安全性。在行为和心理症状平稳 3 个月后尽量减药、撤药,必要时推荐精神科医师治疗。

(二) 药物选择

(1) AChE 抑制剂:多奈哌齐、加兰他敏、重酒石酸利斯的明、美曲磷脂、依斯的明(eptastigmine)、石杉碱甲(huperzine A)。

(2) NMDA 受体拮抗剂:美金刚。

(3) 抗抑郁症药物:西酞普兰、氟西汀、舍曲林、多塞平、米塔扎平、曲唑酮。

(4) 抗激惹、攻击行为等精神症状药物:利培酮、奥氮平、氟哌啶醇。

(5) 针对睡眠障碍的药物:苯二氮䓬类(如:阿普唑仑、劳拉西泮)、唑吡坦、米塔扎平、曲唑酮。

(三) 阿尔茨海默病的预防与治疗

针对高危易感人群采取有效的预防措施,如雌激素替代疗法可明显降低更年期妇女 AD 的患病风险,小规模临床试验证实,雌激素可延缓疾病发生、改善患者的认知功能。AD

老年斑形成与炎性反应有关,出现炎性相关蛋白及小胶质细胞增生,导致β-淀粉样蛋白沉积,非甾体抗炎药可抑制与老年斑形成有关的炎性反应,因此消炎镇痛药可能预防和延缓AD,流行病学研究发现,常服用消炎镇痛药的老年人患AD和认知障碍的风险明显降低,因此消炎镇痛药可能成为AD预防用药。

(四)阿尔茨海默病并发症治疗

AD并发症主要为因认知功能下降、精神症状等导致的各种意外,故无特定并发症治疗方案。

(五)阿尔茨海默病及其并发症治疗处方举例

1. 改善认知功能的药物治疗举例

方案1 盐酸多奈哌齐片每片5mg或每片10mg,初始剂量5mg,每晚1次,口服。或盐酸多奈哌齐胶囊每粒5mg或每粒10mg,初始剂量5mg,每晚1次,口服。

适用范围:轻度至重度AD患者。

注意事项:5mg即为有效剂量,口服,每晚1次,如耐受,4~6周后可增加至每日10mg,分2次服。有心脏传导功能异常(如心动过缓)或有跌倒和晕厥病史者应谨慎。

疗程:3~6个月以上。只要对患者治疗的益处一直存在,治疗可以一直持续。

评价:Ⅰ类推荐,证据A级(美国、欧盟、英国、加拿大指南),对于多数患者耐受良好。主要副作用为胆碱能兴奋的副作用,如恶心、呕吐、腹泻及肌肉痛性痉挛,通过与食物同服、减少剂量、分开服用或缓慢增加剂量等方法可能减轻。其他副作用还有尿失禁、晕厥、心动过缓和疲乏等,应做相应处理。

方案2 重酒石酸利斯的明胶囊每粒1.5mg,初始剂量1.5mg,每日2次口服。

适用范围:轻中度AD患者。注意事项:重酒石酸利斯的明胶囊规格还有每粒3.0mg、每粒4.5mg、每粒6.0mg;在使用过程中若耐受良好,2周后可逐渐加量至3mg,每日2次,如需要且耐受良好,2周后可加至4.5mg,每日2次,最高推荐剂量为6mg,每日2次。初始剂量不是最小有效剂量。肝肾功能减退患者服药不必调整剂量。

疗程:3~6个月以上。获得最佳疗效的患者应维持其最高的且耐受良好的剂量。

评价:Ⅰ类推荐,证据A级(美国、欧盟、英国、加拿大指南)。副作用主要是恶心、呕吐、腹泻,需要和食物同时服用。肌肉痛性痉挛和心动过缓在治疗剂量很少发生。其他同多奈哌齐片。

方案3 氢溴酸加兰他敏片每片4mg,初始剂量4mg,每日2次,口服。

适用范围:轻中度AD患者。

注意事项:氢溴酸加兰他敏片规格还有每片8mg、每片5mg;用药时初始剂量4mg,每日2次,口服,4周后增加到8mg,每日2次;再4周后可增加到16mg,每日2次。一般最大剂量每日24mg。每天大于32mg不再有更大作用。初始剂量不是最小有效剂量;有肾功能障碍最大剂量为每日16mg。禁忌证及其他注意事项见药品说明。

疗程:3~6个月以上。

评价:Ⅰ类推荐,证据A级(美国、欧盟、英国、加拿大指南)。虽然氢溴酸加兰他敏在欧洲和北美已有数项设计良好的临床实验支持对轻中度AD患者认知功能障碍的有效治疗,但在我国还缺乏此类研究,故国内的药品说明书还没有把其治疗AD作为主要使用范围。

方案4 石杉碱甲片每片0.05mg或每片0.2mg,0.1~0.2mg,每日2次,口服,日最大量 0.45mg。

适用范围：石杉碱甲片适用于良性记忆障碍，提高患者的指向记忆，联想学习，图像回忆，对痴呆患者和记忆力障碍有明显改善作用。

注意事项：癫痫、肾功能不全、机械性肠梗阻、心绞痛等患者禁用。

疗程：3个月以上。

评价：是我国从中草药千层塔中提取的AChE抑制剂，作用较强，对AChE有选择性，可改善认知功能，副作用小。但目前仅见国内有一项100名AD患者的多中心随机与安慰剂对照临床实验报告显示在12周实验终末，改善了轻中度AD患者的认知功能。

方案5 盐酸美金刚片每片10mg，口服，每日2次。

适用范围：中重度AD患者。

注意事项：盐酸美金刚片初始剂量每日5mg，之后每周加5~10mg，每日2次。中度肾功能损害者应减量至每日10mg，严重肾功能损害虽无资料，但一般不推荐使用。

疗程：3~6个月以上。

评价：Ⅱa类推荐，证据B级（欧盟、美国、加拿大指南）；2009年英国指南：除非用于设计良好的临床实验，否则不推荐应用。也有治疗轻度AD的临床实验。对激惹症状可能有益。可与AChE抑制剂联合应用。

2. 针对精神症状的药物方案举例

方案1 盐酸氟西汀片每片10mg或每片20mg，晨服，每日10~20mg或隔日1次。或盐酸氟西汀胶囊每粒10mg或每粒20mg，晨服，每日10~20mg或隔日1次。

适用范围：抑郁症，强迫症。

注意事项：肝肾功能损伤患者用量和频度均应减少。不能与单胺氧化酶抑制剂同时服用。

疗程：如果有效可以在病情平稳后3个月停药。

评价：由于半衰期长，治疗作用和副作用可能要数周才能显现出来。

方案2 草酸艾司西酞普兰片每片10mg，晨服，每日10~20mg。

适用范围：治疗抑郁症、惊恐症。

注意事项：轻中度肾功能降低者不需要调整剂量，严重肾功能降低的患者慎用。肝功能降低者，建议起始剂量每日5mg，持续治疗2周，根据患者的个体反应，剂量可以增加至每日10mg。出现癫痫发作的患者应停止用药。

疗程：症状缓解后，应持续治疗6个月以上，以巩固疗效。

评价：耐受性较好。

方案3 利培酮片每片1mg或每片2mg，每次0.25mg，睡前服，或每次0.25mg，每日2次。或利培酮口服液1mg/ml，每次0.25mg，睡前服，或每次0.25mg，每日2次。

适用范围：用于治疗急性和慢性精神分裂症及其他各种精神病性状态的明显的阳性症状（如幻觉、妄想、思维紊乱、敌视、怀疑）和明显的阴性症状（如反应迟钝、情绪淡漠及社交淡漠，少语）。

注意事项：利培酮初始剂量每次0.25mg，睡前服，或每次0.25mg，每日2次，有效剂量每日1mg，可用到每日2mg。患有心血管疾病的人应慎用；肾病和肝病患者应慎用。可引起嗜睡，从事危险作业时应谨慎。

疗程:没有资料,按一般原则,改善症状后3个月逐渐停药。

评价:应用时应定期检测血糖、血脂。

方案 4 奥氮平片每片 5mg 或每片 10mg,初始剂量每日 2.5mg,睡前服。

适用范围:适用于精神分裂症及其他有严重阳性症状和(或)阴性症状的精神病的急性期和维持期的治疗。

注意事项:奥氮平片最大剂量每日 7.5~10mg。女性患者、老年患者、严重肾功能损害或中度肝功能损害患者,起始剂量应减量(每日 2.5~5mg)。可引起嗜睡,从事危险作业时应谨慎。

疗程:症状缓解后,应持续治疗 6 个月以上,以巩固疗效。

评价:应用时应定期检测血糖、血脂。有癫痫史或有癫痫相关疾病者、任何原因所致的白细胞降低者、前列腺增生、麻痹性肠梗阻和窄角性青光眼患者均慎用。对 AD 患者进行的临床试验中有步态异常。

方案 5 阿普唑仑片每片 0.4mg,0.4~0.8mg,睡前服(催眠用)。

适用范围:主要用于焦虑、紧张、激动,也可用于催眠或焦虑的辅助用药,也可作为抗惊恐药,并能缓解急性酒精戒断症状。

注意事项:AD 患者对所有苯二氮䓬类用量应为常量的 1/3~1/2。

疗程:尽可能短期使用。

评价:慎用于肝肾功能损害、重症肌无力、急性或易于发生的闭角型青光眼发作、严重慢性阻塞性肺部病变及驾驶员、高空作业者、危险精细作业者。长期应用可能产生依赖性。

方案 6 酒石酸唑吡坦片每片 10mg,5~10mg,睡前服。

适应范围:一过性失眠、短期失眠、慢性失眠的短期治疗。

注意事项:65 岁以下患者为 1 片,65 岁以上患者和肝功能不全的患者为半片,每天剂量不超过 10mg。

疗程:一般不超过 7~10 天。

评价:因有中枢抑制作用,服药后应禁止从事驾驶、高空作业和机器操作等工作;肝功能不全、肺功能不全、重症肌无力、抑郁症患者慎用。

四、疗效评价及随访

(一)治愈标准

本病尚无法治愈。

(二)好转标准

(1)患者临床症状明显改善。

(2)神经心理学及量表检查提示好转。

(三)随访观察

1. 病情监测

(1)病情平稳后,至少每半年复诊一次。

(2)门诊复诊了解患者症状缓解、并发症发生及药物不良反应发生情况。

(3)评估患者生活质量,包括回归社会状况。

2. 预防 AD 恶化的措施

(1)提倡乐观生活态度,保持兴趣及好奇心,防止记忆力减退。

（2）保持健康生活方式和良好的生活规律。

（3）避免离群索居，鼓励参加社会活动等。提倡乐观生活态度和保持健康生活方式。

（4）鼓励患者进行有计划的适当的活动，积极用脑，预防脑力衰退，但应避免过度劳累。

（5）饮食要均衡，要注意强调做到"三定、三高、三低和两戒"，即定时、定量、定质，高蛋白、高不饱和脂肪酸、高维生素，低脂肪、低热量、低盐和戒烟、戒酒。避免使用铝制炊具。

3. 并发症　AD并发症主要为认知功能下降、精神症状等导致的各种意外，故无特定并发症治疗方案。

4. 预后　AD临床前期超过7年，AD的病程持续5~10年或以上，病情进行性加重，患者几年内丧失独立生活能力，多死于心血管病、肺部感染和压疮等并发症。

第二节　癫　痫

一、概　述

癫痫（epilepsy）是大脑神经元突发性异常放电导致短暂的大脑功能障碍的一种慢性疾患。由于异常放电神经元所涉及的部位不同，可表现为发作性的运动、感觉、自主神经、意识及精神障碍。它是多种原因引起的临床常见的病症之一。据国内流行病学调查，其发病率农村为每年25/10万，城市为每年35/10万，患病率约为人群的7‰。

二、治　疗

（一）康复措施

1. 病因治疗　一旦病因明确，应对因治疗，如脑瘤、脑血管畸形、脑组织瘢痕、颅内异物等可行手术治疗，脑寄生虫病需行抗寄生虫药物治疗。有的（如反射性癫痫）应尽量避免诱发因素的刺激以减免其发作。

2. 对症及药物治疗　对于病因未明或病因已明而暂不能治疗者一般均需行药物治疗。

（二）一般治疗

（1）癫痫患者或其家属必须有一套系统完整的发病与治疗档案，记载发病情况、服药剂量、时间与反应，在就诊时交给医师，以评价治疗效果。

（2）严格观察药物不良作用，定期检查血、尿常规、肝功能等。

（3）儿童患者可照常上学，成人患者不宜从事高空或水上作业、机动车辆驾驶、操作高速车床、高压电器及哨卫等工作。

（4）患者可以结婚，遗传性癫痫患者按有关规定最好不生育。

（三）外科治疗

手术治疗主要适用于难治性癫痫及有致痫灶者，凡确诊为癫痫后，经系统药物治疗，并在血浆浓度监测下治疗2年仍不能控制，病程在3年以上，且发作频繁者，（每月有4次以上的发作），经严格的术前评估后可考虑行手术治疗。

手术适应证：主要是起源于一侧颞叶的难治性复杂部分性发作，如致痫灶靠近大脑皮质，手术可以切除且不会遗留严重神经功能缺陷，疗效较好。病因明确如肿瘤、动脉瘤和血管畸形等，如在可切区域也可考虑手术切除。

外科治疗方法主要有三类：一类为切除癫痫源病灶或癫痫源区，如大脑皮质、脑叶及大脑半球切除术等；第二类为阻断癫痫放电的扩散通路，提高癫痫阈值，破坏癫痫的兴奋机构，如大脑联合（胼胝体）切开术、立体定向脑深部结构摧毁术（杏仁核、Forel-H 区）等，后者包括伽马刀、X 刀的治疗；第三类为刺激癫痫的抑制结构，如迷走神经刺激术、慢性小脑刺激术。

（四）活动

可进行慢跑、散步、打太极拳、练气功等适量活动。如果病情较重，或者临近发作，最好不要单独行动。同时，活动、锻炼的场所要选择好，避免危险。

（五）饮食

规律饮食，不要暴饮暴食，有时过饥过饱也会诱发癫痫。另外，烟、酒、茶、咖啡、巧克力、辛辣食物均可诱发癫痫发作，日常生活中需要注意。

三、药物治疗

（一）药物治疗原则

癫痫是常见的神经内科疾患，特点是持续存在能产生癫痫发作的易感性，并出现相应的神经生物学、认知、心理学及社会等方面的后果。诊断癫痫至少需要一次以上的癫痫发作。目前以药物治疗为主。有明确病因的药物治疗必须在控制病因的基础之上。确定合理的治疗方案是神经内科医师的一项重要任务。大量实践证明，对癫痫的防治性研究应尽量开展严格设计的大样本随机对照试验（randomized controlled trials，RCT），但由于人力、财力和时间限制，大多数医务工作者只能进行小样本的临床试验。只要是严格设计的小样本 RCT，结果就具有真实性，联合多个这样的 RCT 进行 Meta 分析（系统评价，systematic review，SR），其效果可类似大样本多中心临床试验，也能得出较全面、真实的综合结论。

(1) 一经确诊为癫痫，原则上应及早用药，但仅有一次发作而有明确诱因或数年一发者可先观察，暂不给药。

(2) 尽快控制发作应长期按时定量服药，间断服药既无治疗价值，又有导致癫痫持续状态的危险。

(3) 正确选择药物：按癫痫发作类型选药，选择有效、安全、价廉和来源有保证的药物。通常全身强直-阵挛性发作选用丙戊酸、苯巴比妥、托吡酯、卡马西平；部分性发作选卡马西平、苯妥英钠、托吡酯；失神发作选丙戊酸、苯二氮䓬类、乙琥胺；婴儿痉挛选促肾上腺皮质激素(25~40 U/d，4~6 周)、泼尼松、氯硝西泮等。

(4) 合适的药物剂量：通常从小剂量开始，逐渐增加至有效控制发作而无明显毒副作用的剂量，坚持长期按时定量服用。最好结合血浆药物浓度的监测来调整剂量。病情尚未控制，血浆浓度未达稳态时宜加量。儿童因随年龄增长体重不断增加，故需经常调整药物剂量。

(5) 单一药物为主：一般主张使用单一药物治疗，只有当一种药物最大剂量仍不能控制发作、出现明显毒副作用或有两种及两种以上发作类型时，可考虑两种药物联合使用，但需注意药物相互作用。

(6) 换药：某一药物用至极量，药物血浆浓度也超出常量范围仍不能控制发作，或(和)有严重的毒副作用，需考虑换药或联合用药。除因毒副作用原因无法持续使用者外，严禁突然撤换,以免引起持续状态,换药宜有至少1周以上的交替时间。

(7)停药:应根据发作类型、既往发作情况、颅内有无持久性病灶和脑电图异常来决定。一般原发性者完全控制2~4年后,脑电图正常或发作波消失者方可考虑停药。停药宜逐渐减量,最好在6~12个月内完成。对继发性癫痫有时停药困难,有的可能要终身服药。

(8)癫痫持续状态的治疗:尽快选用作用效果快的药物及途径如静脉选用苯巴比妥类药物,终止成持续状态的癫痫发作,减少发作对脑部神经元的损伤;保持稳定的生命体征和进行心肺功能支持;纠正感染、酸碱及电解质紊乱等并发症。

(二)药物选择

(1)口服用药:苯妥英钠、苯巴比妥、丙戊酸类、卡马西平、奥卡西平、硝西泮、氯硝西泮、拉莫三嗪、托吡酯、左乙拉西坦。

(2)肌内注射或静脉用药:地西泮注射液、苯巴比妥注射液、丙戊酸注射液、咪达唑仑注射液。

(三)癫痫并发症治疗

1. 呼吸衰竭 严重癫痫持续状态及某些抗惊厥药物都能引起呼吸衰竭。应严密观察呼吸、心率、心律及瞳孔等变化。并在血气监测下,选择适宜时机气管插管或气管切开,以改善通气,加强吸痰,拍背,保持呼吸道通畅。必要时应用呼吸机辅助治疗。

2. 脑水肿 引起严重缺氧,导致脑细胞肿胀、颅内压增高,使抗癫痫药难以进入脑组织,可静脉注射20%甘露醇250ml,每6小时1次,或高渗溶液、激素等治疗。同时给予脑细胞保护剂。

3. 高热 因高热使癫痫持续状态形成恶性循环,应积极降温、物理降温,如冰枕、腹股沟处安放冰袋、温水擦浴等。

4. 感染 癫痫持续状态可导致意识障碍、咀嚼肌及咽部肌肉痉挛而导致痰液不能咳出,不能自行排尿,从而引起肺部及尿路感染等。治疗上早期预防,发现后及时治疗。

5. 酸碱平衡紊乱 癫痫持续状态可导致严重的电解质及酸碱平衡紊乱,治疗上需积极纠正紊乱。

(四)癫痫及其并发症治疗处方举例

1. 癫痫持续状态药物治疗方案

方案1 地西泮注射液20mg+5%葡萄糖液500ml。

适应范围:癫痫持续状态的首选用药。

注意事项:地西泮注射液,成人1~5mg/min,静脉滴注后有复发者,30分钟后可重复应用,直至发作停止或总量达20~30mg为止;或在首次用药后将本药缓慢静脉滴注,10~20mg/h。视发作情况控制滴注速度和剂量,24小时总剂量不超过120mg为宜。儿童:1mg/min,每次0.25~0.5mg/kg静脉注射。

通常儿童一次用量不超过10mg,婴儿不超过每次2mg。新生儿及婴儿也可用安定,每次0.5~1mg/kg 直肠给药。应同时注意有无抑制呼吸。

疗程:发作时静脉注射一次,发作控制后视情况减量后停用。

评价:作用效果快、经济有效,临床常备用药。

方案2 咪达唑仑注射液,先静脉注射2~3mg,继之以0.05mg/(kg·h)静脉滴注维持。

适应范围:全面性强直阵挛性癫痫持续状态。

注意事项:应同时注意有无抑制呼吸。

疗程:发作时静脉注射一次,发作控制后视情况减量后停用。

评价:效果迅速。

方案3 注射用异戊巴比妥钠粉针0.5g或5mg/kg+注射用水10ml,稀释成10ml,50mg/min静脉注射。发作时给药。或注射用异戊巴比妥钠粉针0.5g或5mg/kg+生理盐水10ml,稀释成10ml,50mg/min静脉注射。发作时给药。

适应范围:用于地西泮治疗无效病例。

注意事项:异戊巴比妥钠使用时成人用0.5g或5mg/kg,1~4岁儿童为0.1g,5岁以上为0.2g,以注射用水或生理盐水稀释,成人稀释成10ml,以50mg/min速度缓慢匀速静脉注射,直到抽搐停止后再追加50mg,剩余部分可行肌内注射,儿童稀释成5ml以1ml/min速度缓慢静脉注射。有心律失常、呼吸功能障碍及低血压等副作用,注射过程中需密切观察呼吸情况,如有抑制呼吸现象应立即停止注射,并做人工呼吸。

疗程:发作时静脉注射一次,发作控制后视情况减量后停用。

评价:用于临床难治性癫痫持续状态,但目前已少用。

方案4 苯妥英钠注射液0.2g+生理盐水20~40ml,15~18mg/kg,稀释后以50mg/min缓慢静脉注射。发作时给药。

适应范围:适用于地西泮治疗无效病例。

注意事项:有心律失常、呼吸功能障碍及低血压者慎用。其起效较慢(30~60分钟后),作用时间长(10~15小时),可以与安定药配伍使用。目前已少用。

疗程:发作时静脉持续泵入,发作控制后视情况减量后停用。

评价:副作用较大,临床目前较少使用。

方案5 苯巴比妥注射液,成人每次0.2g,儿童每次4~7mg/kg,肌内注射。发作时给药。

适应范围:适用于地西泮治疗无效病例。

注意事项:本药起效慢,肌内注射后20~30分钟才起作用,需1~2小时后方达最高血浓度。主要用于地西泮控制发作后作为长效抗癫痫药使用。成人每次0.2g,儿童每次4~7mg/kg,肌内注射,每隔4~6小时1次,24小时的总剂量小于35mg/kg。静脉给药时用生理盐水稀释,按5mg/kg,以每分钟30mg的速度静脉滴注。本药对脑水肿、脑缺氧有保护作用,但剂量过大时影响觉醒,并对肝肾功能可能有影响。

疗程:发作时肌内注射48~72小时,发作控制后视情况减量后停用。

评价:有效且较安全,临床常备。

方案6 注射用丙戊酸钠水针,成人400~800mg,3~5分钟,静脉缓慢注射。发作时给药。

适应范围:对一些难治性癫痫持续状态,尤其是对治疗儿童癫痫持续状态和急性反复癫痫发作安全可靠。

注意事项:本药可用至15mg/kg,日剂量最大不超过2500mg。若原已口服丙戊酸时,则应根据口服剂量酌减。可以0.5~1.0mg/(kg·h)速度持续或重复滴注。严重肝肾功能不全的患者禁用。

疗程:发作时静脉注射一次,发作控制后视情况减量后停用。

评价:对神志的影响较小,可用于癫痫持续状态的辅助或过渡使用。

方案 7 利多卡因注射液,成人用 1% 的利多卡因 10ml,以 20mg/min 匀速静脉注射。发作时给药。

适应范围:对一些难治性癫痫持续状态,尤其是对治疗儿童癫痫持续状态和急性反复癫痫发作安全可靠。

注意事项:必须心电监护,防止严重的心律失常。

疗程:发作时静脉注射一次,发作控制后视情况减量后停用。

评价:过去常用的抗癫痫药物,现由于其心律失常的发生,已较少使用。

方案 8 10% 水合氯醛合剂,成人 20~30ml,儿童 0.3ml/kg,灌肠。发作时给药。或副醛注射液,成人 8~10ml,儿童 0.3ml/kg,用温开水稀释至 30~50ml,发作时灌肠给药。

适应范围:适用于以上方法均无效的。

注意事项:密切关注意识及呼吸情况。

疗程:发作时灌肠一次,发作控制后视情况减量后停用。

评价:灌肠使用,较安全,常用于控制小儿惊厥。

2. 发作间歇期药物治疗方案 癫痫的发作类型多样,强调根据发作类型选药。

方案 1 丙戊酸钠,成人每日 0.6~1.2g,儿童 15~20mg/(kg·d),每日 2 次。

适应范围:主要适用于单纯或复杂部分性发作及肌阵挛、全身性强直阵挛发作。

注意事项:有恶心、呕吐等消化道症状,肝功能损害等不良反应。

疗程:一般癫痫发作控制后 3~5 年,根据发作类型有所区别。

评价:传统抗癫痫药物,经济有效。

方案 2 卡马西平片,成人每日 0.2~1.2g,儿童每日 0.1~0.3g。

适应范围:简单和除失神发作以外的复杂的部分性发作、继发全身性发作、全身性强直阵挛发作。

注意事项:有肝肾功能损害的不良反应,注意皮疹的发生。

疗程:一般癫痫发作控制后 3~5 年,根据发作类型有区别。

评价:为传统抗癫痫药物,费用经济,疗效肯定。

方案 3 苯巴比妥片,成人每日 0.09~0.3g,儿童 2~5mg/(kg·d)。

适应范围:除失神发作以外的部分性及全身性发作。

注意事项:有嗜睡、过敏性皮疹、中毒性肝炎等不良反应。

疗程:一般癫痫发作控制后 3~5 年,根据发作类型有区别。

评价:传统抗癫痫药物,经济有效,副作用较大。

方案 4 苯妥英钠片,成人每日 0.2~0.6g,儿童 6~8mg/(kg·d)。

适应范围:除失神发作、失张力发作、肌阵挛发作及痉挛发作以外的部分性及全身性发作。

注意事项:有齿龈增生、共济失调、眼震、复视、多毛等不良反应。

疗程:一般癫痫发作控制后 3~5 年,根据发作类型有区别。

评价:传统抗癫痫药物,适用于各型癫痫,经济有效。现由于其副作用较大已较少使用。

方案 5 氯硝西泮片,成人每日 3~20mg,每日 2~3 次。

适应范围:肌阵挛发作和一部分难治性癫痫的治疗。

注意事项:常见的不良反应为嗜睡、共济失调及行为紊乱如激动、兴奋、不安。其镇静作用比较明显,并且有耐受性和成瘾性,增减剂量均应缓慢。

疗程:一般癫痫发作控制后 3~5 年,根据发作类型有区别。

评价:传统抗癫痫药物,也可用于部分性发作,经济有效。

方案 6 拉莫三嗪片成人每日 25~100mg,儿童 0.2~1.0g/(kg·d)。

适应范围:简单部分性发作、复杂部分性发作、继发性全身强直阵挛性发作和原发性全身强直阵挛性发作的添加用药。

注意事项:有嗜睡、头晕、头痛、步态不稳、震颤等不良反应。

疗程:一般癫痫发作控制后 3~5 年,根据发作类型有区别。

评价:新型抗癫痫药物,主要适用控制癫痫的添加用药。

方案 7 托吡酯包衣片,成人每日 200~400mg,最大剂量可达每日 1200mg;儿童 1~3mg/(kg·d)。

适应范围:本品用于部分性癫痫发作的加用治疗,也可作为初诊为癫痫的患者的单药治疗或曾经合并用药现转为单药治疗的患者。

注意事项:有嗜睡、疲乏、头痛、恶心、呕吐、体重减轻、肾结石等不良反应。

疗程:一般为癫痫发作控制后 3~5 年,根据发作类型有区别。

评价:新型抗癫痫药物,可适用于难治性癫痫的控制。

方案 8 左乙拉西坦片,成人每次 1500mg,每日 2 次;儿童和青少年 10mg/kg,每日 2 次。

适应范围:本品用于部分性癫痫发作的加用治疗及难治性癫痫的治疗。

注意事项:最常见的不良反应有嗜睡、乏力和头晕,常发生在治疗的开始阶段。随时间的推移,中枢神经系统相关的不良反应发生率和严重程度会随之降低。左乙拉西坦不良反应没有明显的剂量相关性。

疗程:一般为癫痫发作控制后 3~5 年,根据发作类型有区别。

评价:新型抗癫痫药物,副作用较小,但费用高。

方案 9 乙琥胺胶囊成人每日 1.0~1.5g,儿童 15~35mg/(kg·d)。

适应范围:失神发作。

注意事项:有胃肠道反应、眩晕、嗜睡、粒细胞减少、精神症状等不良反应。

疗程:一般癫痫发作控制后 3~5 年,根据发作类型有区别。

评价:主要应用于失神发作的控制,国内由于药源紧张,较少使用。

方案 10 注射用促皮质素粉针,每日 25~40U。

适应范围:婴儿痉挛。

注意事项:使用 4~6 周。

疗程:4~6 周。

评价:使用范围窄,由于安全性原因,使用需谨慎。

3. 联合用药 只有当一种药物最大剂量仍不能控制发作、出现明显毒副作用或有两种或两种以上发作类型时,可考虑两种药物联合使用,但需注意药物相互作用。

方案 1 丙戊酸钠片 0.2g,0.6~1.2g/d+拉莫三嗪片 25mg,25~100mg/d,每日 2 次。或卡马西平片 0.1g,0.2~1.2g/d+拉莫三嗪片 25mg,25~100mg/d,每日 2 次。

适用范围:单药治疗无效,难治性癫痫。

注意事项:肝肾功能损害的患者谨慎使用,拉莫三嗪过敏的患者禁用。

疗程:一般为癫痫发作控制后3~5年,根据发作类型有区别。

评价:新型和传统抗癫痫药物结合,经济有效。

方案2 丙戊酸钠片0.2g,0.6~1.2g/d+托吡酯片25mg,200~400mg/d,每日2次;或卡马西平片0.1g,0.2~1.2g/d+托吡酯片25mg,200~400mg/d,每日2次。

适用范围:单药治疗无效及部分难治性癫痫。

注意事项:肝肾功能损害的患者慎用。

疗程:一般为癫痫发作控制后3~5年,根据发作类型有区别。

评价:新型和传统抗癫痫药物结合,经济有效。

方案3 丙戊酸钠片0.2g,0.6~1.2g/d+左乙拉西坦片250mg,1.0~1.5g/d,每日2次;或卡马西平片0.1g,0.2~1.2g/d+左乙拉西坦片250mg,1.0~1.5g/d,每日2次。

适用范围:难治性癫痫。

注意事项:肝肾功能损害的患者慎用。

疗程:一般为癫痫发作控制后3~5年,根据发作类型有区别。

评价:新型和传统抗癫痫药物相结合,对部分难治性癫痫有明显效果。

注:癫痫用药的一个重要原则是个体化原则,临床用药要根据患者的实际情况选择药物。而不能生搬硬套。

(五)其他

1. 发作期的治疗

(1)单次发作治疗原则:控制抽搐发作;发作有自限性,多数不需特殊处理。

(2)多次发作患者:可考虑注射苯巴比妥0.2g,或咪达唑仑注射液0.25~0.5mg/kg。

2. 癫痫持续状态的治疗

(1)一般治疗:用外裹纱布的压舌板垫在上下大臼齿间,以防抽搐咬伤舌颊,并需经常清除口、咽部的分泌物,以保持呼吸道通畅。插胃管,排空胃内容物,防止因呕吐将胃内容物吸入气管,造成窒息。常规给予鼻导管吸氧(流量1~2U/min),发绀明显者可选用有机玻璃头罩吸氧(流量不宜小于5L/min;有条件者可做血气分析,根据PaO_2的结果,调节吸入氧气的浓度。如果$PaO_2<50mmHg$,或吸入物引起窒息时,应立即做气管插管或气管切开。防止肢体损伤,患儿可以用压缩衣物固定,床边应加床栏杆固定加以保护。保持输液通畅,按时完成输液量,注意防止失水、酸中毒、电解质紊乱、循环衰竭等严重并发症。控制高热及感染。

(2)药物治疗

1)常用药物:地西泮、异戊巴比妥钠、苯妥英钠、苯巴比妥、丙戊酸、利多卡因、副醛、10%水合氯醛和咪达唑仑注射液。

2)控制抽搐发作癫痫持续状态不同时刻和处理建议(表3-1)。

3)减轻脑水肿:可用20%甘露醇、呋塞米或甘油果糖利尿脱水,以减轻脑水肿。

4)纠正酸中毒:出现严重的酸中毒,可用碳酸氢钠予以纠正。

(3)发作间歇期的药物:抗癫痫药物的种类颇多,作用机制包括以下几方面。①阻止钠离子通道,减少高频动作电位的产生。②增强GABA的反应性。抗癫痫药物可以通过促进GABA与其受体结合、促进GABA受体有关的氯离子通道开放、促进非突触性GABA的释放、阻滞 GABA 的吸收而增强 GABA 的抑制作用。③对 N-甲基-D-天冬氨酸(NMDA)通道有抑制作用或拮抗 AMPA/KA 通道中的谷氨酸激活。④减少低阈钙离子流,这种钙离子流在丘脑神经元中可引起暴发性活动。传统的抗癫痫药物包括苯巴比妥、苯妥英、卡马西平和丙戊酸等。自 20 世纪 90 年代以来,已有多种新抗癫痫药物上市,包括非尔氨酯、加巴喷丁、拉莫三嗪、托吡酯、噻加宾、唑尼沙胺、左乙拉西坦和奥卡西平等。

表 3-1　控制抽搐发作癫痫持续状态不同时刻和处理建议

癫痫持续时间(分钟)	处理
0~5	依据持续抽搐或抽搐再次发作对癫痫持续状态做出诊断。鼻导管或面罩给氧,使患者头处于最佳通气位置,如需辅助呼吸可考虑插管。定期记录并观察生命体征,纠正异常;开始心电监护,建立静脉通道;取静脉血样测血糖、生化、血细胞分析、毒理检测、AED 浓度测定,测血氧或定期做动脉血气分析
6~9	如出现低血糖或血糖无法检测时,可给予葡萄糖。成人先给予维生素 B_1 100mg,后用 50%葡萄糖 50ml,静脉注射,儿童用 25%葡萄糖 2ml/kg
10~20	给予 LZP 0.1mg/kg,静脉注射,2mg/min,或 DZP 0.2mg/kg,静脉注射,速度 5mg/min。如果给予 DZP 后 5 分钟抽搐不能控制,可重复给药;如抽搐停止,给予 PHT 防止复发
21~60	如抽搐持续,给予 PHT 15~20mg/kg,静脉注射,成人给药速度不超过 50mg/min,儿童不超过 1mg/(kg·min)。给药过程监测 ECG 和血压。PHT 不能与葡萄糖液配伍,静脉注射时用生理盐水稀释
>60	给予 PHT 20mg/kg 后抽搐持续,再给予 5mg/kg,最大量不超过 30mg/kg。如抽搐仍持续,给予 PB 20mg/kg,静脉注射,速度 100mg/min。在给予苯二氮䓬类药物后给予 PB,易发生呼吸抑制或窒息,需要辅助通气。抽搐仍持续,给予麻醉剂量药物,如 PB 或硫喷妥钠。必要时辅助通气与血管内加压注射药物

注:AED,抗癫痫药;DZP,安定;LZP,劳拉西泮;PHT,苯妥英钠;PB,苯巴比妥。

四、疗效评价及随访

(一)治愈标准

癫痫病虽然治疗困难,但不是不能治愈。大量资料表明,只要治疗及时,方法得当,80%左右的患者能够得到完全控制和治愈,因此,癫痫并非不治之症。经过一定时期的正规、系统的药物治疗,3~4 年不再发作的癫痫患者,脑电图恢复正常,可逐渐减药、停药。于停药后 3 年内没有发作的,即认为治愈。据研究观察,临床治愈的患者在 10 年内,有 15%的人又出现发作。因此,治愈的患者不可盲目乐观,还需注意防止诱发因素,要警惕以后还有发作的可能。

(二)好转标准

癫痫发作减少或减轻。

(三)随访观察

1. 病情监测

(1)癫痫患者或其家属必须有一套系统完整的发病与治疗档案,记载发病情况、服药剂量、时间与反应,在就诊时交给医师,以评价治疗效果。

(2)严格观察药物不良作用,定期检查血、尿常规,肝功能等。

2. 预防措施

(1) 对因遗传性疾病引起的癫痫，要进行产前诊断。

(2) 癫痫患者在选择婚配对象时，应避免与有癫痫家族史的人结婚，癫痫患者的未婚夫(妻)在婚前要做脑电地形图检查，如脑电地形图有癫痫波者避免结婚，双方都有癫痫家族史的人也应避免结婚。

(3) 为了预防出生时脑损伤引起的癫痫，对于高龄初产妇，如预计生产过程不顺利，应及早剖腹取胎，这样可以避免因缺氧、窒息、产伤引起婴儿日后患癫痫。

(4) 对于各种颅内感染引起的癫痫，要积极地预防这些感染的发生，一旦发生了颅内感染性疾病，应及早诊断，正确治疗，减轻脑组织损伤程度。在颅内感染的急性期，不少患者常有癫痫发作，这时应及时、足量地使用抗癫痫药物，以减轻脑组织因癫痫发作造成的损害，也可减少日后癫痫发作的机会。

(5) 预防脑外伤引起的癫痫，重点是预防脑外伤的发生，避免因工作、交通事故引起脑外伤。

(6) 高热惊厥患者约有15%会转变成癫痫，如对有复发可能的高热惊厥，应及早地采取预防措施，可大大减少高热惊厥造成的脑损伤，也就减少了癫痫的发生率。

(7) 预防癫痫复发的重要环节之一是去掉癫痫发作诱因，如饮酒、吸烟、疲劳、精神压抑、暴饮暴食、感染性疾病、受惊发热、剥夺睡眠、近亲结婚及有害的声、光刺激等。

(8) 药物治疗最重要的一点就是，一旦开始服药治疗，必须坚持服用，不能间断，只有这样才能有效地控制发作，若发作已完全控制，减药时要逐渐减量，不可骤停。如在停药或减药过程中出现复发，应在医师指导下立即恢复原治疗剂量。

3. 并发症

(1) 呼吸衰竭。

(2) 脑水肿。

(3) 跌伤或撞伤(包括软组织挫裂伤、骨折、脑外伤等)；吸入性肺炎；意外不幸(在高空、水边、崖边工作，突然发作而引起)。

(四) 预后

影响癫痫预后的因素复杂多样，与起病年龄、病因、发作类型、发作频度、病程与治疗过程等密切相关，通常婴幼儿期起病、无明确病因、有家族史、发作频度低、病程短、无神经系统局限体征、发作类型为儿童良性中央-颞棘波灶性发作、失神发作及全身强直阵挛发作，对抗癫痫治疗有良好反应者预后多良好。而1岁以内起病，有明确病因及神经系统损害表现，发作频繁，癫痫持续状态，病程长，发作类型为婴儿痉挛、Lennox-Gastaut综合征、复杂部分性发作或混合性发作，脑电图经常查到病理波发放，药物难于控制者多预后较差。

第三节 面 神 经 炎

一、概 述

面神经炎也称特发性面神经麻痹或贝尔(Bell)麻痹，是最常见的面神经疾病，是茎乳孔以上面神经管内段面神经的一种急性非化脓性炎症，并由此引起周围性面瘫。年发病率23/100 000，男女发病率相近，任何年龄均可发病，无明显季节性。其病因未完全阐明，由于骨性面神经管仅能容纳面神经通过,面神经一旦发生炎性水肿,必然导致面神经受压。风寒、病毒感染(如带状疱疹)及自主神经功能不稳等可引起局部神经营养血管痉挛,导致神经缺血水肿,也可为吉兰-巴雷(Guillain-Barré)综合征体征之一。治疗以改善局部血液循环、减轻面神经水肿、缓解神经受压、促进神经功能恢复为主。预后取决于病情的严重程度及处理是否及时适当。

二、治 疗

(一)康复措施

1. 理疗急性期 在茎乳孔附近可行超短波透热疗法、红外线照射或局部热敷等,以改善局部血液循环,消除神经水肿。恢复期可行碘离子透入疗法、针刺或电针治疗等。

2. 康复治疗 患侧面肌稍能活动,即应尽早开始功能训练和康复治疗,对着镜子皱眉、抬额、闭眼、露齿、鼓腮和吹口哨等,每日数次,每次10~15分钟,辅以面部肌肉按摩。

(二)一般治疗

(1)提倡乐观生活态度。

(2)避免受凉、吹风。

(3)避免过度劳累。

(三)外科治疗

适于Bell麻痹2年未恢复者,可行面神经-副神经、面神经-舌下神经或面神经-膈神经吻合术,但疗效尚难肯定,宜在严重病例使用。严重面瘫患者可行整容手术。

(四)活动

应尽早开始面肌功能训练和康复治疗,对着镜子皱眉、抬额、闭眼、露齿、鼓腮和吹口哨等,每日数次,每次10~15分钟,辅以面部肌肉按摩。

(五)饮食

一般饮食即可。

三、药物治疗

(一)药物治疗原则

立即采取措施改善局部血液循环,促使局部水肿、炎症的消退,以免面神经进一步受损,并进而促进面神经功能的恢复。

(二)药物选择

1. 选择药物

(1)激素类药物:泼尼松、地塞米松。

(2)抗病毒药物:阿昔洛韦。

(3)改善微循环的药物:地巴唑、706羧甲淀粉。

(4)神经营养代谢药物:维生素B_1、维生素B_{12}。

2. 药品说明

(1)泼尼松

1）用法用量：1mg/（kg·d），顿服或分 2 次口服，连续 5 天，之后在 7~10 天内逐渐减量停药。

2）不良反应：长期大量服用引起库欣综合征，诱发神经精神症状及消化系统溃疡、骨质疏松、生长发育受抑制、并发和加重感染。

3）注意事项：较大量服用，易引起糖尿及类库欣综合征；长期服用，较易引起精神症状及精神病，有癔症史及精神病史者最好不用。

4）药物相互作用：不可与糖皮质激素合用。

5）药理作用：抗炎、抗过敏作用强，水钠潴留副作用小。

（2）地塞米松

1）用法用量：每天 10~15mg，静脉滴注，7~10 天为一疗程。

2）不良反应：糖皮质激素在应用生理剂量替代治疗时无明显不良反应，不良反应多发生在应用药理剂量时，而且与疗程、剂量、用药种类、用法及给药途径等有密切关系。常见不良反应有以下几类。

静脉迅速给予大剂量可能发生全身性的过敏反应，包括面部、鼻黏膜、眼睑肿胀、荨麻疹、气短、胸闷、喘鸣。

长程用药可引起以下副作用：医源性库欣综合征面容和体态、体重增加、下肢水肿、紫纹、易出血倾向、创口愈合不良、痤疮、月经紊乱、肱或股骨头缺血性坏死、骨质疏松或骨折（包括脊椎压缩性骨折、长骨病理性骨折）、肌无力、肌萎缩、低血钾综合征、胃肠道刺激（恶心、呕吐）、胰腺炎、消化性溃疡或肠穿孔、儿童生长受到抑制、青光眼、白内障、良性颅内压升高综合征、糖耐量减退和糖尿病加重。

患者可出现精神症状：欣快感、激动、不安、谵妄、定向力障碍，也可表现为抑制。精神症状尤易发生于患慢性消耗性疾病的人及以往有过精神不正常者。在用量达每日泼尼松 40mg 或更多，用药数日至两周即可出现。并发感染为糖皮质激素的主要不良反应。以真菌、结核菌、葡萄球菌、变形杆菌、铜绿假单胞菌和各种疱疹病毒感染为主。多发生在中程或长程疗法时，但也可在短期用大剂量后出现。

下丘脑-垂体-肾上腺轴受到抑制，为激素治疗的重要并发症，其发生与制剂、剂量、疗程等因素有关。每日用泼尼松 20mg 以上，历时 3 周以上，以及出现医源性库欣综合征时，应考虑肾上腺功能已受到抑制。

糖皮质激素停药后综合征可有以下各种不同的情况：下丘脑-垂体-肾上腺功能减退，可表现为乏力、软弱、食欲减退、恶心、呕吐、血压偏低，长程治疗后此轴心功能的恢复一般需要9~12 个月，功能恢复的先后依次为：下丘脑促肾上腺皮质激素释放素（CRF）分泌恢复并增多；促肾上腺皮质激素（ACTH）分泌恢复并高于正常，此时肾上腺皮质激素的分泌仍偏低；氢化可的松的基础分泌恢复正常、垂体 ACTH 的分泌由原来偏多恢复正常；下丘脑-垂体-肾上腺皮质轴对应激的反应恢复正常；停药后原来疾病已被控制的症状重新出现。为了避免肾上腺皮质功能减退的发生及原来疾病症状的复燃，在长程激素治疗后应缓慢地逐渐减量，并由原来的一日服用数次，改为每日上午服药一次，或隔日上午服药一次；糖皮质激素停药综合征。有时患者在停药后出现头晕、昏厥倾向、腹痛或背痛、低热、食欲减退、恶心、呕吐、肌肉或关节疼痛、头疼、乏力、软弱，经仔细检查如能排除肾上腺皮质功能减退和原来疾病的复燃，则可考虑为对糖皮质激素停药综合征。表现为体重增加，多毛症，痤疮，血糖及血压升高，水钠潴留，类库欣综合征。长期使用引起精神失常或错乱。本品引起精神病复发,使精神不稳定或有精神病倾向的患者病情恶化,其发生率比其他同类药品高很多,大剂量的本品能诱发癫痫发作及过敏性休克,本品的生理活性较强,长期用等效低剂量即会出现垂体前列腺轴的抑制。

3)禁忌:溃疡病、血栓性静脉炎、活动性肺结核、肠吻合手术后患者忌服或慎用。

4)注意事项:较大量服用易引起糖尿及类库欣综合征;长期服用较易引起精神症状及精神病,有癔症史及精神病史者最好不用;溃疡病、血栓性静脉炎、活动性肺结核、肠吻合术后患者忌用或慎用;其余注意事项,参见本类药物"应用注意事项"。

5)药物相互作用:非甾体消炎镇痛药可加强糖皮质激素的致溃疡作用。可增强对乙酰氨基酚的肝毒性。氨鲁米特(aminoglutethimide)能抑制肾上腺皮质功能,加速地塞米松的代谢,使其半衰期缩短2倍。与两性霉素B或碳酸酐酶抑制剂合用时,可加重低钾血症,应注意血钾和心脏功能的变化,长期与碳酸酐酶抑制剂合用,易发生低血钙和骨质疏松;与蛋白质同化激素合用,可增加水肿的发生率,使痤疮加重。与制酸药合用,可减少泼尼松或地塞米松的吸收。与抗胆碱能药(如阿托品)长期合用,可致眼压增高。三环类抗抑郁药可使糖皮质激素引起的精神症状加重;与降血糖药如胰岛素合用时,因可使糖尿病患者血糖升高,应适当调整降血糖药剂量。甲状腺激素可使糖皮质激素的代谢清除率增加,故甲状腺激素或抗甲状腺药与糖皮质激素合用时,应适当调整后者的剂量。与避孕药或雌激素制剂合用可加强糖皮质激素的治疗作用和不良反应。与强心苷合用可增加洋地黄毒性及心律失常的发生。与排钾利尿药合用,可致严重低血钾,并由于水钠潴留而减弱利尿药的排钠利尿效应;与麻黄碱合用可增强糖皮质激素的代谢清除。与免疫抑制剂合用,可增加感染的危险性,并可能诱发淋巴瘤或其他淋巴细胞增生性疾病。糖皮质激素,尤其是泼尼松龙可增加异烟肼在肝脏的代谢和排泄,降低异烟肼的血药浓度和疗效;糖皮质激素可促进美西律在体内代谢,降低血药浓度。与水杨酸盐合用,可减少血浆水杨酸盐的浓度。与生长激素合用,可抑制后者的促生长作用。

6)药理作用:抗炎、抗过敏和抗毒作用较泼尼松更强,水钠潴留副作用更小,可肌内注射或静脉滴注。

(3)阿昔洛韦

1)用法用量:5mg/kg,每日5~6次,口服,连服7~10天。

2)不良反应:一过性血清肌酐升高、皮疹、荨麻疹,尚有出汗、血尿、低血压、头痛、恶心、呕吐等,静脉给药可见静脉炎。

3)禁忌:对本品过敏者禁用。

4)注意事项:注射给药,只能缓慢滴注(持续1~2小时),不可快速注射、肌内注射和皮下注射;对疱疹病毒性脑炎及新生儿疱疹的疗效尚未肯定;丙磺舒使本品排泄减慢。

5)药物相互作用:与齐多夫定合用可引起肾毒性,表现为深度昏睡和疲劳;与丙磺舒竞争性抑制有机酸分泌,合并用丙磺舒可使本品的排泄减慢,半衰期延长,体内药物量蓄积。

6)药理作用:抗病毒药。体外对单纯性疱疹病毒、水痘带状疱疹病毒、巨细胞病毒等具抑制作用。本品进入疱疹病毒感染的细胞后,与脱氧核苷竞争病毒胸苷激酶或细胞激酶,药物被磷酸化成活化型阿昔洛韦三磷酸酯,然后通过两种方式抑制病毒复制:干扰病毒DNA多聚酶,抑制病毒的复制;在DNA多聚酶作用下,与增长的DNA链结合,引起DNA链的延伸中断。本品对病毒有特殊的亲和力,但对哺乳动物宿主细胞毒性低。体外细胞转化测定有致癌报道,但动物实验未见致癌依据。某些动物实验显示高浓度药物可致突变,但无染色体改变的依据。本品的致癌与致突变作用尚不明确。大剂量注射可致动物睾丸萎缩和精子数减少,药物能通过胎盘,动物实验证实对胚胎无影响。

(4)地巴唑

1)用法用量:10~20mg,每日3次,口服。

2)不良反应:大剂量时可引起多汗、面部潮红、轻度头痛、头晕、恶心、血压下降。

3)禁忌:血管硬化者禁用。

4)注意事项:不良反应轻微,其他较少见。

5)药物相互作用:尚不明确。

6)药理作用:对血管平滑肌有直接松弛作用,使外周阻力降低而导致血压下降。对胃肠平滑肌有解痉作用。

(5)维生素 B_1

1)用法用量:10~20mg,每日3次,口服。

2)不良反应:推荐剂量的维生素 B_1 几乎无毒性,过量使用可出现头痛、疲倦、烦躁、食欲缺乏、腹泻、水肿。

3)禁忌:尚不明确。

4)注意事项:必须按推荐剂量服用,不可超量服用;儿童用量请咨询医师或药师;孕妇及哺乳期妇女应在医师指导下使用;如服用过量或出现严重不良反应,应立即就医;对本品过敏者禁用,过敏体质者慎用;本品性状发生改变时禁止使用;请将本品放在儿童不能接触的地方;儿童必须在成人监护下使用;如正在使用其他药品,使用本品前请咨询医师或药师。

5)药物相互作用:本品遇碱性药物如碳酸氢钠、枸橼酸钠等可发生变质;本品不宜与含鞣质的中药和食物合用;如与其他药物同时使用可能会发生药物相互作用,详情请咨询医师或药师。

6)药理作用:维生素 B_1 参与体内辅酶的形成,能维持正常糖代谢及神经、消化系统功能。摄入不足可致维生素 B_1 缺乏,严重缺乏可致脚气病及周围神经炎等。

(6)维生素 B_{12}

1)用法用量:500μg,每日一次,肌内注射。

2)不良反应:肌内注射偶可引起皮疹、瘙痒、腹泻及过敏性哮喘,但发生率低,极个别有过敏性休克。

3)禁忌:尚不明确。

4)注意事项:可致过敏反应,甚至过敏性休克,不宜滥用;对恶性肿瘤患者可促进肿瘤生长;遇维生素 C、重金属盐类均能使之失效。

5)药物相互作用:氨基水杨酸、氯霉素可减弱本品的作用。

6)药理作用:本品为抗贫血药。维生素 B_{12} 参与体内甲基转换及叶酸代谢,促进5-甲基四氢叶酸转变为四氢叶酸。缺乏时,导致 DNA 合成障碍,影响红细胞的成熟。本品还促使甲基丙二酸转变为琥珀酸,参与三羧酸循环。此作用关系到神经髓鞘脂类的合成及维持有髓神经纤维功能完整,维生素 B_{12} 缺乏症的神经损害可能与此有关。

(三)面神经炎的预防与治疗

避免受凉、吹风,避免过度劳累。如复发则治疗同前所述。

（四）面神经炎并发症治疗

眼部并发症：患者不能闭眼、瞬目，使角膜长期暴露，易发生感染，可戴眼罩防护，用左氧氟沙星眼药水及重组牛碱性成纤维细胞生长因子滴眼液等预防感染和保护眼角膜。预防眼部并发症可戴眼罩防护，用左氧氟沙星眼药水及重组牛碱性成纤维细胞生长因子滴眼液等预防感染和保护眼角膜。

（五）面神经炎及其并发症治疗处方举例

1. 激素治疗方案

方案 泼尼松片 30mg，口服，每日 1 次。

适用范围：用于面神经炎的初次发病或复发病例。

注意事项：泼尼松 30mg，口服，每日 1 次连续 5 天，之后在 7~10 天内逐渐减量。糖尿病、高血压、骨质疏松症及肝肾功能不全、甲状腺功能低下患者慎用；儿童及老年患者应用需密切观察。

疗程：2 周。

评价：对于面神经炎初次发病或复发病例普遍适用，费用易于承受。

2. 抗病毒治疗方案

方案 阿昔洛韦片 5mg/kg，口服，5~6 天。

适用范围：用于带状疱疹感染引起的亨特（Hunt）综合征。

注意事项：肝肾功能不全者慎用。

疗程：7~10 天。

评价：此方案费用易于承受。

3. 改善微循环治疗方案

方案 地巴唑片 10~20mg，口服，每天 3 次。

适用范围：适用于面神经炎的初次发病或复发病例。

注意事项：无。

疗程：7~14 天。

评价：对于面神经炎初次发病或复发病例普遍适用，费用易于承受。

4. 神经营养治疗方案

方案 维生素 B_1 片 10~20mg，每天 3 次，口服。维生素 B_{12} 注射液 500μg，每天 1 次，肌内注射。

适用范围：用于面神经炎的初次发病或复发病例。

注意事项：无。

疗程：7~14 天。

评价：对于面神经炎初次发病或复发病例普遍适用，费用易于承受。

四、疗效评价及随访

（一）治愈标准

临床症状消失，眼睑闭合良好，面肌功能恢复正常。

（二）好转标准

临床症状改善，遗有不同程度的面肌功能障碍。

(三)随访观察

1. 病情监测 门诊复诊了解患者症状缓解、表情肌运动功能恢复情况、并发症发生及药物不良反应发生情况,检查面神经传导速度,判定预后。

2. 预防复发的措施 避免受凉、吹风,避免过度劳累。

3. 并发症

(1)临床医师在治疗本病及其并发症时,须向患者交代患者疾病及其治疗药物不良反应等信息。如糖皮质激素长程使用可引起水钠潴留、糖耐量减退和糖尿病加重等不良反应,故高血压、糖尿病、心肌梗死等患者应慎用。

(2)部分患者可出现面肌痉挛等并发症。

4. 预后 约80%的本病患者可在数周或1~2个月内恢复,味觉常先于运动功能恢复,1周内味觉恢复提示预后良好,表情肌运动功能恢复则预后很好。不完全性面瘫1~2个月可望恢复或痊愈,年轻患者预后好。轻度面瘫无论治疗与否,痊愈率达92%以上。老年患者发病时伴乳突疼痛,合并糖尿病、高血压、动脉硬化、心绞痛或心肌梗死者预后较差。病后10日面神经出现失神经电位者通常需3个月恢复。完全性面瘫病后1周检查面神经传导速度可判定预后,患侧诱发动作电位M波幅为健侧30%或以上可望2个月内恢复;如为10%~30%需2~8个月恢复,可出现并发症;如10%或以下需6~12个月恢复,可伴面肌痉挛等并发症。

第四节 帕金森病

一、概述

帕金森病(Parkinson disease,PD),又名震颤麻痹(paralysis agitans),是一种常见的中老年神经系统变性疾病,主要病变是黑质、蓝斑及迷走神经背核等处色素细胞变性坏死,多巴胺递质生成障碍,导致多巴胺能与胆碱能系统不平衡。临床呈缓慢进展性,以静止性震颤、运动迟缓、肌强直及姿势步态异常为主要特征。65岁以上人群患病率为1000/10万,随年龄增高,男性稍多于女性。

随着人口的老龄化,其发病率呈逐年上升趋势,给家庭和社会都造成了负面影响。从1817年Parkinson首次描述帕金森病至今,人类对帕金森病的认识已将近200年。最近的30余年,尤其是近10多年,无论是对帕金森病发病机制的认识,还是对治疗手段的探索,都有了长足的进步。

二、治疗

(一)康复措施

对患者进行语言、进食、行走及各种日常生活训练和指导,可以改善生活质量评分。晚期卧床患者应加强护理,减少并发症发生。康复训练包括语音、语调训练,面肌训练,手部、四肢及躯干锻炼,松弛呼吸肌锻炼,步态及平衡锻炼,姿势恢复锻炼等。

1. 专业护理人员的参与 临床试验表明,专业护理人员的参与与一般护理相比较,可以提高帕金森病患者的生活质量评分,但并不能改善帕金森病患者远期的运动功能。

我们发现了两项临床试验,第一项临床试验证明专业护理人员的参与比一般护理能提高帕金森病患者的自我生活质量的评分,但在功能、健康相关生活质量评分方面没有差异。第二项临床试验表明护理人员与患者更频繁的接触与一般接触对患者心理状态的影响没有差异。

2. 语言训练 从临床的角度,进行语言训练对患者还是有好处的,需要更大型的临床试验来证实。

3. 作业训练 虽然有两个临床试验表明作业训练对帕金森病患者有益,但其患者数少,方法学有一定偏倚,需要进一步的试验证据。

4. 步态、姿势训练 虽然有临床试验表明步态、姿势训练对帕金森病患者有益,但其患者数少,方法学有一定偏倚,需要进一步的试验证据。

（二）一般治疗

(1) 提倡乐观生活态度,争取家属配合,鼓励患者多自主运动。
(2) 适当的理疗(按摩、水疗等)。
(3) 避免接触杀虫剂、除草剂等工业化学品。

（三）外科治疗

早期药物治疗显效,而长期治疗疗效明显减退,同时出现异动症者并药物治疗难以改善者可考虑手术治疗。需强调的是手术仅是改善症状,而不能根治疾病,术后仍需应用药物治疗,但可减少剂量。手术须严格掌握适应证,非原发性帕金森病的帕金森叠加综合征患者是手术的禁忌证。对处于早期帕金森病、药物治疗显效的患者,不宜手术治疗。手术对肢体震颤和(或)肌强直有较好疗效,但对躯体性中轴症状,如姿势步态异常、平衡障碍无明显疗效。

（四）活动

进行适度的活动和体育锻炼(关节活动、步行、平衡及语言锻炼、面部表情肌操练等);避免快速运动。

（五）饮食

加强营养支持,进餐时间与服用左旋多巴的时间错开,避免饮食(含蛋白质)对左旋多巴吸收及通过血脑屏障的影响,避免服用含维生素 B_2 的药品或食物。

（六）神经保护治疗

保护性治疗的目的是延缓疾病的发展,减少多巴胺神经元继续死亡。原则上,帕金森病一旦被诊断就应及早进行保护性治疗。目前临床上尝试过多种保护性治疗的药物,但其是否具有神经保护作用仍然悬而未决。

最近的循证医学证据表明:可考虑左旋多巴作为帕金森病发病最初9个月的初始治疗,因该药安全且不加速疾病进展(B级)。尚无证据支持可以更长时间地应用左旋多巴作为神经保护治疗(U级)。不再考虑应用维生素 E(2000U)作为帕金森病的神经保护治疗(B级)。尚无足够证据支持或反对利鲁唑(U级)、辅酶 Q_{100}(U级)、普拉克索(U级)、罗匹尼罗(U级)、雷沙吉兰(U级)、苯海索(U级)、思吉宁(U级)或丘脑损毁术(U级)用于神经保护治疗。但部分实验室和临床研究结果表明普拉克索、罗匹尼罗、雷沙吉兰可能具有延缓病情进展的作用,但尚需进一步临床实验和循证医学证据。

三、药 物 治 疗

(一) 药物治疗原则

药物治疗是首选且是主要的治疗手段,目前应用的治疗手段,无论药物或手术,只能改善症状,不能阻止病情的发展,更无法治愈。因此,治疗不能仅顾及眼前,而不考虑将来。治疗原则主要包括以下几方面。

1. 何时开始用药 对于已明确诊断为帕金森病的患者,一旦临床症状影响工作和(或)日常生活能力即应开始单药治疗。

2. 用药剂量 应坚持"剂量滴定""细水长流、不求全效"的用药原则;用药剂量应"以最小剂量达到满意效果";强调个体化特点。

3. 药物选择 帕金森病的患者用药都是终生用药,所以不同患者的用药选择不仅要考虑病情特点,而且要考虑患者的年龄、就业状况、经济承受能力等因素。药物治疗的目标是延缓疾病进展、控制症状,并尽可能延长症状控制的年限,同时尽量减少药物的副作用和并发症。

(二) 药物选择

(1) 抗胆碱能药:苯海索(安坦)、丙环定、甲磺酸苯扎托品、东莨菪碱、环戊丙醇和比哌立登。

(2) 金刚烷胺。

(3) 复方左旋多巴:多巴丝肼片、卡比多巴左旋多巴。

(4) 多巴胺受体激动剂:国内已上市的药物有溴隐亭、培高利特、吡贝地尔缓释片。国内新上市的药物有普拉克索(pramipexole)。国内尚未上市的药物有卡麦角林(cabergoline)、罗替高汀(rotigotine)、利舒脲(lisuride)、阿扑吗啡(apomorphine)。

(5) MAO-B 抑制剂:国内已上市的药物有司来吉兰。国内尚未上市的药物有拉扎贝胺(lazabemide)、雷沙吉兰(rasagiline)。

(6) COMT 抑制剂:恩他卡朋(entacapone)、托卡朋(tolcapone)。

(三) 帕金森病的预防

无。

(四) 帕金森病并发症治疗

1. 运动并发症的治疗 运动并发症(症状波动和异动症)是晚期患者在治疗中最棘手的不良反应,治疗包括药物剂量、用法等药物治疗方案调整和手术治疗(主要是脑深部电刺激术)。

(1) 症状波动的治疗:症状波动包括剂末现象、延迟"开"或无"开"反应、不可预测的"关期"发作。应用复方左旋多巴的同时,首选增加半衰期长的多巴胺受体激动剂,或增加COMT 抑制剂,或增加 MAO-B 抑制剂;维持总剂量不变,增加左旋多巴的次数,减少每次服药剂量;改用控释片或缓释剂以延长左旋多巴的作用时间,但剂量要增加 20%~30%;改用左旋多巴水溶剂型;避免饮食(含蛋白质)对左旋多巴吸收及通过血脑屏障的影响:餐前 1 小时或餐后 1.5 小时服用,减少全天蛋白摄入量或重新分配蛋白饮食;严重"关期"患者可采用皮下注射阿扑吗啡持续性多巴胺(DA)能刺激,即微泵持续给予左旋多巴或多巴胺受体激动剂利舒脲,目前主要用于研究。

(2)异动症的治疗:异动症包括剂峰异动症、双向异动症和肌张力障碍。减少左旋多巴的每次用量,增加服用次数;若左旋多巴单药治疗,可加用多巴胺受体激动剂,并逐渐减少左旋多巴剂量;也可加用 COMT 抑制剂,逐渐减少左旋多巴用量,需注意加药后的第 1~2 天异动症会加重;停用控释片,避免累积效应;应用水溶性制剂;持续输注多巴胺受体激动剂或左旋多巴,目前主要用于研究;加用金刚烷胺;非典型镇静药和各种作用于基底节非 DA 能的药物,目前处于研究阶段。

2. 非运动症状的治疗 帕金森病的非运动症状包括神经精神障碍、自主神经功能紊乱、摔跤和睡眠障碍等。对它们的治疗必须遵循一定的原则。

(1)神经精神障碍的治疗:出现精神症状时,先停用最后应用的药物或首先考虑依次逐减或停用如下抗帕金森病药物,抗胆碱能药、金刚烷胺、司来吉兰、多巴胺受体激动剂。若采取以上措施患者仍有症状,则将左旋多巴逐步减量。如果药物调整效果不理想或必须以加重帕金森病症状为代价,就要考虑对症下药。认知障碍和痴呆:胆碱酯酶抑制剂,如石杉碱甲、多奈哌齐、利斯的明或加兰他敏;幻觉和谵妄:氯氮平、喹硫平等,因可能有骨髓抑制作用,应定时做血常规检查;抑郁:选择性 5-羟色胺再摄取抑制剂(SSRI);易激惹状态:劳拉西泮和地西泮。

(2)自主神经功能障碍的治疗:最常见的自主神经功能障碍包括便秘、泌尿障碍和直立性低血压等;便秘:增加饮水量和高纤维含量的食物,停用抗胆碱能药,乳果糖、龙荟丸、大黄片、番泻叶等治疗有效;泌尿障碍:减少晚餐后的摄水量,也可试用奥昔布宁、溴丙胺太林、托特罗定和莨菪碱等外周抗胆碱能药;直立性低血压:增加盐和水的摄入量,睡眠时抬高头位、不要平躺,穿弹力裤,不要快速地从卧位起来,肾上腺素能激动剂米多君治疗有效,教育患者和家属认识到食物、高温和用力会降低血压。

(3)姿势反射障碍、冻结和慌张步态的治疗:姿势反射障碍、冻结和慌张步态是帕金森病患者摔跤的最常见原因,目前缺乏有效的治疗措施。姿势反射障碍:容易在变换体位,如转身、起身和弯腰时发生,关键是做好预防工作;冻结和慌张步态:药物治疗通常无效,调整左旋多巴或多巴胺受体激动剂剂量偶尔会有效,教育患者主动进行调整重心、摇摆身体走路、踏步走、大步走、听口令、听音乐或拍拍子行走及跨越物体(真实的或假想的)等锻炼,必要时使用拐杖、三脚架甚至轮椅,做好防护。

(4)睡眠障碍的治疗:睡眠障碍主要包括失眠、下肢不宁综合征(RLS)和睡眠期周期性肢体运动病(PLMS)。失眠如果与夜间的帕金森病症状相关,加用左旋多巴控释片、多巴胺受体激动剂或 COMT 抑制剂会有效。但如果是异动症引起的,需将睡前服用的抗帕金森病药物减量。如果患者正在服用司来吉兰或金刚烷胺,考虑减量或停用。特发性失眠患者可以选用短效的镇静安眠药。多数患者多巴胺受体激动剂治疗 RLS 和 PLMS 有效,增加睡前左旋多巴控释片的剂量也可奏效。其他治疗包括服用小剂量氯硝西泮。

3. 晚期帕金森病治疗 主要为并发症的治疗,晚期帕金森病的临床表现极其复杂,其中有药物的不良反应,也有疾病本身进展因素参与。在此不得不重申的是,由于对晚期帕金森病治疗应对乏术,早期治疗对策尤显重要,临床医师应该在治疗初期即考虑长远效果,以免"亡羊补牢"。晚期帕金森病患者的治疗,一方面继续力求改善运动症状,另一方面处理一些可能产生的运动并发症和非运动症状。

方案 1 左旋多巴联合应用多巴胺受体激动剂,或增加 COMT 抑制剂,或增加 MAO-B

抑制剂。

适用范围：运动并发症中出现症状波动时。

注意事项：开始使用联合用药时，需要逐渐减少左旋多巴的用量，调整至最佳配比。

疗程：终身服药。

评价：已有临床证据表明，恩他卡朋缩短"关期"的效果最确切，应作为首选。多巴胺受体激动剂也可以用于缩短"关期"的治疗，但由于长期副作用，培高利特不作为首选，建议选择非麦角类多巴胺受体激动剂如普拉克索。卡比多巴/左旋多巴及溴隐亭可能不能用于缩短患者"关期"。

方案2 维持左旋多巴总剂量不变，增加左旋多巴的次数，减少每次服药剂量；改用左旋多巴控释片或缓释剂以延长左旋多巴的作用时间，但剂量要增加20%~30%。

适用范围：运动并发症中出现症状波动时，或出现异动症时。

注意事项：改用左旋多巴控释片或缓释剂时需逐渐增加左旋多巴的剂量，逐渐调整至最佳效果。

疗程：终身服药。

评价：动态调整左旋多巴的总剂量、每次服用剂量、服用次数或改用控释片或缓释剂都是为了获得更稳定的药物浓度，减少药物浓度的波动，以期获得更稳定的药效和减少副作用，这一工作需贯彻于帕金森病治疗的总过程。

方案3 首先考虑依次逐减或停用如下抗帕金森病药物，抗胆碱能药、金刚烷胺、司来吉兰、多巴胺受体激动剂。若采取以上措施患者仍有症状，则将左旋多巴逐步减量。如果药物调整效果不理想或必须以加重帕金森病症状为代价，就要考虑对症处理。

适用范围：非运动症状中出现神经精神障碍时的治疗。

注意事项：对于轻症的神经精神障碍，患者大多可以耐受，可以不做处理。如影响正常生活和工作时，先逐渐减少帕金森病药物用量，或进行对症处理。对于出现认知功能障碍的患者，可以早期就进行对症药物治疗。

疗程：终身服药。

评价：由于减少帕金森病药物或加用抗精神症状药物可能加重帕金森病患者运动障碍的病情，所以首先推荐使用非药物方法，如心理治疗等。如果不得不进行药物处理，则尽量在改善患者精神状态和运动障碍中寻求最佳平衡点。

方案4 加用左旋多巴控释片、多巴胺受体激动剂或COMT抑制剂；或将睡前服用的抗帕金森病药物减量。如果患者正在服用司来吉兰或金刚烷胺，考虑减量或停用。或对症处理。

适用范围：出现睡眠障碍时。

注意事项：睡眠障碍可能由晚间帕金森病药物的副作用造成，需减少晚间帕金森病药物用量或改变服药时间；也可能是与帕金森病的夜间症状有关，则需加用帕金森病药物。对症使用镇静安眠药物时最好选用短效药物。

疗程：终身服药。

评价：应首先分析睡眠障碍的原因，再行相应的药物处理。

4. 保护性治疗 目的是延缓疾病的发展，减少多巴胺神经元继续死亡。原则上，帕金森病一旦被诊断就应及早进行保护性治疗。目前临床上尝试过多种保护性治疗的药物,现根据循证医学证据,认为左旋多巴仅作为帕金森病发病最初 9 个月的初始治疗,因该药安全且不加速疾病进展(B 级)。尚无足够证据支持或反对其他药物可用于神经保护治疗。

(五)帕金森病及其并发症治疗处方举例

1. 早期帕金森病治疗

方案 1 普拉克索片 0.125mg,口服,每日 3 次。

适用范围:老年前期(<65 岁)患者,且不伴认知障碍。

注意事项:根据患者情况逐渐加量,剂量个体化。5 年后运动障碍发生率较左旋多巴组降低,但是幻觉、下肢水肿、嗜睡的发生率升高。

疗程:终身服药。

评价:左旋多巴单药治疗对帕金森病患者症状的改善优于多种多巴胺受体激动药,但长期使用左旋多巴引起严重的运动并发症是该药治疗帕金森病的一大缺憾。多巴胺受体激动药产生的运动并发症较轻,发生时间较晚,目前推荐年轻、早期帕金森病患者首选多巴胺受体激动药。近期的研究发现培高利特可以引起心脏瓣膜损伤,因此非麦角类(如普拉克索等)成为一线推荐用药。

方案 2 司来吉兰片 2.5~5mg,口服,每日 2 次。

适用范围:老年前期(<65 岁)患者,且不伴认知障碍。

注意事项:司来吉兰应早、中午服用,勿在傍晚应用,以免引起失眠。另外根据患者情况逐渐加量,剂量个体化。

疗程:终身服药。

评价:目前有一项系统回顾研究对帕金森病早期使用选择性单胺氧化酶 B 抑制剂(MAO-BI)和安慰剂进行了比较,司来吉兰使用 3 个月即可降低统一帕金森病评定量表评分及运动损伤。但有一项 RCT 研究报道司来吉兰组死亡率有所增加,但是在其他研究中未能得到进一步证实。司来吉兰可以明显减少运动波动的发生。

方案 3 苯海索片 1~2mg,口服,每日 3 次。

适用范围:老年前期(<65 岁)患者,且不伴认知障碍。震颤明显者适用。

注意事项:根据患者情况逐渐加量,剂量个体化。老年男性患者因容易出现排尿困难而应避免使用,必须使用时应注意减量。

疗程:终身服药。

评价:对震颤明显者效果较好,便宜,但长期作用较差。

方案 4 金刚烷胺片 50~100mg,口服,每日 2 次。

适用范围:老年前期(<65 岁)患者,且不伴认知障碍。

注意事项:金刚烷胺每日总剂量不要超过 200mg,末次应在下午 4 时前服用。根据患者情况逐渐加量,剂量个体化。

疗程:终身服药。

评价:长期服药效果较弱。

方案 5 多巴丝肼片 62.5~125mg,口服,每日 2~3 次。

适用范围:一般在方案 1、方案 2、方案 3、方案 4 治疗效果不佳时可加用。但在某些患者,如老年患者,出现认知功能减退,或因特殊工作之需,需要显著改善运动症状,复方左旋多巴也可作为首选。

注意事项:多巴丝肼片初始用量62.5~125mg,2~3次/天,根据病情而渐增剂量至疗效满意和不出现不良反应为止,一般维持剂量以左旋多巴300~600mg/d为宜,餐前1小时或餐后1.5小时服药。根据患者情况逐渐加量,剂量个体化。

疗程:终身服药。

评价:左旋多巴依然是目前帕金森病治疗的主要药物。左旋多巴和多巴胺受体激动剂相比,左旋多巴对帕金森病的所有阶段皆有效,疗效优于其他药物,但是长期使用会引起不可逆的运动障碍,在帕金森病早期更推荐使用长期副作用较少的药物,如普拉克索等,但在帕金森病中后期治疗中,左旋多巴是所有方案的核心环节。

2. 中期帕金森病治疗　主要使用联合用药方案,目的是增强疗效,减少左旋多巴引起的运动副作用的发生。

方案1　多巴丝肼片125~250mg+恩他卡朋片100~200mg,口服,每日3~4次。或卡比多巴-左旋多巴片125~250mg+恩他卡朋片100~200mg,口服,每日3~4次或多巴丝肼片125~250mg,口服,每日3~4次+托卡朋片100~200mg,口服,每日2~3次。或卡比多巴-左旋多巴片125~250mg,口服,每日3~4次+托卡朋片100~200mg,口服,每日2~3次。

适用范围:单独使用复方左旋多巴控制症状剂量较大,或出现运动并发症时。

注意事项:根据患者情况逐渐加量,剂量个体化,动态调整左旋多巴和COMT抑制剂的剂量,初始加用COMT抑制剂时,需逐渐将左旋多巴减量。COMT抑制剂必须与左旋多巴同服。

疗程:终身服药。

评价:加用COMT抑制剂后,可以减少左旋多巴的用量,减少运动并发症的产生。

方案2　多巴丝肼片125~250mg,口服,每日3~4次+普拉克索片0.125~0.5mg,口服,每日3次。或卡比多巴-左旋多巴片125~250mg,口服,每日3~4次。+吡贝地尔缓释片50~100mg,口服,每日1~2次。或多巴丝肼片125~250mg,口服,每日3~4次。+吡贝地尔缓释片50~100mg,口服,每日1~2次。或卡比多巴-左旋多巴片125~250mg,口服,每日3~4次。+普拉克索片0.125~0.5mg,口服,每日3次。

适用范围:单独使用复方左旋多巴控制症状剂量较大,或出现运动并发症时。

注意事项:根据患者情况逐渐加量,剂量个体化,动态调整左旋多巴和多巴胺受体激动剂的剂量,初始加用多巴胺受体激动剂时,需逐渐将左旋多巴减量。

疗程:终身服药。

评价:加用多巴胺受体激动剂后,可以减少左旋多巴的用量,减少运动并发症的产生。

方案3　多巴丝肼片125~250mg,口服,每日3~4次+司来吉兰片2.5~5mg,口服,每日2次。或卡比多巴-左旋多巴片125~250mg,口服,每日3~4次+司来吉兰片2.5~5mg,口服,每日2次。

适用范围:单独使用复方左旋多巴控制症状剂量较大,或出现运动并发症时。

注意事项:根据患者情况逐渐加量,剂量个体化,动态调整左旋多巴和MAO-BI的剂量,初始加用MAO-BI时,需逐渐将左旋多巴减量。

疗程:终身服药。

评价:加用MAO-BI后,可以减少左旋多巴的用量,减少运动并发症的产生。

方案4 多巴丝肼片125~250mg,口服,每日3~4次+苯海索片1~2mg,口服,每日3次。或卡比多巴-左旋多巴片125~250mg,口服,每日3~4次+苯海索片1~2mg,口服,每日3次。

适用范围:单独使用复方左旋多巴控制症状剂量较大,或出现运动并发症时。注意事项:一般不用此方案。尤其老年男性患者尽可能不用苯海索,除非是有严重震颤并明显影响日常生活能力的患者。

疗程:终身服药。

评价:加用苯海索后,可以减少左旋多巴的用量,增强震颤的治疗效果。

3. 晚期帕金森病治疗 (注:晚期PD的治疗主要是动态调整左旋多巴的用药方案,所以无法用一个标准处方的形式表达,所以下面只列出了认知和精神症状的对症用药,这里列出的药物已经不是PD的药物了。)

方案1 多奈哌齐片5~10mg,口服,每日1次。

适用范围:出现认知障碍和痴呆时。

注意事项:对于出现认知功能障碍的患者,可以早期就进行对症药物治疗。

疗程:终身服药。

评价:晚期PD患者大多会出现认知功能障碍,严重的认知功能障碍不仅会加重患者的运动障碍,也为护理、药物治疗、康复训练带来困难,所以支持早期就开始对症药物治疗。

方案2 氯氮平片50mg,口服,每日2次。逐渐加量,最大剂量为每日450~600mg;或利培酮片1mg,口服,每日1~2次。逐渐加量,最大剂量为每日6~10mg;或奥氮平片5mg,口服,每日1次。逐渐加量,最大剂量为每日15~20mg。

适用范围:出现幻觉和谵妄的治疗。

注意事项:用药时氯氮平、利培酮、奥氮平都应逐渐加量,其中氯氮平最大剂量为每日450~600mg、利培酮最大剂量每日6~10mg、奥氮平最大剂量每日15~20mg;对于轻症的神经精神障碍,患者大多可以耐受,可以不做处理。如影响正常生活和工作时,先逐渐减少帕金森病药物用量,或进行对症处理。

疗程:终身服药。

评价:由于减少帕金森病药物或加用抗精神症状药物可能加重帕金森病患者运动障碍的病情,所以首先推荐使用非药物方法,如心理治疗等。如果不得不进行药物处理,则尽量在改善患者精神状态和运动障碍中寻求最佳平衡点。

方案3 氟西汀胶囊20mg,口服,每日1次。或帕罗西汀片20mg,口服,每日1次。或舍曲林片20mg,口服,每日1次。或西酞普兰片20mg,口服,每日1次。

适用范围:出现抑郁的治疗。

注意事项:对于轻症的神经精神障碍,患者大多可以耐受,可以不做处理。如影响正常生活和工作时,先逐渐减少帕金森病药物用量,或进行对症处理。

疗程:终身服药。

评价:由于减少帕金森病药物或加用抗精神症状药物可能加重帕金森病患者运动障碍的病情,所以首先推荐使用非药物方法,如心理治疗等。如果不得不进行药物处理,则尽量在改善患者精神状态和运动障碍中寻求最佳平衡点。

方案4 劳拉西泮片1mg,口服,每日1~2次。或地西泮片2.5mg,口服,每日1~2次。

适用范围:出现易激惹状态的治疗。

注意事项：对于轻症的神经精神障碍，患者大多可以耐受，可以不做处理。如影响正常生活和工作时，先逐渐减少帕金森病药物用量，或进行对症处理。对于出现认知功能障碍的患者，可以早期就进行对症药物治疗。

疗程：终身服药。

评价：由于减少帕金森病药物或加用抗精神症状药物可能加重帕金森病患者的运动障碍的病情，所以首先推荐使用非药物方法，如心理治疗等。如果不得不进行药物处理，则尽量在改善患者精神状态和运动障碍中寻求最佳平衡点。

四、疗效评价及随访

（一）治愈标准

帕金森病目前尚无根治办法，不能治愈。

（二）好转标准

以患者主观症状好转为标准。

（三）随访观察

1. 病情监测　注意自身症状的检测、由于患者行动迟缓，应避免快速运动，避免服用含维生素 B_6 的药品或食物。

2. 预防复发的措施　尚不明确，避免接触杀虫剂等化学品、避免吸食毒品可能减少发病概率。

3. 并发症　运动并发症（症状波动和异动症）是晚期患者在治疗中最棘手的不良反应，治疗包括药物剂量、用法等治疗方案调整和手术治疗（主要是脑深部电刺激术）。

(1) 症状波动的治疗：症状波动包括剂末现象、延迟"开"或无"开"反应、不可预测的"关期"发作。

1) 应用复方左旋多巴的同时，首选增加半衰期长的多巴胺受体激动剂，或增加 COMT 抑制剂，或增加 MAO-BI。

2) 维持总剂量不变，增加左旋多巴的次数，减少每次服药剂量。

3) 改用控释片或缓释剂以延长左旋多巴的作用时间，但剂量要增加 20%~30%。

4) 改用左旋多巴水溶剂型。

5) 避免饮食（含蛋白质）对左旋多巴吸收及通过血脑屏障的影响：餐前 1 小时或餐后 1.5 小时服用，减少全天蛋白摄入量或重新分配蛋白饮食。

6) 严重"关期"患者可采用皮下注射阿扑吗啡（apomorphine）。

7) 持续性 DA 能刺激，即微泵持续给予左旋多巴或多巴胺受体激动剂（利舒脲），目前主要用于研究。

8) 手术治疗。

(2) 异动症的治疗：异动症包括剂峰异动症、双向异动症和肌张力障碍。其治疗首先考虑减少左旋多巴的用量。如果患者是左旋多巴单药治疗，那么先考虑合用多巴胺受体激动剂，并逐渐减少左旋多巴剂量；也可加用 COMT 抑制剂，但要注意加药后的第 1~2 天异动症会加重，这时需要减少左旋多巴的用量。如果患者对左旋多巴的剂量很敏感，可以考虑应用水溶性制剂。最好停用控释片，避免累积效应。已有研究显示持续输注多巴胺受体激动剂或左旋多巴可以同时改善异动症和症状波动，现正在试验口服制剂是否能达到同样效果。其他抗异动症的药物也在研究之中,文献报道金刚烷胺有抗异动症的效果。非典型镇静药和各种作用于基底节非DA能的药物也正在研发之中。手术治疗是最后的考虑。

（四）预后

帕金森病是一种慢性进行性疾病,目前的治疗还主要局限于改善症状性治疗,尚没有肯定有效的方法逆转病情发展,疾病晚期由于肌强直、僵硬而卧床不起,最终多因其他系统并发症(如肺炎、营养吸收障碍等)死亡。

第五节　蛛网膜下隙出血

一、概　　述

蛛网膜下隙出血(subarachnoid hemorrhage,SAH)是指血液流入蛛网膜下隙的一种临床综合征,分原发性和继发性两种。原发性蛛网膜下隙出血是由大脑表面和脑底的血管破裂出血,血液直接流入蛛网膜下隙所致。年轻人先天性颅内动脉瘤是常见的病因,而老年人则以高血压脑动脉粥样硬化最常见。发病突然,可有情绪激动。用力、排便、咳嗽等为诱因。治疗以防脑血管痉挛、再出血及病因治疗为主。绝大多数可以临床治愈,预后良好。

二、治　　疗

（一）康复措施

所有患者均需住院治疗。

（二）一般治疗

(1)就地诊治,绝对卧床休息4周,减少探视,避免声光刺激,避免引起血压及颅内压增高等。如果数字减影血管造影(DSA)检查证实不是颅内动脉瘤引起的,或者颅内动脉瘤已行手术夹闭或介入栓塞术,没有再出血危险的可以适当缩短卧床时间。

(2)用缓泻剂或开塞露等保持大便通畅。

(3)剧烈头痛,可用止痛剂和镇痛剂。禁用抗凝血剂。注意慎用阿司匹林等可能影响凝血功能的非甾体消炎镇痛药物或吗啡、哌替啶等可能影响呼吸功能的药物。痫性发作时可以短期采用抗癫痫药物如地西泮、卡马西平或者丙戊酸钠。

(4)给予高纤维、高能量饮食,维持体液平衡及营养,避免脑缺血。意识障碍者可予鼻胃管,小心鼻饲,慎防窒息和吸入性肺炎。适当补液补钠、调整饮食和静脉补液中晶体胶体的比例可以有效预防低钠血症。低钾血症也较常见,及时纠正可以避免引起或加重心律失常。

(5)可予抗惊厥剂以预防癫痫发作引起再出血,脑水肿者可用脱水剂。对血管疾病、血液病、心脏疾病等应进行相应治疗。

(6)昏迷患者留置导尿管,按时冲洗,注意预防尿路感染。

(7)采取勤翻身、肢体被动活动、气垫床等措施预防压疮、肺不张和深静脉血栓形成等并发症。

（三）外科治疗

1. 脑脊液置换治疗　SAH患者出现急性脑积水、剧烈头痛,可考虑腰椎穿刺放脑脊液,每次缓慢放液 10~20ml,每周 2 次,可降低颅内压,减轻头痛。但需注意诱发脑疝、颅内感染、再出血的危险性。一旦发生急性脑积水,则需要进行脑室引流。

2. 脑室穿刺脑脊液(CSF)外引流术 CSF 外引流术适用于 SAH 后脑室积血扩张或形成铸型出现急性脑积水经内科治疗后症状仍进行性加剧,有意识障碍者;或患者年老、心、肺、肾等内脏严重功能障碍,不能耐受开颅手术者。紧急脑室穿刺外引流术可以降低颅内压、改善脑脊液循环,减少梗阻性脑积水和脑血管痉挛的发生,可使 50%~80% 的患者临床症状改善,引流术后尽快夹闭动脉瘤。CSF 外引流术可与 CSF 置换术联合应用。

3. 病变血管的处理

(1)血管内介入治疗:介入治疗无须开颅和全身麻醉,对循环影响小,近年来已经广泛应用于颅内动脉瘤治疗。术前须控制血压,使用尼莫地平预防血管痉挛,行 DSA 检查确定动脉瘤部位及大小形态,选择栓塞材料行瘤体栓塞或者载瘤动脉的闭塞术。颅内动静脉畸形(AVM)有适应证者也可以采用介入治疗闭塞病变动脉。

(2)外科手术:需要综合考虑动脉瘤的复杂性、手术难易程度、患者临床情况的分级等以决定手术时机。临床状况良好(Hunt-Hess 分级Ⅰ、Ⅱ、Ⅲ级)的患者应尽早手术(最好发病后 3 天内或 3 周后)。Hunt-Hess 分级Ⅳ、Ⅴ级患者经药物保守治疗情况好转后可行延迟性手术。对 AVM 反复出血、年轻患者、病变范围局限的患者首选显微手术切除。

三、药 物 治 疗

(一)药物治疗原则

治疗总原则是缓解患者症状,预防再出血、脑血管痉挛、正压性脑积水等并发症发生。

1. 抗纤溶治疗原则 为了防止动脉瘤周围的血块溶解引起再度出血,可用抗纤维蛋白溶解剂,以抑制纤维蛋白溶解原的形成。

2. 防治脑血管痉挛治疗原则 脑血管痉挛是在 SAH 后,颅底容量大血管迟发性收缩,常在血管造影或脑血流上表现为受累血管远端区域的灌注减少。造影上血管痉挛有典型的短暂过程,出血后 3~5 天开始,5~14 天狭窄到最大,2~4 周后逐渐恢复。约半数病例血管痉挛表现为迟发性神经系统缺损,可缓解或发展为脑梗死。15%~20% 的患者标准治疗后发生脑卒中或死于血管痉挛。抗血管痉挛治疗目的在于防止血管痉挛发生。

3. 降颅内压治疗原则 为了防止颅内压增高引起头痛或脑疝形成。

4. 血压调控的治疗原则 为了防止再出血,根据血压增高的程度,进行不同的处理。收缩压≥200mmHg 或舒张压≥110mmHg 以上者,在脱水治疗的同时应慎重平稳降血压治疗,使血压降至略高于发病前的水平或在 180/105mmHg 左右为宜;收缩压 170~200mmHg 或舒张压 100~110mmHg,不急于降血压,可通过脱水降低颅内压使血压降低,并严密观察血压变化。如血压继续升高,则按前者处理;收缩压<165mmHg 或舒张压<95mmHg,不需降血压治疗,仅通过降低颅内压即可达到降血压效果。

(二)药物选择

(1)抗纤溶药物:6-氨基己酸、氨甲环酸(止血环酸)、氨甲苯酸(抗血纤溶芳酸)。

(2)防治脑血管痉挛药物:尼莫地平。

(3)降颅内压治疗药物:甘露醇、呋塞米、甘油果糖、七叶皂苷钠、皮质类固醇激素、白蛋白。

(4) 降血压治疗药物:硝普钠、拉贝洛尔、卡托普利、依那普利、硝苯地平、利血平。

(5) 控制头痛治疗药物:罗通定(颅通定)。

(6) 镇静治疗药物:硝西泮、氯硝西泮、苯巴比妥粉针。

(7) 通便治疗药物:聚乙醇散剂、开塞露。

(三) 蛛网膜下隙出血复发的预防与治疗

主要是病因治疗,去除引起蛛网膜下隙出血的原因。

(四) 蛛网膜下隙出血并发症治疗

1. 脑积水

(1) SAH 后约 20% 的病例并发急性(梗阻性)脑积水(72 小时内脑室扩大)。推荐脑室引流术,尽管会增加再出血和感染(Ⅳ～Ⅴ级证据,C 级推荐)。处置方法:观察 24 小时,脑脊液置换,脑室引流。

(2) SAH 后常发生慢性(交通性)脑积水。推荐对症状性患者行暂时或永久性脑脊液引流(Ⅳ～Ⅴ级证据,C 级推荐)。

SAH 后常发生脑室扩大,病因通常为脑室内出血导致梗阻性脑积水;SAH 急性脑积水更多地发生在临床症状重的患者。诊断依赖于影像,许多患者无症状,只有一部分病例需分流术改善临床状态。对于 SAH 后急性脑积水和意识水平减退的患者,一般推荐脑室引流术;50%～80% 的此类病例引流术后有不同程度的改善。

2. 低钠血症

(1) SAH 后低血钠的治疗应包括血管内输注等渗液体(Ⅲ～Ⅳ级证据,C 级推荐)。

(2) 对最近发生 SAH 患者监测中心静脉压、肺毛细血管楔压、液体平衡、体重,以评估容量状态。出现容量下降的趋势应补液纠正(Ⅲ～Ⅳ级证据,C 级推荐)。

(3) 避免使用低渗液体,因其会导致低血钠;不要通过限制液体治疗低血钠(Ⅳ～Ⅴ级证据,C 级推荐)。

文献报道,SAH 后低血钠的发生率为 10%～34%。一般在出血后数天发生,常与血管痉挛的时间相平行。低血钠更多见于临床症状重的脑积水患者,是预后差的独立危险因素。限制液体治疗低血钠会增加迟发缺血性神经功能缺损。低血钠通常轻微,不足以产生症状。

3. 再出血 减少可能引起再出血的因素。患者需卧床,减少刺激。使用止痛药控制疼痛如罗通定(Ⅱb 类,C 级证据)。使用镇静剂如硝西泮、氯硝西泮、苯巴比妥粉针(Ⅱa 类,C 级证据)。规律使用大便软化剂和缓泻剂如酚酞、聚乙醇散剂、开塞露(Ⅱa 类,C 级证据)。这些措施目的是避免血压升高,以免颅内压升高引起再出血。如果可能,手术是最好的预防再出血的方法。

(1) 控制头痛治疗方案举例

方案 罗通定(颅通定)30～60mg,口服,每日 3 次,可减轻和控制疼痛。

(2) 通便治疗方案举例

方案 1 酚酞 50～200mg,口服,每日 1 次,睡前服用。

方案 2 聚乙醇散剂 10mg～20g,每日 1～2 次。

方案 3 开塞露 1～2 支,纳肛,必要时。可软化或缓泻大便。

(3) 镇静治疗方案举例

方案 1　硝西泮(硝基安定)5mg,口服,每日 1~2 次。
方案 2　氯硝西泮(氯硝安定)2~4mg,口服,每日 1~2 次。
方案 3　苯巴比妥粉针 100~200mg,肌内注射,每日 1~2 次。

4. 脑血管痉挛(CVS)　SAH 后 CVS 是颅底动脉的一支或多支血管平滑肌的持续收缩,或血管损伤引起管腔形态学的变化,在动脉造影时表现出血管管腔狭窄,发生率高达 30%~90%。早发性 CVS 出现于出血后,历时数分钟至数小时缓解,目前认为是 SAH 后流入脑脊液中的血液对脑血管的机械性刺激所致。暂时性或早发性 CVS 对脑血管功能影响不大。迟发性 CVS 发生于出血后 4~15 天,7~10 天为高峰期,常引起严重的局部脑组织缺血或迟发性缺血性损伤,甚至导致脑梗死,成为致死和重残的主要原因。药物治疗 CVS 的一般性治疗包括 3H[升高血压(elevated blood pressure)、扩容(fluid expansion)、血液稀释(hemodilution)]。除此以外,在血管痉挛的药物治疗方面,随着对血管痉挛机制的进一步了解,建立了一些新的效果显著的治疗方法。钙通道阻滞药:目前多数观点认为,钙通道阻滞药是防治 SAH 后 CVS 最重要有效药物,能改善所有级别 SAH 伴发 CVS(Ⅰ类,A 级证据)。其中最重要的也是最常用的为尼莫地平。患者的应用时机在 SAH 后急性期 72 小时内即开始,静脉应用效果优于口服,其作用机制除了扩张血管外,还有神经保护等多方面的作用。SAH 的介入治疗包括经皮血管成形术(FFA)。目前,FFA 的应用越来越多,是治疗 SAH 后 CVS 的一种新方法。可用于对药物治疗无效的 CVS 患者。但由于其材料昂贵,在国内开展较少,远期效果也无大宗病例报道。

(1)钙通道阻滞药治疗方案举例

方案 1　尼莫地平注射液 10~20mg+5% 葡萄糖注射液 500ml,1mg/h,连续 14 天。
方案 2　尼莫地平注射液 24~48mg+5% 葡萄糖注射液 50ml,微量注射器静脉注射,1~5ml/h,连续 14 天。
方案 3　尼莫地平片 20~40mg,口服,每日 3 次,至少用 3 周。

(2)法舒地尔(Ⅱa 类,B 级证据):为避免诱发动脉瘤再破裂出血的危险,应在导致 SAH 的颅内动脉瘤被夹闭或栓塞后开始使用,而且用药时间不宜超过 2 周。处方举例如下。

方案　法舒地尔注射液 30mg,每日 2~3 次,静脉注射 30 分钟。

(3)镁剂(Ⅱb 类,C 级证据):国内外一些临床研究证实,硫酸镁对脑血管痉挛有一定的防治作用。处方举例如下。

方案　硫酸镁起始剂量为 10mg/kg,静脉滴注,维持剂量为 30mg/(kg·d)。

(4)局部用药是防治 CVS 的重要方法之一,常用的治疗药物为尼莫地平,有研究报道患者预后明显改善。该方法仅用于 SAH 手术的患者。手术野局部用药。

方案　尼莫地平注射液/生理盐水 1:(5~20)稀释。

(五)蛛网膜下隙出血及其并发症治疗处方举例

1. 抗纤溶治疗用药方案

方案 1　6-氨基己酸注射液 24g+5% 葡萄糖注射液 500ml,静脉滴注,每日 1 次,连用 3 天;3 天后改为 8g/d,每日 1 次。

适用范围:普遍适用。

注意事项:须注意抗纤溶治疗可能会并发脑缺血,需同时联合应用钙拮抗剂。高龄患者应减量使用,有血栓、消耗性凝血障碍的患者慎用。

疗程:3周或维持到手术前。
评价:Ⅰ~Ⅴ级证据水平,A级推荐。

方案2 止血环酸注射液0.25~0.5g+5%葡萄糖注射液250ml,静脉滴注,每日2次。
适用范围:普遍适用。
注意事项:高龄患者应减量使用,有血栓、消耗性凝血障碍的患者慎用。
疗程:3周。
评价:为一种常用高效治疗方案,且费用较低。

方案3 对氨甲苯酸注射液0.1~0.3g+5%葡萄糖注射液10~20ml,静脉滴注,1/6~8h。
适用范围:普遍适用。
注意事项:高龄患者应减量使用,有血栓、消耗性凝血障碍的患者慎用。
疗程:3周。
评价:为一种常用高效治疗方案,且费用较低。

2. 防治脑血管痉挛用药方案

方案 尼莫地平注射液10~20mg+5%葡萄糖注射液50ml,微量注射器静脉滴注,1~5ml/h,连续14天。
适用范围:普遍适用。
注意事项:早期用尼莫地平10~20mg,静脉滴注,连续14天;后期改为尼莫地平:20~40mg,口服,每日3次,至少用3周。应用本方案时应注意以下药物不良反应的发生,如尼莫地平可能会出现胃肠道不适反应,少见肠梗阻;头痛、头晕、虚弱、失眠、多动、兴奋、攻击性和多汗;偶见潮红、暖热感、四肢水肿、心动过速或过缓,肝酶升高、肾功能减退;偶尔一些患者会出现血压下降,注意减慢速度或减量。
疗程:3周。
评价:Ⅰ类A级证据,尼莫地平抗血管痉挛治疗可减少SAH相关的严重神经功能缺损,临床状况良好的患者(Hunt-Hess分级Ⅰ、级Ⅱ、级Ⅲ)应尽早给药,此期最易因血管痉挛导致神经功能缺损。最近的研究表明,尼莫地平还能降低Ⅳ、Ⅴ级患者的死亡率和致残率。

3. 降颅内压治疗方案

方案1 20%甘露醇注射液125~250ml,快速静脉滴注,1次/6~8小时。
适用范围:普遍适用。
注意事项:甘露醇应用时可能出现循环负荷过重、充血性心力衰竭、头痛、头晕、抽搐、寒战、水电解质失衡、继发性低血容量、肺水肿、过敏反应、恶心、呕吐等,特别是老年患者大量使用甘露醇易致心肾衰竭,应记出入量,观察心律及心率变化。肾功能不全者慎用。
疗程:一般情况应用5~7天为宜。颅内压增高明显或有脑疝形成时,可加大剂量,快速静脉注射,使用时间也可延长。
评价:为一种常用高效治疗方案,且费用较低。

方案2 呋塞米注射液20~40mg,静脉注射,1次/6~8小时。
适用范围:普遍适用。
注意事项:与甘露醇交替使用可减轻二者的不良反应。呋塞米长期应用可导致电解质紊乱、直立性低血压、心律失常。
疗程:一般情况应用5~7天为宜。颅内压增高明显或有脑疝形成时,使用时间可延长。
评价:为一种常用高效治疗方案,且费用较低。

方案 3 甘油果糖注射液 250~500ml,静脉滴注,每日 1~2 次。

适用范围:轻中度脑水肿。

注意事项:甘油果糖起作用的时间较慢,约 30 分钟,但持续时间较长(6~12 小时)。脱水作用温和,一般无反跳现象,并可提供一定的热量,肾功能不全者也可考虑使用。甘油盐水滴注过快时可导致溶血。

疗程:一般情况应用 5~7 天为宜。颅内压增高明显者,使用时间可延长。

评价:为一种常用有效治疗方案,费用略高。

方案 4 注射用七叶皂苷钠冻干粉针 10~20mg+10%葡萄糖注射液 250ml 静脉滴注,每日 2 次。

适用范围:轻度脑水肿。

注意事项:该药具有抗炎、抗渗出及消除肿胀的作用。

疗程:3 周。

评价:脱水作用较弱,费用略高。

方案 5 人血白蛋白注射液 20g,静脉滴注,每日 1~2 次。

适用范围:普遍适用。

注意事项:可出现头痛、眩晕、心悸及过敏反应。

疗程:间断应用。

评价:该药可佐治脱水,但费用昂贵,可酌情考虑使用。

4. 降血压治疗方案

方案 1 注射用硝普钠粉针 50mg+5%葡萄糖注射液 250ml,1~3μg/(kg·min),微量输液泵静脉注射。

适用范围:适用于高血压急症,能随时、迅速、平稳地降低血压至所需水平。

注意事项:用药期间应监测血压;使用硝普钠可能出现胃肠道反应、头痛、出汗、不安、肌肉痉挛、低血压、发热、皮疹;长期应用可导致甲状腺功能减退;肾功能不全或甲状腺功能低下者慎用。

疗程:间断应用,血压平稳即可停用。

评价:为一种速效降压药,且费用较低。

方案 2 拉贝洛尔注射液一次 25~50mg+10%葡萄糖注射液 20ml,于 5~10 分钟内缓慢静脉注射,如降压效果不理想可于 15 分钟后重复一次,直至产生理想的降压效果。总剂量不应超过 200mg。或 100mg+5%葡萄糖注射液或 0.9%氯化钠注射液稀释至 250ml,静脉滴注速度为 1~4mg/min,直至取得较好效果,然后停止滴注,有效剂量为 50~200mg。

适用范围:适用于治疗各种类型高血压,尤其是高血压危象。

注意事项:用药期间应监测血压;拉贝洛尔可能出现低血压、充血性心衰加重、嗜睡、头晕、感觉异常、恶心、呕吐,严重心动过缓、二度或以上房室传导阻滞、病态房结窦综合征、严重不稳定的左室功能衰竭及支气管痉挛性疾病患者禁用。一度房室传导阻滞、抑郁、采用胰岛素治疗、周围血管疾患及肝功能损害者慎用。

疗程:间断应用,血压平稳即可停用。

评价:为一种速效降压药,且费用较低。

方案 3 卡托普利片 12.5~25mg,口服,每日 2~3 次。

适用范围:适用于治疗各种类型高血压。

注意事项:卡托普利最大可增至 50mg,每日 3 次。可能出现肾功能损害、中性粒细胞减少/粒细胞缺乏、过敏反应,少数患者出现胃肠道反应、失眠、口干、发音困难、感觉异常。肾功能严重减退及自身免疫缺陷者,使用过影响白细胞及免疫功能药物者慎用。

疗程:可长期使用。

评价:为一种常用有效治疗方案,且费用较低。

方案 4 依那普利片 0.625~1.25mg,口服,每日 2~3 次。

适用范围:适用于治疗各种类型高血压。

注意事项:用药期间应监测血压;依那普利可能出现头晕、头痛、腹泻、疲倦、虚弱、高血钾、血管神经性水肿、低血压、咳嗽。如出现低血压症状可减少剂量或停用。有遗传或自发性血管神经水肿的患者禁用。

疗程:可长期使用。

评价:为一种常用有效治疗方案,且费用较低。

方案 5 硝苯地平片普通型:10~20mg,口服,每日 2~3 次;缓释型:30~60mg,口服,每日 1 次;或 20mg,口服,每日 2 次。

适用范围:用于治疗各种类型高血压。

注意事项:可能出现头痛、面部和皮肤潮红、燥热、心动过速、心悸、头晕、低血压,极个别出现胃肠道紊乱;禁用于心源性休克患者,严重低血压、明显心衰、严重主动脉狭窄、胃肠道严重狭窄和肝功能损害患者慎用。

疗程:建议长期用药者使用缓释型。

评价:为一种常用有效治疗方案,普通型费用较低,缓释型费用略高。

方案 6 利血平注射液 1mg,肌内注射。

适用范围:适用于高血压危象。

注意事项:利血平可能出现鼻塞、嗜睡、腹泻,大剂量可引起震颤麻痹,长期应用可导致抑郁。

疗程:高血压危象时临时使用。

评价:为一种速效降压药,且费用较低。

四、疗效评价及随访

(一)治愈标准

头痛、呕吐等症状消失,脑膜刺激征消失,脑脊液恢复正常;DSA 检查发现病因,并对病因行外科手术根治。

(二)好转标准

头痛、呕吐等症状好转,脑膜刺激征消失,脑脊液基本恢复正常。

(三)随访观察

1. 病情监测 病情平稳后至少 2~3 个月复诊一次,行 DSA 检查了解动脉瘤介入治疗后的情况;若 DSA 减影发现动脉瘤内有造影剂显影,提示动脉瘤未被完全封堵;需进一步行动脉瘤栓塞治疗或动脉瘤夹闭手术。

2. 并发症

(1)控制血压治疗时应注意避免血压控制过低和以下药物不良反应的发生:①硝普钠

可能出现胃肠道反应、头痛、出汗、不安、肌肉痉挛、低血压、发热、皮疹。长期应用可导致甲状腺功能减退。肾功能不全或甲状腺功能低下者慎用。②拉贝洛尔可能出现低血压、充血性心衰加重、嗜睡、头晕、感觉异常、恶心、呕吐，严重心动过缓、二度或以上房室传导阻滞、病态窦房结综合征、严重不稳定的左室功能衰竭及支气管痉挛性疾病患者禁用。一度房室传导阻滞、抑郁、采用胰岛素治疗、周围血管疾患及肝功能损害者慎用。③卡托普利可能出现肾功能损害、中性粒细胞减少/粒细胞缺乏、过敏反应，少数患者出现胃肠道反应、失眠、口干、发音困难、感觉异常。肾功能严重减退及自身免疫缺陷者，使用过影响白细胞及免疫功能药物者慎用。④依那普利可能出现头晕、头痛、腹泻、疲倦、虚弱、高血钾、血管神经性水肿、低血压、咳嗽。如出现低血压症状可减少剂量或停用。有遗传或自发性血管神经水肿的患者禁用。⑤硝苯地平可能出现头痛、面部和皮肤潮红、燥热、心动过速、心悸、头晕、低血压，极个别出现胃肠道紊乱；禁用于心源性休克患者，严重低血压、明显心衰、严重主动脉狭窄、胃肠道严重狭窄和肝功能损害患者慎用。⑥利血平可能出现鼻塞、嗜睡、腹泻，大剂量可引起震颤麻痹，长期应用可导致抑郁。

（2）在使用脱水药物时，应注意心肾功能和以下药物不良反应的发生：①甘露醇应用时可能出现循环负荷过重、充血性心力衰竭、头痛、头晕、抽搐、寒战、水电解质失衡、继发性低血容量、肺水肿、过敏反应、恶心、呕吐等，特别是老年患者大量使用甘露醇易致心肾衰竭，应计出入量，观察心律及心率变化，甘油盐水滴注过快时可导致溶血。②呋塞米易致水、电解质紊乱特别是低血钾，均应高度重视，呋塞米长期应用可导致电解质紊乱、直立性低血压、心律失常。③白蛋白应用可出现头痛、眩晕、心悸。

（3）预防脑血管痉挛治疗时应注意药物不良反应的发生：尼莫地平可能会出现胃肠道不适反应，少见肠梗阻；头痛、头晕、虚弱、失眠、多动、兴奋、攻击性和多汗；潮红、暖热感、四肢水肿、心动过速或过缓，肝酶升高、肾功能减退；偶尔一些患者会出现血压下降，注意减慢速度或减量。

（4）抗纤溶治疗时应注意以下药物不良反应的发生：①6-氨基己酸会出现结膜充血、鼻塞、皮疹、低血压与多尿；②氨甲环酸可能出现胃肠道反应、偶见休克、一过性色觉异常、倦意感、头痛，高龄患者应减量使用，有血栓、消耗性凝血障碍的患者慎用。

第四章 心血管常见疾病用药

第一节 高 血 压

一、概 述

根据1999年2月世界卫生组织/国际高血压联盟(WHO/ISH)有关高血压治疗指南,高血压(hypertension)是指在未服降压药物情况下,收缩压(systolic pressure,SP)≥140mmHg和(或)舒张压(diastolic pressure,DP)≥90mmHg。我国采用此标准。我国人群流行病学调查表明,血压水平从110/75mmHg开始,随着血压水平升高,心血管发病危险持续增加,与血压<110/75mmHg比较,血压(120~129)/(80~84)mmHg时,心血管发病危险增加1倍,血压(140~149)/(90~94)mmHg时,心血管发病危险增加2倍,血压>180/110mmHg时,心血管发病危险增加10倍。

高血压存在"三最"现象,即:①是目前心脑血管病中患病率最高的一类疾病。根据2002年卫生部组织的全国居民营养与健康状况调查资料显示,我国18岁及其以上居民高血压患病率为18.8%,估计目前我国约有2亿高血压患者,每10个成年人中就有2人患有高血压,约占全球高血压总人数的1/5。②心脑血管病是中国人的首位死因,近年来心脏病死亡率居第一,高于恶性肿瘤及脑血管病。而高血压是总死亡率中最大(第一)危险因素(相对危险RR=1.48)。③我国心脑血管病每年耗费(直接医疗费和间接耗费)据估计达3000亿元人民币,而高血压是其中最大的。

同时,高血压又存在"三低"现象,即知晓率低,治疗率低,控制率低。因而,心血管病的医疗工作者面临的任务艰巨而沉重。做好高血压防治工作具有重要意义。

高血压根据病因不同,分为原发性高血压和继发性高血压两大类。前者病因不明称为原发性高血压,后者病因明确称为继发性高血压,也称为症状性高血压。临床流行病学调查结果显示,临床上以原发性高血压多见,占人群高血压患者90%以上,而继发性高血压不足10%,但近年来随着检查措施的完善,继发性高血压比例有增高趋势。

我国高血压联盟于根据国情,参考2003年欧洲ESC-ESH高血压防治指南、WHO/ISH高血压防治意见、美国高血压指南JNC-Ⅶ对血压水平进行新的定义和分类,且2007年新的欧洲高血压指南仍沿用此分类标准(表4-1)。若患者的收缩压与舒张压分属不同的级别时,则以较高的分级为准。单纯收缩期高血压也可按照收缩压水平分为1级、2级、3级。

表4-1 血压水平的定义和分类

分类	收缩压(mmHg)		舒张压(mmHg)
正常血压	<120	和	<80
正常高值	120~139	和(或)	80~89
高血压	≥140	和(或)	≥90

续表

分类	收缩压(mmHg)		舒张压(mmHg)
1级高血压(轻度)	140~159	和(或)	90~99
2级高血压(中度)	160~179	和(或)	100~109
3级高血压(重度)	≥180	和(或)	≥110
单纯收缩期高血压	≥140	和	<90

高血压的危险分层是根据血压的升高水平,同时考虑了危险因素和脏器的损害情况,分为低危、中危、高危和很高危(表4-2)。

表4-2 高血压患者心血管危险分层标准

其他危险因素和病史	血压水平		
	1级	2级	3级
无其他危险因素	低危	中危	高危
1~2个危险因素	中危	中危	很高危
≥3个危险因素或糖尿病或靶器官损害	高危	高危	很高危
临床并发症或合并糖尿病	很高危	很高危	很高危

注:其他危险因素指的是高血压(1~3级);男性>55岁、女性>65岁;吸烟;血脂异常,TC≥5.7mmol/L或LDL-C>3.3mmol/L或HDL-C<1.0mmol/L;糖耐量受损和(或)空腹血糖受损;早发心血管病家族史(一级亲属发病年龄男性<55岁、女性<65岁);腹型肥胖(腰围男性≥90cm,女性≥85cm或BMI≥28kg/m^2);血同型半胱氨酸升高(≥10μmol/L)。

二、治 疗

(一)康复措施

1. 门诊治疗 临床症状轻,不影响生活与工作者,可采取门诊治疗。

2. 住院治疗 血压进行性增高,难以门诊控制者、门诊治疗出现明显不良反应者、恶性高血压者、高血压危象、高血压脑病、伴有心脑肾功能失代偿者及其他严重并发症者,可能危及患者生命安全,或不能正常生活或工作者需住院治疗。

评述:根据临床经验,住院治疗对重度高血压或伴有其他严重并发症患者的整体治疗方案的确定和疗效有益。

(二)一般治疗

非药物治疗包括提倡健康生活方式,消除不利于心理和身体健康的行为和习惯,达到减少高血压及其他心血管病的发病危险,具体内容包括以下几方面。

1. 控制体重 肥胖与高血压和其他心血管疾病密切相关,而肥胖患者减轻体重不仅可以降低血压,还可以降低相应的心血管危险因素如胰岛素抵抗、糖尿病、高脂血症、左心室肥厚等。减重对健康的利益是巨大的,如在人群中平均体重下降5~10kg,收缩压可下降5~20mmHg。高血压患者体重减少10%,则可使胰岛素抵抗、糖尿病、高脂血症和左心室肥厚改善。减重的方法:一方面是减少总热量的摄入,强调少脂肪并限制过多碳水化合物的摄入,另一方面则需增加体育锻炼,如跑步、太极拳、健美操等。在减重过程中还须积极控制其他危险因素,老年高血压则须严格限盐等。减重的速度可因人而异,但首次减重最好达到减重5kg以增强减重信心,减肥可提高整体健康水平,减少包括癌症在内的许多慢性病,关键是"吃饭适量,活动适度"。

评述:根据既有的 Meta 分析结果和临床经验,减轻体重对高血压患者控制血压有益。

2. 保持平衡心理　长期精神压力和心情抑郁是引起高血压和其他一些慢性病的重要原因之一。对于高血压患者,这种精神状态常使他们较少采用健康的生活方式,并降低对抗高血压治疗的依从性。对有精神压力和不平衡心理的人,应减轻精神压力和改变心态,要正确对待自己、他人和社会,积极参加社会和集体活动。

评述:根据临床经验,减轻精神压力,保持平衡心理,对高血压患者控制血压具有一定的有益作用。

3. 其他方面　戒烟对高血压患者来说也是重要的,虽然尼古丁只使血压一过性地升高,但它降低服药的依从性并增加降压药物的剂量。血压不稳定的非高血压患者,吸烟后其收缩压有时会上升,吸烟者极易发生恶性高血压,其危险性为非吸烟者的 3 倍,吸烟的高血压患者发生蛛网膜下隙出血的危险性几乎为不吸烟者的 4 倍。此外,禁饮或少饮含咖啡因类的饮料。

评述:吸烟或饮咖啡类饮品会增加高血压患者发生恶性事件的概率。

(三) 外科治疗

高血压伴有脑出血、主动脉夹层、心绞痛、冠心病、心肌梗死等并发症,可采取外科治疗。

(四) 活动

每个参加运动的人特别是中老年人和高血压患者在运动前最好了解一下自己的身体状况,以决定自己的运动种类、强度、频度和持续运动时间。对中老年人应包括有氧、伸展及增强肌力练习三类,具体项目可选择步行、慢跑、太极拳、门球、气功等。运动强度必须因人而异,按科学锻炼的要求,常用运动强度指标可用运动时最大心率达到 180(或 170)次/分减去年龄,如 50 岁的人运动心率为 120~130 次/分,如果求精确则采用最大心率的 60%~85% 作为运动适宜心率。运动频度一般要求每周 3~5 次,每次持续 20~60 分钟即可,可根据运动者身体状况和所选择的运动种类及气候条件等因素而定。如果血压控制不佳,应避免剧烈运动和推迟运动负荷检查而应选择适当的药物降压治疗。

评述:最近的一项关于随机对照临床实验的 Meta 分析结果指出,有氧体育锻炼可使静息血压降低 3.0/2.4mmHg,日间活动使血压降低 3.3/3.5mmHg。我们没有发现适当增加体力活动对高血压患者不良影响的系统综述或随机对照试验。根据既有的 Meta 分析结果和临床经验,适当增加体力活动对控制高血压患者的血压水平有益。

(五) 饮食

1. 减少钠盐摄入　WHO 建议每人每日食盐量不超过 6g。我国膳食中约 80% 的钠来自烹调或含盐高的腌制品,因此限盐首先要减少烹调用盐及含盐高的调料,少食各种咸菜及盐腌食品。如果北方居民减少日常用盐一半,南方居民减少 1/3,则基本接近 WHO 建议。

评述:根据既有的流行病学调查结果和临床经验,限制钠盐摄入对高血压患者控制血压有益。

2. 限制饮酒　尽管有研究表明非常少量的饮酒可能减少冠心病发病的危险,但是饮酒和血压水平及高血压患病率之间却呈线性相关,大量饮酒可诱发心脑血管事件发作。如饮酒,建议每日饮酒量应为少量,男性饮酒精不超过 30g,即葡萄酒小于 100~150ml(2~3 两),

或啤酒小于250~500ml(半斤至一斤),或白酒小于25~50ml(0.5~1两);女性则减半,孕妇不应饮酒。不提倡饮高度烈性酒。WHO对酒的新建议是越少越好。

评述:根据既有的Meta分析结果和临床经验,限制饮酒对控制高血压患者的血压水平和减少恶性事件的发生有益。

3. 减少膳食脂肪、补充适量优质蛋白质 流行病学资料显示,即使不减少膳食中的钠和不减重,如果将膳食脂肪控制在总热量25%以下,P(多不饱和脂肪酸)/S(饱和脂肪酸)比值维持在1,连续40天可使男性SP和DP下降12%,女性下降5%。中国一组北京与广州流行病学的资料对比显示,广州男女工人血压均值、患病率、发病率明显低于北京,除因北京摄取高钠、高脂肪外,可能与广州膳食蛋白质特别是鱼类蛋白质较高有关。有研究表明每周吃鱼4次以上与吃鱼最少的相比,冠心病发病率减少28%。建议改善动物性食物结构,减少食用含饱和脂肪酸高的猪肉,增加食用含蛋白质较高,多不饱和脂肪酸较高而饱和脂肪酸较少的禽类及鱼类。蛋白质占总热量的15%左右,动物蛋白占总蛋白质的20%。蛋白质质量依次为奶、蛋、鱼、虾、鸡、鸭、猪、牛、羊肉;植物蛋白,其中豆类最好。

评述:根据既有的流行病学调查研究和Meta分析结果,减少膳食脂肪摄入和适当补充优质蛋白对于高血压的预防及控制具有重要意义。

4. 注意补充钾和钙 MRFIT研究资料表明钾与血压呈明显负相关,这在INTERSALT研究中被证实。但在近期TOHP(trials of hypertension prevention)第一阶段只发现其有很少作用,中国膳食低钾、低钙,应增加含钾多、含钙高的食物,如绿叶菜、鲜奶、豆类制品等。

评述:根据既有的研究结果和临床经验,适当补充钾和钙对高血压患者控制血压具有一定的有益作用。

5. 多吃蔬菜和水果 素食者比肉食者有较低的血压,其降压的作用可能基于水果、蔬菜、食物纤维和低脂肪的综合作用。人类饮食应以素食为主,适当肉量最理想。

评述:根据既有的研究结果和临床经验,多吃蔬菜和水果对高血压患者控制血压具有一定的有益作用。

三、药 物 治 疗

(一) 降压治疗的目标

基本目标是实现血压达标,降低长期心血管总危险;治疗高血压及其可逆的危险因素;≥60岁的患者血压目标值为<150/90mmHg,<60岁者(≥18岁)目标值为<140/90mmHg;糖尿病和慢性肾病患者的降压目标值同样为<140/90mmHg。为更易使血压达标,抗高血压治疗应在心血管损害发生前开始。

(二) 药物治疗的原则

降压治疗药物应用应遵循以下4项原则,即小剂量开始、优先选择长效制剂、联合用药及个体化。

1. 小剂量开始 初始治疗时通常应采用较小的有效治疗剂量,并根据需要,逐步增加剂量。降压药物需要长期或终身应用,药物安全性和患者耐受性的重要性不亚于或甚至更胜过药物的疗效。

2. 优先选择 长效制剂尽可能使用一天一次给药而有持续24小时降压作用的长效药物,以有效控制夜间血压与晨峰血压,更有效预防心脑血管并发症发生。如使用中短效制剂,则需每天2~3次用药,以达到平稳控制血压。

3. 联合用药 以增加降压效果又不增加不良反应为目的,在低剂量单药治疗疗效不满意时,可以采用两种或多种降压药物联合治疗。事实上,2级以上高血压为达到目标血压常需联合治疗。对血压≥160/100mmHg或中危及以上患者,起始即可采用小剂量两种药联合治疗,或用小剂量固定复方制剂。

4. 个体化 根据患者具体情况和耐受性及个人意愿或长期承受能力,选择适合患者的降压药物。

（三）药物选择

高血压的治疗药物主要包括利尿剂、β受体阻滞剂、α受体阻滞剂、α、β受体阻滞剂、血管紧张素转换酶抑制剂(ACEI)、钙通道阻滞剂(CCB)、血管紧张素受体拮抗剂(ARB)、中枢作用的药物、直接血管扩张药等。中国高血压防治指南推荐,常用的五大类降压药包括利尿剂、β受体阻滞剂、钙通道阻滞剂、血管紧张素转换酶抑制剂、血管紧张素受体拮抗剂。

1. 钙通道阻滞剂(CCB) 包括二氢吡啶类钙通道阻滞剂和非二氢吡啶类钙通道阻滞剂。以二氢吡啶类钙通道阻滞剂为基础的降压治疗方案可显著降低高血压患者脑卒中风险。此类药物可与其他4类药联合应用,尤其适用于老年高血压、单纯收缩期高血压、伴稳定性心绞痛、冠状动脉或颈动脉粥样硬化及周围血管病患者。常见副作用包括反射性交感神经激活导致心跳加快、面部潮红、脚踝部水肿、牙龈增生等。二氢吡啶类CCB没有绝对禁忌证,但心动过速与心力衰竭患者应慎用,如必须使用,则应慎重选择特定制剂,如氨氯地平等分子长效药物。急性冠脉综合征患者一般不推荐使用短效硝苯地平。非二氢吡啶类CCB主要包括维拉帕米和地尔硫䓬两种药物,也可用于降压治疗,常见副作用包括抑制心脏收缩功能和传导功能,有时也会出现牙龈增生。二、三度房室传导阻滞、心力衰竭患者禁止使用。

2. 血管紧张素转化酶抑制剂(ACEI) 作用机制是抑制血管紧张素转化酶阻断肾素-血管紧张素系统,从而发挥降压作用。此类药物对于高血压患者具有良好的靶器官保护和心血管终点事件预防作用。ACEI单用降压作用明确,对糖脂代谢无不良影响。限盐或加用利尿剂可增加ACEI的降压效应。尤其适用于伴慢性心力衰竭、心肌梗死后伴心功能不全、糖尿病肾病、非糖尿病肾病、代谢综合征、蛋白尿或微量白蛋白尿患者。最常见不良反应为持续性干咳,多见于用药初期,症状较轻者可坚持服药,不能耐受者可改用ARB。其他不良反应有低血压、皮疹,偶见血管神经性水肿及味觉障碍。长期应用有可能导致血钾升高,应定期监测血钾和血肌酐水平。禁忌证为双侧肾动脉狭窄、高钾血症及妊娠。

3. 血管紧张素受体拮抗剂(ARB) 作用机制是阻断血管紧张素Ⅰ型受体从而发挥降压作用。ARB可降低高血压患者心血管事件危险,降低糖尿病或肾病患者的蛋白尿及微量白蛋白尿。尤其适用于伴左室肥厚、心力衰竭、心房颤动、糖尿病肾病、代谢综合征、微量白蛋白尿或蛋白尿患者,以及不能耐受ACEI的患者。不良反应少见,偶有腹泻,长期应用可升高血钾,应注意监测血钾及肌酐水平变化。双侧肾动脉狭窄、妊娠妇女、高钾血症者禁用。

4. 利尿剂 通过利钠排水、降低高血容量负荷发挥降压作用。用于控制血压的利尿剂主要是噻嗪类利尿剂。在我国,常用的噻嗪类利尿剂主要是氢氯噻嗪和吲达帕胺。此类药物尤其适用于老年高血压和高龄老年高血压、单独收缩期高血压或伴心力衰竭患者,也是难治性高血压的基础药物之一。保钾利尿剂如阿米洛利、醛固酮受体拮抗剂如螺内酯等有时也可用于控制血压。

5. β受体阻滞剂 主要通过抑制过度激活的交感神经活性、抑制心肌收缩力、减慢心率发挥降压作用。比索洛尔对 $β_1$ 受体有较高选择性，因阻断 $β_2$ 受体而产生的不良反应较少，既可降低血压，也可保护靶器官、降低心血管事件风险。β受体阻滞剂尤其适用于伴快速性心律失常、冠心病心绞痛、慢性心力衰竭、交感神经活性增高及高动力状态的高血压患者。常见的不良反应有疲乏、肢体冷感、激动不安、胃肠不适等，还可能影响糖、脂代谢。高度心脏传导阻滞、哮喘为禁忌证。慢性阻塞性肺疾病、运动员、周围血管病或糖耐量异常者慎用；必要时也可慎重选用高选择性β受体阻滞剂。长期应用者突然停药可发生反跳现象，即原有的症状加重或出现新的表现，较常见有血压反跳性升高，伴头痛、焦虑等，称之为撤药综合征。

6. α-受体阻滞剂 不作为一般高血压治疗的首选药，适用高血压伴前列腺增生患者，也用于难治性高血压患者的治疗，开始用药应在入睡前，以防直立性低血压发生，使用中注意测量坐立位血压，最好使用控释制剂。直立性低血压者禁用。心力衰竭者慎用。

7. 肾素抑制剂 为一类新型降压药，其代表药为阿利吉仑，可显著降低高血压患者的血压水平，但对心脑血管事件的影响尚待大规模临床试验的评估。

（四）高血压的治疗

1. 高血压的药物治疗现状 以往认为，只有在严重高血压患者中，才可以采用低剂量联合用药。目前越来越多的证据显示初始联合治疗可大幅度提高血压控制率、改善依从性，甚至进一步减少高血压事件，因而这种保守策略已发生改变。当前策略是可早期使用联合方案，而且不限于低剂量联合，可以根据具体情况决定是否起始即使用高剂量或者单片复方片剂。

既往的研究已经发现，无论使用何种降压药物，单一用药只在有限的高血压患者中能够有效降低血压，多数患者需两种或以上的药物达到血压控制。因此，问题在于是否应当总是以单药作为初始治疗方法，或在何种情况下考虑以联合用药作为首选的治疗方法。初始采用单药治疗的明显优势在于单一药物的使用能够明确反映药物的效用及不良反应。其缺点为当单独使用一种药物无效或不是十分有效时，找到更加有效而且耐受的药物来替代当前用药的过程可能会颇费周折，从而令治疗依从性大大下降。而起始采用两药联合治疗的优势在大量临床研究中得以体现。一项荟萃40多项研究的分析表明，联合两类抗高血压药物的降压幅度超过仅增加单一药物剂量，在初始血压水平较高的患者中联合治疗更容易达到血压的目标值，并且在多次调整药物的过程中更少打击患者的治疗信心，从而提高治疗依从性。近期研究显示，联合治疗的患者比单药治疗的患者中断服药的概率要低。而联合用药的长期优势在于多种药物的生理和药理协同作用，不仅能够比单药治更多降低血压，减少药物不良反应，甚至带来更大获益。当然，初始就采用多种药物联合治疗的缺点在于可能其中有某种药物是无效的，难以被及时发现。在初始治疗过程中，无论单一用药还是联合治疗，为达到血压目标值，药物剂量可适当增加。如果两种药物联合达到足剂量仍不能达到血压目标值时，可考虑换成另外两种药物联合治疗或者加用第三种降压药物。但是在难治性高血压的处理中，要根据具体药物反应谨慎增加用药，联合药物中明显无效的或者是效果最小的药物应该被替换掉，而不是仅仅靠逐渐增加药物剂量来控制血压。

2. 高血压的联合用药 目前，高血压人群的单药治疗控制率较低，多数患者可能需要2

种或2种以上的降压药物才能控制血压达标,需联合治疗的患者占高血压人群的2/3。因此,探讨最佳的联合降压方案是近年来高血压临床实验关注的一个热点。联合用药的意义:联合应用降压药物已成为降压治疗的基本方法。许多高血压患者,为了达到目标血压水平需要应用≥2种降压药物。联合用药的适应证:2级高血压和(或)伴有多种危险因素、靶器官损害或临床疾患的高危人群,往往初始治疗即需要应用两种小剂量降压药物,如仍不能达到目标水平,可在原药基础上加量或可能需要3种,甚至4种以上降压药物。联合用药的优势和可能的机制为:①患者对不同降压药物的反应不同,小剂量联合2种或更多药物,可以通过不同作用机制,协同降压,提高疗效;②联合用药可钝化或平衡某种药物干预后触发的反调节机制,增强降压效果;③联合小剂量药物可避免单药大剂量时产生的剂量依存性不良反应;④小剂量联合用药可增加疗效而不增加不良反应;⑤联合用药还具有单药治疗所不具备的靶器官保护作用。

临床常用抗高血压药可分为两类:一类是以容量依赖性为主,通过利尿和扩张血管达到降压的目的,如利尿剂、钙通道阻滞剂;另一类是肾素-血管紧张素系统(RAS)和交感抑制为主的药物,如ACEI、ARB、β受体阻滞剂和α受体阻滞剂。机制不同的药物相互联用是抗高血压药物联用的主流,其既有协同降压的特点,也可减少单一用药所引起的不良反应。因此,联合用药的基本原则是:①选择药代动力学和药效学上可以互补的药物;②避免联合应用降压原理相近的药物;③联合治疗应较单药治疗提高疗效,加强靶器官保护;④减少抵消不良反应;⑤长效和长效药物联合应用;⑥简化治疗方法,尽可能降低费用。

(1) ACEI/ARB+二氢吡啶类CCB:ACEI/ARB和CCB都可使外周血管阻力减少,因而有协同降压作用。由于两者扩张血管的选择性具有差异,CCB引起的交感神经活性增加及踝部水肿可被ACEI/ARB抵消,由于CCB有抗心绞痛作用,ACEI/ARB有抑制心肌重构、减少蛋白尿作用,所以这一联合方案适用于心肌梗死后有心绞痛和糖尿病肾病有蛋白尿的患者。更重要的是,这一联合方案对血糖和脂质代谢无不良影响。临床试验ACCOMPLISH(收缩期高血压患者联合治疗避免心血管事件)直接比较ACEI+CCB和ACEI+利尿剂两种联合用药方案,结果发现尽管两组的血压差异不大,但ACEI+CCB联合相比ACEI+利尿剂联合心血管事件的发病率和死亡率的联合终点更低。其结果一个可能的解释是RAS系统拮抗剂与CCB联用能够更加有效地降低中心动脉压,但仍有待进一步研究。

(2) ACEI(或ARB)+噻嗪类利尿药:ACEI/ARB通过抑制RAAS而使外周阻力下降,利尿剂可使血容量减少,两者的疗效互补。利尿剂还可以延长ACEI/ARB作用时间,从而使降压效果更持久平稳。利尿剂引起的RAAS系统激活、血钾下降、胰岛素抵抗和糖耐量异常、血尿酸增高等不良反应可被ACEI/ARB减轻或抵消。

(3) 二氢吡啶类CCB+噻嗪类利尿剂:二氢吡啶类CCB主要作用是减少外周阻力,同时也有排钠作用,与利尿剂的排钠、减少血容量作用疗效互补。两药均为临床常用的抗高血压药物,均通过排钠利尿和扩张外周血管降低血压,理论上不宜联用,因此WHO/ISH指南没有推荐这种联用方案。但据VALUE研究显示,CCB联用利尿剂心肌梗死发生的风险和脑卒中的危险较ARB联用利尿剂显著降低,说明这两种药联用方案有利于心血管的保护。同时,长期采用这种方案有利于提高患者的依从性和时效性,这对于老年人来说是较好的选择。

(4) 二氢吡啶类CCB+β受体阻滞剂:CCB降压作用包括扩张小动脉、减少血管阻力,同时也有排钠和减少血容量的作用。β受体阻滞剂通过负性肌力和负性频率作用减少心脏排出量,两者合用疗效互补。此外CCB可抵消β受体阻滞剂引起的外周血管阻力增加,而β受体阻滞剂则可抵消CCB引起的交感神经兴奋。β受体阻滞剂和CCB均具有抗心绞痛作用,所以对并发心绞痛的患者,是一种有效联合治疗方案,然而β受体阻滞剂与CCB的联合在高血压患者中获益的证据较少。

(5)β受体阻滞剂+利尿剂:临床试验证实,β受体阻滞剂+利尿剂的组合能达到较好的降压效果,降低心血管事件的效果不及ARB+利尿剂联合及CCB+ACEI联合,并且在易感个体中似乎会引起更多的糖尿病新发病例,因而可被定义有用但受限(如在糖尿病、代谢综合征患者中)的联合方案。

(6)不推荐的两药联合方案:应注意的是,以下情况不宜合用。①作用机制相同的不同种药物,联合用药后疗效增加不明显,而不良反应却可能明显增加,如ACEI+ARB。②不良反应可能会叠加的药物,如β受体阻滞剂和非二氢吡啶类CCB,保钾利尿剂和ACEI/ARB等。

此外,还有三药联合的方案:二氢吡啶类CCB+ACEI(或ARB)+噻嗪类利尿剂组成的联合方案最为常用。四药联合的方案:在上述三药联合基础上加用第四种药物如β受体阻滞剂、螺内酯、可乐定或α受体阻滞剂等。

3. 固定剂量的单片复方制剂 在高血压的治疗中,依从性差是血压控制不佳的重要因素。使用固定剂量的单片复方制剂能够减少药片的数量,从而显著增加患者依从性,有助于更好控制血压。

目前市场上单片复方制剂中一般由不同作用机制的两种药物组成,多数每天口服1次,每次1片,使用方便,改善依从性。我国传统的固定配比复方制剂包括复方利血平(复方降压片)、复方利血平氨苯蝶啶片(降压0号)和珍菊降压片等。新型的固定配比复方制剂包括了两种药物不同剂量组合多样化成品,三种药物固定剂量复方制剂(通常情况下是由一种RAS系统拮抗剂、一种CCB和一种利尿剂组成),甚至包含调脂药物他汀及抗血小板药物阿司匹林的有效性在临床研究中得到了验证,从而大大简化了高血压及相关疾病的治疗,这类产品的出现一定程度上克服了临床选择灵活性差的缺陷。

(五)高血压并发症治疗

1. 老年人随机对照试验证实 无论是收缩和舒张期高血压,还是单纯收缩期高血压,降压治疗对老年患者减少心血管疾病发病和死亡都是有益的。老年患者的初始降压治疗应遵循一般原则,但应逐步降压,尤其在体质较弱的患者中。应测量直立位血压,以排除直立性低血压,并评估降压治疗的体位效应。许多患者存在其他危险因素、靶器官损害及并存心血管情况,对这类患者治疗药物的选择要非常慎重。许多老年患者需要两种或更多药物控制血压,由于老年人血压降低难度大,将收缩压降至140mmHg以下较困难,舒张压降至70mmHg以下可能不利。建议老年人高血压的收缩压目标为<150mmHg。如能耐受,还可进一步降低。80岁以上的患者降压治疗的效果尚待评估。有证据说明5类主要降压药均有益,对于合并前列腺肥大者可优先使用α受体阻滞剂。

2. 冠心病和心力衰竭 早期应用β受体阻滞剂、ACEI或ARB可降低心肌梗死复发率和死亡率;伴发慢性冠心病的高血压患者进行降压治疗也可获益;不同药物及联合用药的益处可能与血压下降程度有关;研究显示,最初血压低于140/90mmHg和血压降至130/80mmHg左右或更低具有一定益处。这些患者可以使用噻嗪类利尿剂和袢利尿剂治疗,也可在利尿剂的基础上使用β受体阻滞剂、ACEI或ARB及醛固酮拮抗剂治疗;应避免使用

CCB，除非需要控制血压或心绞痛症状。稳定型心绞痛患者首选β受体阻滞剂或长作用CCB或ACEI；急性冠脉综合征时选用β受体阻滞剂和ACEI；心肌梗死后患者用ACEI、β受体阻滞剂和醛固酮拮抗剂。心衰症状较轻者用ACEI和β受体阻滞剂；症状较重时可考虑ACEI、β受体阻滞剂、ARB和醛固酮受体拮抗剂与袢利尿剂合用。

3. 脑血管病 包括脑卒中和短暂性脑缺血发作(TIA)。有研究提示血压水平与脑卒中再发生有关。脑卒中患者中高血压占50%~60%。脑卒中年复发率约4%。控制高血压是脑卒中二级预防的关键。近年来发表的大规模随机临床试验表明降压治疗对既往有脑血管病病史患者有临床益处。中国的PATS研究及另一项国际多中心试验PROGRESS研究均证实吲哒帕胺或培哚普利加吲哒帕胺长期治疗脑血管病患者是有益的，可减少脑卒中再发危险。但急性脑卒中是否采用降压治疗，血压应降至什么程度，以及采取什么措施，仍需进一步的大型随机临床研究加以评估。

4. 糖尿病 应鼓励所有2型糖尿病患者(无论其血压处于什么水平)进行非药物治疗(尤其是减轻体重和减少盐的摄入量)。这些措施足以使正常高值或Ⅰ级高血压患者的血压降至正常水平，并使药物治疗更易达到血压控制的要求。为避免肾和心血管的损害，要求将血压降至130/80mmHg以下，为达到以上目标，大部分需要联合用药治疗。建议应用所有有效且耐受性良好的降压药，通常采用联合用药的方式。现有证据显示，1型糖尿病患者常规联合应用ACEI、2型糖尿病患者常规联合应用血管紧张素受体拮抗剂均具有肾脏保护作用。必要时用CCB、噻嗪类利尿剂、β受体阻滞剂。对血压处于正常高值的糖尿病患者，有时单药治疗就可以达到目标血压。无论血压值是多少，1型和2型糖尿病患者只要出现微量白蛋白尿就应进行降压治疗，特别是应该及早使用肾素-血管紧张素系统阻滞剂。

5. 慢性肾病 在降压药问世以前，原发性高血压患者的肾脏损害是很常见的。糖尿病肾脏保护有两个先决条件：一是严格控制血压(血压应<130/80mmHg；当尿蛋白>1g/d时，血压应<125/75mmHg)；二是尽可能将尿蛋白降至正常，为减少蛋白尿，常需应用ACEI或血管紧张素受体拮抗剂。为使血压达标，常需联合用药(增加一种利尿剂)。为了预防或延缓肾动脉硬化，阻断肾素-血管紧张素系统是重要的；总之，对所有肾功能减退的高血压患者强化降压治疗应当谨慎。

(六) 高血压及其并发症治疗处方举例

1. 不同程度高血压的降压治疗 世界卫生组织对高血压规定为三级。1级高血压(轻度)：收缩压140~159mmHg，舒张压90~99mmHg；2级高血压(中度)：收缩压160~179mmHg，舒张压100~109mmHg；3级高血压(重度)：收缩压≥180mmHg，舒张压≥110mmHg。这种分法不但可以让人们了解血压高低，也可作为用药的参考，因为若属于2级以上的高血压，通常应选用长效降压药，而短效和中效降压药的作用往往不大理想。

2. 单纯病种用药处方举例

(1)适用于年轻、初次发病或发病早期、轻中度高血压病例，效果好，经济实惠。

方案1 美托洛尔片25mg，口服，2~3次/日；美托洛尔缓释片23.75~47.5mg，口服，1次/日；贝那普利片10mg，口服，1次/日；培哚普利片4mg，口服，1次/日；非洛地平片5mg，口服，1~2次/日；左旋氨氯地平片2.5~10mg，口服，1次/日；氢氯噻嗪片12.5~25mg，口服，1~3次/日。

以上方法任选其中之一，长期服用。

适用范围：适用于年轻、初次发病或发病早期、轻度或中度高血压病例。

注意事项:注意各降压药的不良反应,如氢氯噻嗪对血脂代谢的影响,ACEI 引起咳嗽等不良反应,CCB 导致下肢水肿。

疗程:长期服用。

评价:单药服用,依从性好。

方案 2 吲哒帕胺片 1.25~2.5mg,或缓释片 15mg,口服,1 次/日;氯沙坦片 50~100mg,口服,1 次/日;缬沙坦胶囊 80~160mg,口服,1 次/日。

以上方法任选其中之一,长期服用。

适用范围:适用于年轻、初次发病或发病早期、轻中度高血压病例。

注意事项:作用有限,血压控制可能不理想。

疗程:长期服用。

评价:单药服用,依从性好,不良反应小。

(2)适用于中重度高血压,单药不能控制,常需要 2 种或 2 种以上的药物联合应用(2 级和 3 级高血压)。

方案 1 利尿剂+β 受体阻滞剂。氢氯噻嗪片 12.5~25mg,口服,1~3 次/日;美托洛尔片 25mg 口服,2~3 次/日。长期服用。

适用范围:用于中重度高血压,单药不能控制患者。

注意事项:利尿剂和 β 受体阻滞剂都对血脂、血糖代谢有影响,故有血脂、血糖代谢异常患者要避免应用。

疗程:长期服用。

评价:被定义有用但受限(如在糖尿病、代谢综合征患者中)的联合方案。

方案 2 利尿剂+ACEI。氢氯噻嗪片 12.5~25mg,口服,1~3 次/日;培哚普利片 4mg,口服,1 次/日。长期服用。

适用范围:用于中重度高血压,单药不能控制患者。

注意事项:ACEI 干咳的发生率较高。

疗程:长期服用。

评价:费用便宜,可以抵消彼此的不良反应,对血脂、血糖代谢影响小。

方案 3 利尿剂+ARB。氢氯噻嗪片 12.5~25mg,口服,1~3 次/日;缬沙坦片或胶囊 80~160mg,口服,1 次/日。长期服用。

适用范围:用于中重度高血压,单药不能控制患者。

注意事项:ARB 控制血压能力弱,密切监测血压。

疗程:长期服用。

评价:对血脂、血糖影响较小,不良反应少。

方案 4 二氢吡啶类 CCB+β 受体阻滞剂。氨氯地平片 2.5~10mg,口服,1 次/日;美托洛尔缓释片 23.75~47.5mg,口服,1 次/日。长期服用。

适用范围:用于中重度高血压,单药不能控制患者。

注意事项:CCB 可能会有下肢水肿等不良反应。

疗程:长期服用。

评价:对并发心绞痛的患者,是一种有效联合治疗方案,然而 β 受体阻滞剂与 CCB 的联合在高血压患者中获益的证据较少。

方案 5 二氢吡啶类 CCB+ACEI。非洛地平片 5mg,口服,1~2 次/日;培哚普利片 4mg,

口服,1次/日。长期服用。

适用范围:用于中重度高血压,单药不能控制患者。特别适用于心肌梗死后有心绞痛和糖尿病肾病有蛋白尿的患者。

注意事项:CCB可能会有下肢水肿等不良反应,ACEI有干咳不良反应。

疗程:长期服用。

评价:降压作用好,两种药物联合应用,不良反应少。

方案6 CCB+ARB。非洛地平片5mg,口服,1~2次/日;氯沙坦片50~100mg,口服,1次/日。长期服用。

适用范围:用于中重度高血压,单药不能控制患者。

注意事项:CCB可能会有下肢水肿等不良反应。

疗程:长期服用。

评价:适用于ACEI咳嗽的患者,降压作用好,两种药物联合应用,不良反应少。

方案7 二氢吡啶类CCB+噻嗪类利尿药。氨氯地平片2.5~10mg,口服,1次/日;氢氯噻嗪片12.5~25mg,口服,1~3次/日。长期服用。

适用范围:用于中重度高血压,单药不能控制患者。

注意事项:CCB可能会有下肢水肿等不良反应。

疗程:长期服用。

评价:降压作用好,利尿剂可以减轻CCB的不良反应。有利于对心血管的保护。同时,长期采用这种方案有利于提高患者的依从性和时效性,这对于老年人来说是较好的选择。

方案8 二氢吡啶类CCB+ACEI(或ARB)+噻嗪类利尿剂。氨氯地平片2.5~10mg,口服,1次/日;氢氯噻嗪片12.5~25mg,口服,1~3次/日。培哚普利片4mg,口服,1次/日。长期服用。

适用范围:用于中重度高血压,两种药不能控制患者。

注意事项:服用药物较多,患者依从性差,费用大。

疗程:长期服用。

评价:三种药物联合应用,降压效果好,利尿剂可以减轻CCB的不良反应。

方案9 ACEI+CCB+利尿剂+α受体阻滞剂。氨氯地平片2.5~10mg,口服,1次/日;吲哒帕胺片1.25~2.5mg,口服,1次/日;培哚普利片4mg,口服,1次/日;哌唑嗪片0.5~2mg,2~3次/日。长期服用。

适用范围:用于中重度高血压,三种药不能控制患者。

注意事项:服用药物较多,患者依从性差,费用大。

疗程:长期服用。

评价:四种药物联合应用,降压效果好,利尿剂可以减轻CCB的不良反应。

(3)适用于舒张压增高,而收缩压不高,或舒张压增高幅度高于收缩压升高幅度病例。

方案 氨氯地平片2.5~10mg,口服,1次/日;非洛地平片5mg,口服,1~2次/日;培哚普利片4mg,口服,1~2次/日;贝那普利片10mg,口服,1~2次/日;缬沙坦片或胶囊80~240mg,口服,1次/日。任选其一,长期服用。

适用范围:适用于舒张压增高,而收缩压不高,或舒张压增高幅度高于收缩压升高幅度病例。

注意事项:单药服用,依从性好。

疗程：长期服用。

评价：单药应用，费用低廉，患者依从性好。

（4）适用于伴有主动脉硬化的单纯收缩期高血压。

方案 吲达帕胺片1.25~2.5mg，口服，1次/日；非洛地平片5mg，口服，1~2次/日；氨氯地平片2.5~10mg，口服，1次/日；培哚普利片4mg，口服，1~2次/日；氯沙坦片50~150mg，口服，1次/日。任选其一，长期服用。

适用范围：单纯收缩期高血压。

注意事项：单药服用，依从性好。

疗程：长期服用。

评价：单药应用，费用低廉，患者依从性好。

（5）高血压伴发冠心病者的降压治疗方案：冠心病患者再次发生血管事件的危险极高，它们均与血压有直接关系。ISIS-4、CCS-1、GISSI-3等大型临床试验均表明ACEI早期治疗急性心肌梗死患者是有益的。EUROPA试验表明稳定型冠心病患者在常规治疗基础上，培哚普利比安慰剂组显著降低了一级终点事件，但PEACE试验则没有发现群多普利拉的益处。

国外研究（INVEST试验）提示维拉帕米与β受体阻滞剂治疗中新的冠心病事件两者相似。以往曾有短效的硝苯地平增加心血管病危险的争论。新近几项大规模试验（ALLHAT、INSIGHT等）表明长效二氢吡啶类CCB与其他降压药的效果一样，在降低试验的联合终点（心血管死亡、心肌梗死、心衰和脑卒中）的比较中，与利尿剂的作用相当。ACTION和CAME10T试验评估了CCB治疗稳定型冠心病患者的长期疗效。CAME10T结果提示其作用与ACEI相似；ACTION提示其对冠心病伴高血压者有益。CCB治疗稳定型冠心病的作用除了与降压有关外还可能与改善心肌缺血有关。

方案1 琥珀酸美托洛尔缓释片23.75~95mg，1次/日；地尔硫䓬片30~90mg，1~3次/日；单硝酸异山梨酯片每次20mg，2次/日；阿司匹林片75~300mg，1次/日；培哚普利片4mg，1次/日；阿托伐他汀钙片20mg，口服，1次/晚。长期服用。

适用范围：高血压伴发冠心病者，但无房室传导阻滞者。

注意事项：地尔硫䓬对心脏传导及窦房结功能均有影响，监测患者心率。

疗程：长期服用。

评价：在控制高血压的同时兼顾冠心病各方面的治疗。

方案2 美托洛尔缓释片11.875~23.75mg，口服，1次/日；非洛地平片5mg，口服，1~2次/日；单硝酸异山梨酯片每次20mg，2次/日；阿司匹林片75~300mg，口服，1次/日；培哚普利片4mg，口服，1次/日；阿托伐他汀钙片20mg，口服，1次/晚。长期服用。

适用范围：高血压伴发冠心病者。

疗程：长期服用。

注意事项：无。

评价：在控制高血压的同时兼顾冠心病各方面的治疗，且对心脏传导系统研究较少。

方案3 美托洛尔缓释片11.875~23.75mg，1次/日；非洛地平片5mg，1~2次/日；单硝酸异山梨酯片每次20mg，2次/日；阿司匹林片75~300mg，1次/日；培哚普利片4mg，1次/日；硝酸异山梨酯25~50mg入液静脉滴注，1次/日，10天为一疗程;阿托伐他汀钙片20mg,口服,1次/晚。长期服用。

适用范围:高血压伴发冠心病者,尤其适用于伴有心力衰竭者。

疗程:除静脉制剂外,长期服用。

注意事项:美托洛尔缓释片的用量要从小剂量开始。

评价:在控制高血压的同时兼顾冠心病的治疗,尤其是有心力衰竭者。

(6)高血压伴发糖尿病的降压治疗方案:糖尿病常合并高血压,我国高血压在糖尿病患者群中的患病率是40%~55%,与发达国家(40%~60%)相似。高血压患者常有"代谢综合征"表现:胰岛素抵抗、向心性肥胖及血脂异常。这些对象更容易发展成为糖尿病。高血压发生糖尿病的风险也高于非高血压人群,据多个大型高血压干预试验的资料统计,高血压人群的糖尿病患病率为4%~36%,加权平均为18%。1型糖尿病发生高血压预示出现糖尿病肾病,属于肾性高血压。2型糖尿病高血压常发生于糖尿病诊断之前,与血糖异常一起成为"代谢综合征"的一部分;也可发病于糖尿病诊断之时或之后。与高血糖一样,高血压也是糖尿病心血管和微血管并发症的重要危险因素。糖尿病合并高血压患者的心血管风险是非糖尿病高血压患者的2倍。血压≥120/70mmHg与糖尿病心血管事件和死亡持续相关。英国糖尿病前瞻性研究(UKPDS)显示,收缩压每下降10mmHg,糖尿病相关的任何并发症、死亡、心肌梗死、微血管并发症均可以下降10%以上;降血压治疗对微血管的益处好于对大血管并发症。有研究表明降压治疗可以减少糖尿病的心血管风险达74%;多组大型研究还证实糖尿病患者的降血压治疗效果优于非糖尿病患者。糖尿病合并高血压患者的心血管风险大于一般的高血压患者,因而推荐血压的控制目标<140/90mmHg。

非药物治疗:收缩压处于130~139mmHg或者舒张压处于80~89mmHg的糖尿病患者,可以进行不超过3个月的非药物治疗。非药物治疗包括饮食管理、减肥、限制钠盐摄入、中等强度的规律运动。合理的非药物治疗可以使收缩压下降10~15mmHg。如果不能达标,则应当采用药物治疗。在血压≥140/90mmHg的患者,应在非药物治疗的基础上直接加用药物治疗,对于已经出现微量白蛋白尿的患者,也应该直接使用药物治疗。理论上,糖尿病患者的血压应当控制在患者能够耐受的尽可能较低的血压水平。

药物治疗:ACEI和ARB对肾脏有独特保护作用,且有代谢上的好处,一旦出现微量白蛋白尿,即应使用ACEI或者ARB。ACEI或ARB有利于减少新发糖尿病,13项大规模前瞻性临床试验中的7项显示出ACEI或ARB比β受体阻滞剂和利尿剂有优越性。在1型糖尿病,ACEI被证明能延缓肾脏并发症的进展,ARB和ACEI均能延缓2型糖尿病发生大量白蛋白尿。合并大量白蛋白尿或肾功能不全的2型糖尿病患者,推荐ARB作为降血压首选。使用ARB或ACEI的患者,应当定期检查血钾和肾功能。有证据表明利尿剂和β受体阻滞剂能够延缓1型糖尿病患者的肾病进展,故也可作为这类患者的治疗药物,但一般不作为单药治疗首选。ALLHAT试验虽然发现利尿剂和ACEI预防心血管事件效果相仿,但终点时利尿剂组的糖尿病发病率略多。因此利尿剂、β受体阻滞剂、CCB可作为二级药物,或者联合用药。糖尿病高血压患者的血压控制达标后,可在严密观察下和患者耐受的范围内尽可能地持续平稳降低血压(以获得最佳的预防大血管和微血管并发症的效果)。血压达标通常需要2个或2个以上的药物联合治疗。如上所述,联合治疗的方案中应当包括ACEI或ARB。老年糖尿病患者降压治疗应循序渐进、逐步达标,血压控制标准可适当放宽,如以140/90mmHg为治疗目标,以避免血压骤降引起脏器供血不足。

方案1 ACEI。贝那普利片10mg,口服,1~2次/日。

适用范围:高血压伴发冠心病者,尤其适用于伴有心力衰竭者。

注意事项:从小剂量开始。

疗程:长期服用。

评价:很多循证医学显示,贝那普利能延缓糖尿病患者并发症的进展。

方案2 ACEI+CCB。贝那普利片10mg,口服,1~2次/日;非洛地平片5mg,口服,1~2次/日。长期服用。

适用范围:高血压伴发糖尿病,单药不能控制者。

注意事项:从小剂量开始。

疗程:长期服用。

评价:控制血压作用强,贝那普利能延缓糖尿病患者并发症的进展,但服药增加,降低患者的依从性。

方案3 贝那普利片10mg,口服,1~2次/日;美托洛尔缓释片23.75mg,口服,1次/日。长期服用。

适用范围:糖尿病伴高血压及冠心病。

注意事项:从小剂量开始。

疗程:长期服用。

评价:控制血压作用强,贝那普利能延缓糖尿病患者并发症的进展,美托洛尔缓释片可以降低冠心病患者心源性猝死。

方案4 贝那普利片10mg,口服,1~2次/日;阿托伐他汀钙片20mg,口服,1次/晚。长期服用。

适用范围:糖尿病伴高血压及冠心病。

注意事项:从小剂量开始。

疗程:长期服用。

评价:控制血压作用强,贝那普利能延缓糖尿病患者并发症进展,阿托伐他汀钙可以调脂、防止并逆转动脉硬化治疗。

(7)高血压伴发充血性心力衰竭者的降压治疗方案:长期的高血压,特别是收缩期高血压和合并冠心病的患者,易发生心力衰竭。高血压合并心力衰竭可以为舒张功能不全,由于心室肥厚和(或)合并的冠心病,使左室舒张功能减退。此时收缩功能尚可,左室射血分数可以正常,但超声心动图和其他有关检查可有符合舒张功能减退的表现。患者的症状轻重取决于血压水平、缺血程度等各种合并情况。预防左室肥厚和冠心病是避免出现此种心功能不全的根本措施。除控制体重,限制盐量,积极降低血压外,ACEI有助于逆转左室肥厚或阻止肥厚加重。一旦出现舒张功能不全,在常规治疗的基础上还应考虑加用β受体阻滞剂。除非有其他适应证(如心房颤动伴快速心室率),否则在舒张功能不全时不应使用洋地黄。当发生收缩功能不全时,患者可逐渐出现左心衰竭的症状,以后甚至出现全心衰竭。此时检查可见左室射血分数减低,并有左心室的扩大,后期可有全心扩大。除降血压治疗外,利尿剂可有效地改善临床症状。洋地黄类药物虽然也可改善症状,减少因心衰而住院,但并不改善预后。剂量充足的ACEI和β受体阻滞剂已在多项大规模临床试验中证明能降低慢性心衰的死亡率和心血管事件的发生率,如果没有禁忌证,都应该积极使用。两类药物都可以从小剂量开始,逐渐加量,最好能达到相应的靶剂量并坚持服用。β受体阻滞剂可选择美托洛尔、比索洛尔或卡维地洛,不要使用具有内源性拟交感作用的制剂。在重度心功能不全服用 ACEI 的患者中加用醛固酮拮抗剂可进一步改善预后。在不能耐受 ACEI 的患者中可换用血管紧张素受体拮抗剂(ARB)。CCB 对心衰患者无益,如作为降压治疗必须继续使用二氢吡啶类 CCB,可选用长效制剂。缬沙坦治疗舒张期功能障碍(VALIDD)试验旨在比较舒张期功能障碍患者中,使用缬沙坦和不使用肾素-血管紧张素-醛固酮系统(RAAS)抑制剂对降低血压的影响。研究显示,在降压水平相同的情况下,RAAS 拮抗剂与非 RAAS 拮抗剂相比,并不能进一步改善左室舒张功能,提示在左室肥厚发生率较低的轻中度高血压患者中,左室舒张功能的改善主要源于药物的降压作用,而非心室重构的改善。因此,为改善高血压患者的左室舒张功能,首先应保证患者的血压得到良好控制,其次再考虑使用何种降压药物来取得降压之外的益处。对于血压明显升高或已发生左室肥厚的患者,与非 RAAS 拮抗剂相比,RAAS 拮抗剂是否可进一步改善患者的左室舒张功能尚不明确。此外,左室舒张功能的改善是否可转化为临床获益,还需以临床事件为终点进行大规模随机对照研究加以证实。

高血压所致的心力衰竭可以发生急性左心衰竭或肺水肿,可以伴有血压显著升高。此时除按急性心力衰竭的常规进行处理外,尽快降低血压往往十分关键。使用静脉血管扩张剂往往能达到满意的效果。

方案 1 低盐低脂饮食,减少水摄入;美托洛尔缓释片 23.75mg,口服,1 次/日;单硝酸异山梨醇酯片每次 20mg,2 次/日;复方阿米洛利片 0.5~1mg,1~3 次/日;培哚普利片 4mg,1 次/日;地高辛片 0.125mg,口服,1 次/日;硝酸异山梨酯 25~50mg 入液静脉滴注,10 天为一疗程。长期应用。

适用范围:高血压伴心力衰竭。

注意事项:从小剂量开始,ACEI 可能引起刺激性干咳,美托洛尔缓释片也要从小剂量开始,且要把握用药时机。

疗程:除静脉制剂外,长期服用。

评价:足够剂量的 ACEI 和 β 受体阻滞剂已在多项大规模临床试验中证明能降低慢性心衰的死亡率和心血管事件的发生率,如果没有禁忌证,都应该积极使用。

方案 2 低盐低脂饮食,减少水摄入;美托洛尔缓释片 23.75mg,口服,1 次/日;单硝酸异山梨醇酯片每次 20mg,2 次/日;复方阿米洛利片 0.5~1mg,1~3 次/日;缬沙坦片 80~160mg,1~2 次/日;地高辛片 0.125mg,口服,1 次/日;硝酸异山梨酯 25~50mg 入液静脉滴注,10 天为一疗程。长期服用适用范围:高血压伴心力衰竭,用 ACEI 后咳嗽明显。

注意事项:从小剂量开始,ACEI 也可能引起干咳(但发生率低),美托洛尔缓释片也要从小剂量开始,且要把握用药时机。

疗程:除静脉制剂外,长期服用。

评述:剂量充足的 ACEI 和 β 受体阻滞剂已在多项大规模临床试验中证明能降低慢性心衰的死亡率和心血管事件的发生率,如果没有禁忌证,都应该积极使用。

四、疗效评价及随访

(一)治愈

1. 病理治愈 临床症状消失;血压<120/80mmHg;无临床并发症或原有的心、脑、肾并

发症消失如心肌肥厚消失,24 小时尿蛋白消失;停药后 1 年内血压仍保持正常。

2. 临床治愈 临床症状消失;血压<140/90mmHg。

(二) 好转

临床症状减轻或消失;血压 DP 下降 10mmHg 以上或 SP 下降 30mmHg 以上,或虽未达到该标准,但 DP 或 SP 其中一项已在正常值内;心、脑、肾并发症减轻或稳定。

(三) 随访观察

1. 病情监测

(1) 初次发病者、病情较重者、血压较难控制者应住院诊治,调出最合适的治疗方案。

(2) 病情尚未平稳时,或药物出现不良反应的,至少每周内复诊 1~2 次。

(3) 病情平稳后,至少每 0.5~6 个月复诊一次,血压越稳定者复诊的次数可越少。

(4) 气候变化较大、天气明显转冷时,过度劳累时,紧张时,暴饮暴食、酗酒后血压增高应及时就诊。

(5) 门诊复诊了解患者症状缓解、血压控制、并发症发生及药物不良反应发生情况。

(6) 评估生活质量,包括心功能、性功能状况。

(7) 至少每半年检查一次心脏和(或)血管超声,有其他并发症者应针对性进行血、尿化验及脏器的特殊检查。

2. 预防措施

(1) 生活调理:提倡乐观生活态度和保持健康生活方式;进行有氧锻炼、缓解精神压抑和紧张;戒烟、戒酒、遵医嘱服药;避免导致复发的饮食因素,如过咸食物、刺激性饮料如酒、咖啡等;积极减肥;避免服用导致血压升高的药物如麻黄碱等,如果不能避免,需要在医师指导下,加服有效的降压药。

(2) 长期控制高血压致病因素:高盐饮食、肥胖、酗酒、缺乏锻炼是高血压的致病因素,注意限盐、减肥、戒酒、增加锻炼。

(3) 长期控制高血压病理改变:动脉硬化的进展是高血压难以控制的重要原因,在降血压时要注意控制动脉硬化的发生和发展,最好能用逆转药物。

(四) 高血压并发症及其预防

高血压患者由于动脉压持续性升高,引发全身小动脉硬化,从而影响组织器官的血液供应,造成各种严重的后果,成为高血压的并发症。在高血压的各种并发症中,以心、脑、肾的损害最为显著。

1. 脑血管意外 亦称脑卒中,病势凶猛,致死率极高,即使不死,也大多数致残,是急性脑血管病中最凶猛的一种。高血压患者血压越高,脑卒中的发生率越高。高血压患者都有动脉硬化的病理存在,如脑动脉硬化到一定程度时,再加上一时的激动或过度的兴奋,如愤怒、突然事故的发生、剧烈运动等,使血压急骤升高,脑血管破裂出血,血液便溢入血管周围的脑组织,此时,患者立即昏迷,跌于地,所以俗称脑卒中。凡高血压患者在过度用力、愤怒、情绪激动的诱因下,出现头晕、头痛、恶心、麻木、乏力等症状,要高度怀疑脑卒中的可能,此时,应立即将患者送往医院检查。

2. 肾动脉硬化和尿毒症 高血压合并肾衰竭约占10%。高血压与肾脏有着密切而复杂的关系,一方面,高血压引起肾脏损害;另一方面肾脏损害加重高血压。高血压与肾脏损害可相互影响,形成恶性循环。急骤发展的高血压可引起广泛的肾小动脉弥漫性病变,导致恶性肾小动脉硬化,从而迅速发展为尿毒症。

3. 高血压性心脏病 动脉压持续性升高,增加心脏负担,形成代偿性左心肥厚。高血压患者并发左心肥厚时,即形成高血压性心脏病。该病最终导致心力衰竭。

4. 冠心病 血压变化可引起心肌供氧量和需氧量之间的平稳失调。高血压患者血压持续升高,左室后负荷增强,心肌强力增加,心肌耗氧随之增加,合并冠状动脉粥样硬化时,冠状动脉血流储备功能降低,心肌供氧减少,因此出现心绞痛、心肌梗死、心力衰竭等。

高血压并发症尽管发病急骤,病情凶险,但并不是不可预防。预防高血压并发症要注意:血压要控制在一个比较稳定的范围内。近年来资料表明,只要适当控制高血压,上述高血压并发症的发生率可明显降低。要使血压稳定,就要长期服药。要排除一切危险因素,戒除不良生活习惯。控制食盐用量,合理膳食结构。坚持体育锻炼,定期进行健康检查。

(五)预后

原发性高血压属于一种慢性疾病,如果能得到及时的诊断和合理的治疗,一般预后较好。但是,特别值得提出高血压是心血管疾病的重要危险因素,它能引起心、脑、肾等脏器的损害,并可导致动脉硬化、冠心病、心肌梗死、脑出血、脑梗死、心力衰竭、严重的心律失常和肾衰竭等临床相关疾病的发生。现已证实,高血压病的死因取决于临床相关疾病的情况。流行病学调查结果显示,高血压患者死于心血管并发症者占41.7%。其中死于脑血意外者79.4%,因并发心肌梗死和心力衰竭死亡者占14.4%,死于肾衰竭者占6%。由此可知,我国高血压死亡以脑卒中并发症为最多。此外,急进型高血压预后不佳为多见,如未及时治疗多在1~5年内死亡。鉴于我国高血压患病率高,并呈逐年上升趋势,为减少高血压给人们带来极大的危害,预防高血压对防治心、脑血管疾病有重大意义。

第二节 急性心肌梗死

一、概 述

急性心肌梗死(acute myocardial infarction,AMI)大多数是由冠状动脉粥样性硬化所引起的(偶见由于冠状动脉炎症、栓塞及先天性畸形),当冠状动脉在粥样硬化病变基础上发生血供急剧减少或中断,以致供血区域的心肌发生持久而严重的缺血性损害,出现以剧烈胸痛、心电图和心肌酶学的动态变化,形成不可逆坏死时,即形成急性心肌梗死。

二、治 疗

(一)康复措施

其基本原则为在急性期根据患者的病情严重程度及早进行患者能够承受的康复训练,由病床上活动到室内活动,再至室外活动,逐步增加活动强度。出院后可根据各地不同康复医疗条件进行二期、三期的康复,主要使用功率自行车进行训练,使患者逐渐恢复正常生活。

评价:Ueshima等对53例急性心肌梗死的患者进行6个月的康复治疗,结果表明心肌梗死患者经过康复训练后,心脏功能和患者运动能力明显提高。多个大规模的实验与研究倾向于康复运动不加重或减弱心室重构,甚至可提高心室功能。Shuichi等研究了参与康复的急性心肌梗死患者其左室重构的预测因子,结果表明梗死部位(前壁)及梗死后2周的

BNP 水平(>150pg/ml)是左室重构的高危因素,而运动强度及频率不影响左室重构。Gaudron 等的动物实验表明,诱发心肌梗死的 SD 大鼠康复运动加重其左室膨胀。Jugdutt 等发现心室功能减退的急性心肌梗死患者行康复训练,进一步损害左室功能,表现为心肌变薄、梗死扩大、协调功能更差及射血分数减少。康复治疗作为急性心肌梗死的一种治疗手段,有关其对心室重构的影响仍无定论。多个大规模的实验与研究倾向于康复运动不加重或减弱心室重构,甚至可提高心室功能。

(二) 一般治疗

AMI 患者来院后应立即开始一般治疗,并与其诊断同时进行,重点是监测和防治 AMI 的不良事件或并发症。

(1) 监测:持续心电、血压和血氧饱和度监测,及时发现和处理心律失常、血流动力学异常和低氧血症。

(2) 卧床休息:可降低心肌耗氧量,减少心肌损害。对血流动力学稳定且无并发症的 AMI 患者一般卧床休息 1~3 天,对病情不稳定及高危患者卧床时间应适当延长。

(3) 建立静脉通道:保持给药途径畅通。

(4) 镇痛:吗啡对硝酸酯类药疗效欠佳的持续性胸痛是一种有效的镇痛剂,也对 AMI 伴血管充血性并发症有效。AMI 时的持续疼痛说明在梗死区仍有存活的缺血心肌,β 受体阻滞剂对抗缺血较为有效,通常也可减轻或控制梗死时疼痛。

(5) 吸氧:即使在无并发症的心肌梗死患者最初也有中度缺氧,这可能是由于通气/灌注失衡和肺内液体过多。在严重的慢性心力衰竭、肺水肿或 AMI 有机械性并发症的患者,单纯给氧不能纠正严重的低氧血症。这些病例往往需要持续正压呼吸或气管内插管和机械性通气,不可延误。血氧饱和度<90% 即有给氧指征,对疑为急性冠脉综合征(acute coronary syndrome,ACS)的患者应至少吸氧 2~3 小时。

评价:实验结果显示,吗啡可减轻心室前负荷和氧需求,基于这点,其不宜用于低血容量的病例。吸氧可以限制缺血性心肌的损伤,还可以降低心肌梗死患者 ST 段抬高。害处:我们没有发现停止一般治疗对急性心肌梗死影响的系统综述或随机对照试验。虽临床研究表明,吸氧可以限制缺血心肌损伤,但还不清楚这种治疗是否会限制心肌损伤范围或降低病死率。

(三) 外科治疗

冠状动脉旁路移植术(coronary artery bypass grafting,CABG)既可用于缓解症状,又可用于延长寿命。

AMI 患者在以下情况下应该进行急症或急诊 CABG:①经皮冠状动脉介入治疗(percutaneous coronary intervention,PCI)失败后,持续胸痛或血流动力学不稳定且冠脉解剖适合手术的患者;②难以用药物控制的持续或反复缺血的患者,有大面积心肌梗死的危险,不适合溶栓和 PCI 且冠脉解剖适合外科手术;③外科修补梗死后室间隔破裂或二尖瓣关闭不全时;④对于年龄小于 75 岁、伴 ST 段抬高或左束支阻滞,或后壁心肌梗死的 36 小时内发生心源性休克的患者,有严重多支血管或左主干病变,适合血运重建,而血运重建能在发生休克的 18 小时内完成,除非因患者不同意或禁忌,不适合进一步血运重建治疗;⑤≥50% 的左主干狭窄和(或)三支病变者,出现威胁生命的室性心律失常。

以下情况也建议行急诊 CABG:①若患者的冠脉解剖合适,不适合溶栓、PCI,在 ST 段抬高型心肌梗死(STEMI)发病的前数小时,特别是存在严重的多支血管或左主干病变,应做急诊 CABG 进行直接的再灌注治疗;②对部分年龄≥75 岁,伴 ST 段抬高、左束支阻滞或后壁心肌梗死,36 小时内发生心源性休克的 AMI 患者,有严重多支血管或左主干病变,适合血运重建,则行急诊 CABG 是有效的。

（四）运动

按有氧健身计划适当活动,避免过度劳累。

评价:ELVD 实验报道,活动训练在提高运动耐量和生活质量方面是可行的、有效的。最初曾经对冠心病合并左室功能明显受损的患者进行了谨慎的试验,已经建立了安全有效的康复锻炼。至今还没有关于 AMI 后进行活动锻炼的确切指南。

（五）饮食

AMI 患者需禁食至胸痛消失,然后给予流质、半流质饮食,逐步过渡到普通饮食。避免进食辛辣等刺激性饮食,如饮酒、可乐、咖啡和浓茶等,重点是减少脂肪和胆固醇的摄入。对高血压或有心力衰竭的患者,应限制钠盐的摄入。

评价:洛杉矶退伍军人研究(LAVS)纳入 846 例高血脂患者,结论为调整饮食结构能降低血清胆固醇水平,并有助于预防冠心病。奥斯陆一级预防试验表明,对男性高胆固醇血症患者,通过减少食物中饱和脂肪酸与胆固醇摄入,增加多不饱和脂肪酸摄入,能降低血浆胆固醇,并可明显降低心血管病的死亡率。

不足之处:我们没有发现停止饮食治疗对急性心肌梗死影响的系统综述或随机对照试验。很多研究者认为饮食习惯是对 AMI 预后有影响的因素。

三、药 物 治 疗

（一）药物治疗原则

对于急性心肌梗死患者应及早发现,及早治疗,加强入院前的急救处理。其治疗原则是保护和维持心脏功能,挽救濒死的心肌,防止梗死面积扩大,缩小心肌缺血范围,及时处理严重心律失常、心力衰竭及其他各种并发症,防止猝死。使患者不但能渡过急性期,且康复后还能保持尽可能多的有功能的心肌细胞。

（二）药物选择

1. 选择的药物

(1)溶栓药物:尿激酶、重组链激酶、低分子量肝素皮下注射。

(2)硝酸酯类药物:常用的硝酸酯类药物包括硝酸甘油、硝酸异山梨酯和单硝酸异山梨酯。

(3)抗血小板治疗:阿司匹林、氯吡格雷。

(4)抗凝治疗:肝素注射液、低分子量肝素注射液。

(5)β受体阻滞剂:美托洛尔。

(6)血管紧张素转换酶抑制剂(ACEI)。

(7)钙通道阻滞剂:盐酸地尔硫䓬注射液、盐酸维拉帕米片。

(8)洋地黄制剂:地高辛、毛花苷 C。

(9)硫酸镁注射液,胺碘酮。

2. 急性心肌梗死并发症治疗

(1)左心功能不全:AMI 时,左心功能不全可由于病理生理改变的程度不同,临床表现差异很大。可表现为轻度肺瘀血,或因每搏量(stroke volume,SV)和心排血量(cardiac output,CO)下降、左室充盈压升高而发生肺水肿。当血压下降,严重组织低灌注时则发生心源性休克。AMI 合并左心功能不全时临床上出现程度不等的呼吸困难、脉弱及末梢灌注不良表现。

血流动力学监测可为左心功能的评价提供可靠指征。当肺毛细血管楔压(pulmonarycapillary wedge pressure,PCWP)>18mmHg、心脏指数(cardiac index,CI)<2.5L/(min·m^2)时表现为左心功能不全。PCWP>18mmHg、CI<2.2L/(min·m^2)、收缩压<80mmHg 时为心源性休克。当存在典型心源性休克时,CI<1.8U/(min·m^2),PCWV>20mmHg。

合并左心功能不全者必须迅速采集病史,完成体格检查、心电图、血气分析、X 线胸片及有关生化检查,必要时做床旁超声心动图及漂浮导管血流动力学测定。

漂浮导管血流动力学监测适应证:严重或进行性充血性心力衰竭或肺水肿;心源性休克或进行性低血压;可疑的 AMI 机械并发症,如室间隔穿孔、乳头肌断裂或心脏压塞;低血压而无肺瘀血,扩容治疗无效。

血流动力学监测指标:PCWP、CO、CI 和动脉血压(常用无创性血压测定,危重患者监测动脉内血压)。

(2)急性左心衰竭:临床上表现为程度不等的呼吸困难,严重者可端坐呼吸,咳粉红色泡沫痰。

(3)心源性休克:临床上当肺瘀血和低血压同时存在时可诊断心源性休克。AMI 时心源性休克 85%由左心衰竭所致,但应与心脏压塞、升主动脉夹层伴主动脉瓣关闭不全或 AMI 严重机械性并发症,如严重急性二尖瓣关闭不全和室间隔穿孔等导致的心源性休克鉴别。

AMI 合并低血压可能由低血容量引起。患者呕吐、出汗、应用硝酸甘油扩血管治疗,均可引起前负荷减低而发生低血压,但无呼吸困难和器官低灌注表现,这时可谨慎扩容治疗。对广泛大面积心肌梗死或高龄患者应避免过度扩容诱发左心衰竭。下壁 AMI 合并右室心肌梗死时常见低血压,扩容治疗是关键,若补液 1~2L 后心排血量仍不增加,应静脉滴注正性肌力药多巴酚丁胺[3~5μg/(kg·min)]。

(4)右室梗死和功能不全:急性下壁心肌梗死中,近一半存在右室梗死,但有明确血流动力学改变的仅 10%~15%,下壁伴右室梗死者病死率大大增加。右胸导联(尤为 V4R)ST 段抬高≥0.1mV 是右室梗死最特异的改变。下壁梗死时出现低血压、无肺部啰音、伴颈静脉充盈或 Kussmaul 征(吸气时颈静脉充盈)是右室梗死的典型三联征。但临床上常因血容量减低而缺乏颈静脉充盈体征,主要表现为低血压。维持右心室前负荷为其主要处理原则。

(5)心律失常:首先应加强针对 AMI、心肌缺血的治疗。溶栓、血运重建术[急诊经皮冠状动脉腔内血管成形术(PTCA)、CABG]、β 受体阻滞剂主动脉内球囊反搏泵(IABP)、纠正电解质紊乱等均可预防或减少心律失常发生。

1)AMI 并发室上性快速心律失常的治疗:房性期前收缩与交感兴奋或心功能不全有关,本身不需特殊治疗;阵发性室上性心动过速:伴快速心室率,必须积极处理。维拉帕米、地尔硫䓬或美托洛尔静脉用药。合并心力衰竭、低血压者可用直流电复律或心房起搏治疗。洋地黄制剂有效,但起效时间较慢;心房扑动:少见且多为暂时性;心房颤动:常见且与预后有关。治疗如下:血流动力学不稳定的患者,如出现血压降低、脑供血不足、心绞痛或心力衰竭者须迅速做同步电复律。血流动力学稳定的患者,以减慢心室率为首要治疗。

胺碘酮对终止心房颤动、减慢心室率及复律后维持窦性心律均有价值,可静脉用药并随后口服治疗。

2) AMI 并发室性快速心律失常的治疗:心室颤动、持续性多形室性心动过速,立即非同步直流电复律,起始电能量200J,如不成功可给予300J重复。持续性单形室性心动过速伴心绞痛、肺水肿、低血压(<90mmHg),应予同步直流电复律,电能同上。持续性单形室性心动过速不伴上述情况,可首先给予药物治疗。频发室性期前收缩、成对室性期前收缩、非持续性室性心动过速可严密观察或利多卡因治疗(使用不超过24小时)。偶发室性期前收缩、加速的心室自主心律可严密观察,不作特殊处理。AMI、心肌缺血也可引起短阵多形室性心动过速,酷似尖端扭转型室性心动过速,但 Q-T 间期正常,可能与缺血引起的多环路折返机制有关,治疗方法同上,如利多卡因、胺碘酮等。

3)缓慢性心律失常的治疗:窦性心动过缓见于30%~40%的 AMI 患者中,尤其是下壁心肌梗死或右冠状动脉再灌注(bezold-jarisch 反射)时。心脏传导阻滞可见于6%~14%患者,常与住院病死率增高相关。处理原则如下:无症状窦性心动过缓,可暂作观察,不予特殊处理。症状性窦性心动过缓、二度Ⅰ型房室传导阻滞、三度房室传导阻滞伴窄 QRS 波逸搏心律,患者常有低血压、头晕、心功能障碍、心动缓慢(<50次/分)等,可先用阿托品静脉注射治疗。

出现下列情况,需行临时起搏治疗:三度房室传导阻滞伴宽 QRS 波逸搏、心室停搏;症状性窦性心动过缓、二度Ⅰ型房室传导阻滞或三度房室传导阻滞伴窄 QRS 波逸搏经阿托品治疗无效;双侧束支传导阻滞,包括交替性左、右束支阻滞或右束支传导阻滞伴交替性左前、左后分支阻滞;新发生的右束支传导阻滞伴左前或左后分支阻滞和新发生的左束支传导阻滞并发一度房室传导阻滞;二度Ⅱ型房室传导阻滞。

(6)机械性并发症:AMI 机械性并发症为心脏破裂,包括左室游离壁破裂、室间隔穿孔、乳头肌和邻近的腱索断裂等。常发生在 AMI 发病第1周,多发生在第1次及Q波心肌梗死患者。溶栓治疗年代,心脏破裂并发症发生率降低,但发生时间前移。临床表现为突然或进行性血流动力学恶化伴低心排血量、休克和肺水肿。药物治疗病死率高。

1)游离壁破裂:左室游离壁破裂引起急性心脏压塞时可突然死亡,临床表现为电-机械分离或停搏。亚急性心脏破裂在短时间内破口被血块封住,可发展为亚急性心脏压塞或假性室壁瘤。症状和心电图不特异,心脏超声可明确诊断。对亚急性心脏破裂者应争取冠状动脉造影后行手术修补及血运重建术。

2)室间隔穿孔:病情恶化的同时,在胸骨左缘第3、4肋间闻及全收缩期杂音,粗糙、响亮,50%伴震颤。二维超声心动图一般可显示室间隔破口,彩色多普勒可见经室间隔破口左向右分流的射流束。室间隔穿孔伴血流动力学失代偿者提倡在血管扩张剂和利尿剂治疗及 IABP 支持下,早期或急诊手术治疗。如室间隔穿孔较小,无充血性心力衰竭,血流动力学稳定,可保守治疗,6周后择期手术。

3)急性二尖瓣关闭不全:乳头肌功能不全或断裂引起急性二尖瓣关闭不全时在心尖部出现全收缩期反流性杂音,但在心排血量降低时,杂音不一定可靠。超声心动图和彩色多普勒是明确诊断并确定二尖瓣反流机制及程度的最佳方法。急性乳头肌断裂时突然发生左心衰竭和(或)低血压,主张血管扩张剂、利尿剂及 IABP 治疗,在血流动力学稳定的情况下急诊手术。因左室扩大或乳头肌功能不全引起的二尖瓣反流,应积极药物治疗心力衰竭,改善心肌缺血并主张行血运重建术以改善心脏功能和二尖瓣反流。

3. 急性心肌梗死及其并发症治疗处方举例

方案1 0.9%氯化钠注射液 250ml,注射用尿激酶粉 150 万 IU,30 分钟内静脉滴注;0.9%氯化钠注射液 250ml,硝酸甘油注射液 10μg/min,静脉滴注,1 次/日;阿司匹林片或胶囊 160~325mg,口服,1 次/日;美托洛尔片或胶囊 25~50mg,口服,2~3 次/日。

适用范围:ST 段抬高<12 小时,年龄<75 岁,AMI 伴剧烈胸痛或高血压者进行溶栓药物治疗。

注意事项:主要不良反应为出血,在使用过程中需测定凝血情况,如发现有出血倾向,应立即停药,并给予抗纤溶药。服用硝酸甘油可酌情逐渐增加剂量,每 5~10 分钟增加 5~10μg,不超过 100μg/min 为宜。载体的量视情况可进行调整。

疗程:尿激酶达到最大量后停用;服用硝酸甘油直至症状消失;阿司匹林,美托洛尔为终身服用。

评价:GISSI-Ⅰ试验中溶栓组 21 天死亡率低于安慰剂组,且这一优势可保持 10 年。ISIS-Ⅱ试验则证明,急性心肌梗死患者单独使用阿司匹林可降低死亡率 23%,单用链激酶降低 25%,两者合用可降低 42%。GUSTO-m 研究发现使用 rt-PA 和 t-PA 的病死率基本相近(7.47% vs. 7.24%)。我国进行的 TUCC 临床试验证实,应用 50mg rt-PA 也取得较好疗效。溶栓导致的脑卒中事件发生率约为 0.4%,主要的非脑出血事件的发生率为 5%~12%。β受体阻滞剂可缩小未接受溶栓药物治疗患者的心肌梗死面积,也减少室性期前收缩和心室颤动的发生率。对接受了溶解药物治疗的患者,β 受体阻滞剂减少梗死后缺血和非致命性 MI。

方案2 重组组织型纤溶酶原激活剂:首先静脉注射 15mg,继之在 30 分钟内静脉滴注 0.75mg/kg+灭菌注射用水(不超过 50mg),再在 60 分钟内静脉滴注 0.5mg/kg+灭菌注射用水(不超过 35mg)。

0.9%氯化钠注射液 250ml,二硝基异山梨酯注射液 30μg/min,静脉滴注,1 次/日;氯吡格雷片 75mg/d,口服,1 次/日;阿替洛尔片 6.25~25mg,口服,2 次/日;卡托普利片 12.5~25mg,口服,3 次/日。

适用范围:ST 段抬高<12 小时,年龄<75 岁,AMI 伴剧烈胸痛或高血压者进行溶栓药物治疗。

注意事项:主要不良反应为出血,在使用过程中需测定凝血情况,如发现有出血倾向,应立即停药,并给予抗纤溶药。二硝基异山梨酯的剂量范围为 2~7mg/h,开始剂量 30μg/min,观察 30 分钟以上,如无不良反应可逐渐加量。其后口服硝酸异山梨酯,常用剂量为 10~20mg,每日 3 次或 4 次。始剂量 300mg,之后剂量 75mg/d 维持。应用卡托普利时注意血压变化。

疗程:rt-PA 达到最大量后停用;服用二硝基异山梨酯直至症状消失;服用氯吡格雷至症状控制后改用阿司匹林,阿替洛尔及卡托普利美托洛尔为终身服用。

评价:未发现常规使用硝酸酯类药物有明显的害处。SAVE 和 GISSI-3 研究的亚组分及最近的 CAPRICORN 研究采用 ACEI 作为基础治疗加以卡维地洛,结果证实两者合用的临床疗效良好。AMI后应用β受体阻滞剂可改善患者预后,这点已得到公认。即刻β受体阻滞剂的使用可能发挥了一定疗效。

方案3 0.9%氯化钠注射液250ml,硝酸甘油注射液10μg/min,静脉滴注,1次/日;呋塞米注射液20mg,静脉注射,1~2次/日;卡托普利片12.5mg,口服,3次/日;毛花苷C注射液0.2μg,静脉注射,1次/日。

适用范围:急性心肌梗死并发急性左心衰竭KillipⅢ级。

注意事项:硝酸甘油需逐渐加量,直到收缩压下降10%~15%,但不低于90mmHg;尽早口服ACEI,急性期以短效ACEI为宜,小剂量开始,根据耐受情况逐渐加量;洋地黄制剂在AMI发病24小时内使用有增加室性心律失常的危险,故不主张早期使用。

疗程:3~5天症状未减轻者需改变治疗方案。

评价:肺水肿合并严重高血压是静脉滴注硝普钠的最佳适应证。小剂量(10μg/min)开始,根据血压逐渐加量并调整至合适剂量;急性肺水肿伴严重低氧血症者可行人工机械通气治疗。

方案4 5%葡萄糖250ml,多巴胺注射液5~15μg/(kg·min),多巴酚丁胺注射液3~10μg/(kg·min),静脉滴注,1次/日。

适用范围:急性心肌梗死并发心源性休克。

注意事项:应用多巴胺血压升至90mmHg以上,则可同时静脉滴注多巴酚丁胺[3~10μg/(kg·min)],以减少多巴胺用量。如血压不升,应使用大剂量多巴胺[≥15μg/(kg·min)],仍无效时,也可静脉滴注去甲肾上腺素2~8μg/min。轻度低血压时,可将多巴胺与多巴酚丁胺合用。

疗程:7~10天。

评价:AMI合并心源性休克时药物治疗不能改善预后,应使用主动脉内球囊反搏泵。迅速使完全闭塞的梗死相关血管开通,恢复血流至关重要,这与住院期间的生存率密切相关。益处:没有明确的关于正性肌力药物对急性心肌梗死后心源性休克患者益处的随机对照试验。害处:正性肌力药物可能加重心肌缺血及诱发室性心律失常。

方案5 大量快速补液,5%葡萄糖250ml或500ml,多巴胺注射液5~20mg/(kg·min);5%葡萄糖250ml或500ml,多巴酚丁胺注射液5~20mg/(kg·min);静脉滴注,1次/日。

适用范围:急性心肌梗死并发右室心肌梗死和心功能不全。

注意事项:下壁心肌梗死合并低血压时应避免使用硝酸酯和利尿剂,需积极扩容治疗,若补液1~2L血压仍不回升,应静脉滴注正性肌力药多巴胺;合并高度房室传导阻滞、对阿托品无反应时,应予临时起搏以增加心排血量。右室心肌梗死时也可出现左心功能不全引起的心源性休克,处理同左室心肌梗死时的心源性休克,方法同上。

疗程:7~10天。

评价:没有发现上述治疗对右室心肌梗死和功能不全影响的系统综述或随机对照试验。没有发现毛花苷C静脉注射对室上性心动过速发作影响的系统综述或随机对照试验。临床经验表明,上述治疗对于右室心肌梗死和心功能不全是有效的。

方案6 美托洛尔注射液2.5~5mg,静脉注射(在5分钟内静脉注入,必要时可重复,15分钟内总量不超过15mg);胺碘酮片0.2mg,口服,3次/日。

适用范围:急性心肌梗死并发快速性心律失常。

注意事项:出现血压降低、脑供血不足、心绞痛或心力衰竭者需迅速做同步电复律。心室颤动、持续性多形室性心动过速,立即非同步直流电复律,起始电能量 200J,如不成功可给予 300J 重复。

疗程:3 周。

评价:恶性心律失常仅仅是心脏受损的一种表现而不是心源性猝死的真正原因。药物治疗仅可对心脏结构的损伤产生一些有益效应,左室功能低下是最强的死亡预测因子。

方案 7 阿托品注射液 0.5mg,静脉注射,3~5 分钟重复一次。
临时起搏治疗。

适用范围:急性心肌梗死并发缓慢性心律失常。

注意事项:起搏器治疗适应证包括三度房室传导阻滞伴宽 QRS 波逸搏、心室停搏;症状性窦性心动过缓、二度Ⅰ型房室传导阻滞或三度房室传导阻滞伴窄 QRS 波逸搏经阿托品治疗无效;双侧束支传导阻滞,包括交替性左、右束支阻滞或右束支传导阻滞伴交替性左前、左后分支阻滞;新发生的右束支传导阻滞伴左前或左后分支阻滞和新发生的左束支传导阻滞并发一度房室传导阻滞;二度Ⅱ型房室传导阻滞。

疗程:无。

评价:没有发现阿托品或起搏治疗对 AMI 后缓慢性心律失常影响的系统综述或随机对照试验。临床经验表明,阿托品或起搏治疗对于 AMI 后缓慢性心律失常是有效且可行的。

方案 8 阿司匹林片或胶囊 75~100mg,口服,1 次/日。酒石酸美托洛尔片 12.5mg,口服,2 次/日。盐酸贝那普利片 10mg,口服,1 次/日。阿托伐他汀钙片或胶囊 20mg,口服,1 次/日。

适用范围:急性心肌梗死二级预防、心肌梗死恢复后的患者。

注意事项:对于阿司匹林过敏或有禁忌证的心肌梗死患者可选用噻氯匹定 25mg,1 次/日。

疗程:终身服用。

评价:ASA 在国内以 50~100mg/d 多见,而国外则多主张 160~325mg/d。有研究表明,大剂量(900~1500mg/d)并不能增加疗效,反而使不良反应增加。目前的观点是,MI 后若无禁忌证,应终生应用 ASA。β受体阻滞剂可显著降低心源性猝死及再梗死发生率。目前主张,只要无禁忌证,MI 患者应尽早应用β受体阻滞剂。ACEI 应及早(24~72 小时内)应用,用量可自小剂量开始,逐渐调整。调脂治疗必须长期坚持。

四、疗效评价及随访

1. **治愈标准** 无。
2. **好转标准** 无。
3. **随访观察,病情监测**

(1)无创检查监测:对 AMI 恢复期无明显心肌缺血症状、血流动力学稳定、无心力衰竭及严重室性心律失常者,在有条件的医院应行下列无创检查与评价,以监测病情变化。

1)心肌缺血的评价

A. 运动心电图试验:患者可于出院前(心肌梗死后 10~14 天)行症状限制性负荷心电图试验或于出院后早期(心肌梗死后 10~21 天)进行运动心电图试验评价。运动试验示心电图 ST 段压低者较无 ST 段压低者 1 年的死亡率高。运动试验持续时间也是重要的预后预测因素,能完成至少 5 个代谢当量(metabolite equivalent,MET)而不出现早期 ST 段压低,且运动中收缩期血压正常上升,具有重要的阴性预测价值。

B. 心电图监测心肌缺血:据长期随访研究报道,若心肌梗死后动态心电图检查有缺血存在,则提示心血管事件增加,预后不良。

C. 心肌缺血或梗死范围的测量:临床研究显示,最终梗死范围的大小是患者生存和生活质量的重要决定因素。^{201}Tl 或 ^{99m}Tc-MIBI 心肌灌注显像可用以评价梗死范围的大小,对心肌梗死患者的预后有一定预测价值。

若静息心电图有异常,如束支传导阻滞、ST-T 异常、预激综合征或使用洋地黄、β 受体阻滞剂治疗者,则应考虑选择运动核素心肌灌注显像或负荷超声心动图(ultrasonic cardiogram,UCG)检查;对不能运动的患者可以药物负荷心肌灌注显像或 UCG 检查。

2)存活心肌的评价:冬眠心肌和顿抑心肌均是存活心肌,但心功能下降,采用铊显像、正电子发射体层摄像(PET)及小剂量多巴酚丁胺负荷超声心动图均可检测出心肌梗死后的存活心肌,其中 PET 检测的敏感性最高,但费用昂贵,多巴酚丁胺负荷超声心动图也有较高的阳性预测准确性。临床评价显示,部分因心肌缺血导致左心室功能障碍的患者,可通过存活心肌的检测与相应的血管重建术而得到改善。

3)心功能评价:研究证实心肌梗死后左心室功能是未来心血管事件较准确的预测因子之一。用来评估左心室功能状况的多种指标或检测技术,如患者的症状(劳累性呼吸困难等)、体征(啰音、颈静脉压升高、心脏扩大、S_3 奔马律)、运动持续时间(活动平板运动时间)及用左心室造影、放射性核素心室显影及二维 UCG 检查测定的左室射血分数(LVEF)等均显示有显著的预后预测价值。左心室造影显示心肌梗死后左心室收缩末期容积>130ml,比 LVEF<40% 或舒张末期容积增加在预测死亡率方面有更好的评估价值。

4)室性心律失常检测与评价:在心肌梗死后 1 年内出现恶性室性心律失常者,其危险性较大,是猝死发生的重要预测因子。心肌梗死患者出院前动态心电图检测若发现频发室性期前收缩或更严重的室性异位心律(如非持续性室性心动过速),则其都会增加死亡率。

(2)有创检查监测(冠状动脉造影)及 PTCA 或 CABG 适应证选择:AMI 恢复期间,如有自发性或轻微活动后诱发的心肌缺血发作、需要确定治疗的心肌梗死后机械并发症(如二尖瓣反流、室间隔穿孔、假性动脉瘤或左室室壁瘤)、血流动力学持续不稳定,或有左室收缩功能降低(EF<40%)者,在有条件的医院应考虑行有创评价(包括冠状动脉造影),并根据病变情况考虑 PTCA 或 CABG。

1)溶栓治疗后延迟 PTCA:目前仍无大规模研究评价这一方法的有效性。

2)AMI 未溶栓者恢复期行 PTCA:有自发或诱发性缺血症状者应考虑延迟 PTCA;既往有心肌梗死者可考虑行择期心导管检查,若病变适宜,行 PTCA;对未溶栓或溶栓未成功,梗死相关动脉仍闭塞,虽无症状但提示有存活心肌者也可考虑 PTCA。

4. 预防复发的措施 近年来,研究者对 AMI 恢复后预防再次梗死与死亡危险的二级预防策略做了大量积极的研究,并且取得了明显成效。凡心肌梗死恢复后的患者都应采取积极的二级预防措施,包括健康教育、非药物治疗(合理饮食、适当锻炼、戒烟、限酒、心理平衡)及药物治疗。同时应积极治疗作为冠心病危险因素的高血压和血脂异常,严格控制作为冠心病危险的等同情况的糖尿病。现主要将药物治疗简述如下。

血脂异常的处理:羟甲基戊二酰辅酶 A(HMG-CoA)还原酶抑制剂即他汀类药物问世后,3 项二级预防的大型临床试验 4S、CARE、LIPID 的结果均表明,以辛伐他汀或普伐他汀降低总胆固醇及低密度脂蛋白胆固醇（LDL-C）水平，不仅可显著降低冠心病事件的发生率（30%～40%），而且降低总死亡率（22%～30%），并减少做 PTCA、CABG 及脑卒中的发生率。

他汀类治疗的益处不仅见于胆固醇升高患者，也见于胆固醇正常的冠心病患者。我国血脂异常防治建议及美国国家胆固醇教育计划（NCEP）提出，所有冠心病患者均应进行全面的血脂测定。心肌梗死患者应在入院时或入院后 24 小时内测定，否则梗死后至少要 4 周血脂才能稳定并且保证测定的准确性。

(1) β 受体阻滞剂：对心肌梗死生存者长期治疗的建议。

(2) 除低危患者外，所有无 β 受体阻滞剂禁忌证患者，应在发病后数天内开始治疗，并长期服用。

(3) 非 ST 段抬高型心肌梗死生存者及中重度左心室衰竭或其他 β 受体阻滞剂相对禁忌证者，可在密切监测下使用。

(4) 阿司匹林：大量研究证明，心肌梗死后患者长期服用阿司匹林可以显著减少其后的病死率。二级预防 50～325mg/d。

对于阿司匹林过敏或有禁忌证的心肌梗死患者可选用噻氯匹定 250mg，1 次/日。

(5) ACEI：大量资料证实，心肌梗死后应用 ACEI 通过影响左心室重塑、减轻心室过度扩张，对某些心肌梗死后的患者有价值。对年龄<75 岁、梗死面积大或前壁梗死、有明显心力衰竭或左心室收缩功能显著受损而收缩压>100mmHg 的患者应长期服用 ACEI。可选用一种 ACEI 从小剂量开始逐渐加量到临床试验推荐的靶剂量（如卡托普利 150mg/d、依那普利 40mg/d、雷米普利 10mg/d、福辛普利 10mg/d）或最大耐受量。ACEI 应用的禁忌证参见前述，对于梗死面积小或下壁梗死，无明显左心室功能障碍的患者不推荐长期应用。

(6) CCB：目前不主张将 CCB 作为 AMI 后的常规治疗或二级预防。

(7) 抗心律失常药物：在抗心律失常药物中，两项临床试验 EMIAT 和 CAMIAT 结果表明，胺碘酮似可减少梗死后室性心律失常伴或不伴左心室功能障碍患者的心律失常死亡及心搏骤停，但对总死亡率无明显影响。为抑制梗死后严重的、有症状的心律失常，可使用胺碘酮。治疗过程中宜低剂量维持，以减少不良反应的发生。对致命性室性心律失常的生存者可考虑置入埋藏式体内除颤器。

(8) 戒烟：3 项一级预防的临床试验证明，戒烟使心脏事件发生率下降 7%～47%。

5. 并发症　内容同前。

6. 预后　与梗死范围的大小、侧支循环产生的情况及治疗是否及时有关。过去急性期住院患者病死率一般为 30% 左右，进行临床护理、治疗后已降至 15% 左右，发展溶血栓治疗后再降至 10% 以下。在急性期，发病第一周病死率最高。发生心力衰竭、严重心律失常或休克者，病死率尤其高，其中休克患者病死率可高达 80%。我国北京地区对心肌梗死患者长期随访的资料表明，53.4% 的患者能恢复一定的工作，其中 45.6% 患者在后半年内恢复工作。出院后因心脏原因而死亡者第一年 7.7%，第二年 3.7%，第三年 3.0%，第四年 2.7%，第五年 1.4%，第六年 3.4%，第七年 1.1%。

第三节　心房颤动

一、概　述

心房颤动（房颤）是指规则、有序的心房电活动丧失，代之以快速无序的颤动波，是最严重的心房电活动紊乱。心房无序的颤动失去了有效的收缩与舒张,心房泵血功能恶化或丧失,加之房室结对快速心房激动的递减传导,引起心室极不规则的反应。它是临床上最常见的复杂心律失常之一,其发病率随年龄增长而显著增加,60岁以上的人群中,其发病率可高达6%以上。已成为一种独立的危险因素,使患者致残率、致死率增加,同时房颤快速而不规则的心室律可引起明显的临床症状并使心功能受到严重的影响,从而严重地影响患者的工作和生活质量。因此房颤是当前心血管疾病的一个研究重点,也是心律失常领域中亟待解决的难题。目前房颤的治疗有一些新的进展,包括药物疗法、近十几年来开展的介入疗法和新的手术方法都取得了新的突破,尤其是经导管消融的研究进展,更是房颤治疗学的亮点,其临床效果越来越明显,从而使绝大多数患者的症状和预后得到了明显的改观。

二、治 疗

(一) 康复措施

1. 门诊治疗 患者临床症状轻,不影响生活与工作者,可进行门诊治疗。

2. 住院治疗 房颤有明显的临床症状,特别是合并有并发症者,如心力衰竭、脑卒中等。可能危及患者生命安全,或影响患者正常生活和工作者需住院治疗。

3. 评价 根据临床经验,住院治疗对房颤的转复率较高。

(二) 一般治疗

提倡乐观生活态度、保持健康生活方式、避免精神紧张、失眠等,过度的紧张会使房颤发作次数明显增加。戒烟,戒酒。长期稳定地控制血压并减轻左心室的肥厚;良好地控制血糖、预防和治疗糖尿病;积极地预防和控制心力衰竭。对伴有经常性精神紧张、失眠等焦虑症状的患者,可适当使用抗焦虑类药物如地西泮5~10mg,2~3次/日。

评价:根据临床经验,戒烟、戒酒、休息与镇静可能对减少房颤的发作有益。

(三) 外科治疗

目前房颤只是在患者同时合并其他心脏疾患需要进行外科手术时才对房颤进行外科治疗,如风湿性心脏病进行瓣膜置换术时。通常采取的术式是MAZE手术或直视下用射频导管进行线形消融。目前正尝试经胸腔镜导管心外膜消融,如果能有经心内膜迷宫手术的成功率并操作安全,其可能会成为更多房颤患者治疗的选择。

评价:患者同时合并其他心脏疾患需要进行外科手术时可对房颤进行外科治疗。

(四) 活动

按有氧健身计划适当活动、避免过度劳累。

评价:根据临床经验,按有氧健身计划适当活动、避免过度劳累对减少房颤的发作有益。

(五) 饮食

低盐、低脂饮食,控制主食的摄入量并减轻体重,同时避免进食辛辣等刺激性饮食,如饮酒、可乐、咖啡和浓茶等。

评价:根据临床经验,饮酒、可乐、咖啡和浓茶等可诱发房颤。

三、药物治疗

(一) 治疗原则

1. 药物转复窦律治疗 维持窦性心律的益处有消除症状、改善血流动力学、减少血栓栓塞性事件和消除或减轻心房电重构。阵发性房颤和新近(24小时内)发生的房颤,多数能够自行转复为窦性心律。房颤持续时间的长短是能否自行转复窦性心律的最重要因素,持续时间越长,复律的机会越小。

药物或电击都可实现复律。初发48小时内的房颤多推荐应用药物复律,时间更长的则采用电复律。对于房颤伴较快心室率、症状重、血流动力学不稳定的患者,包括伴有经房室旁路前传的房颤患者,则应尽早或紧急电复律。伴有潜在病因的患者,如甲状腺功能亢进、感染、电解质紊乱等,在病因未纠正前,一般不予复律。

药物复律的特点是简单、效率较低,其主要的风险在药物的毒性和致心律失常性。2006年ACC/AHA心房颤动治疗指南建议如下所示。

Ⅰ类:建议应用普罗帕酮对房颤施行药物心律转复。

Ⅱa类:心房颤动药物心律转复时,可以选用胺碘酮。

(1)没有窦房结或房室结功能异常、束支传导阻滞、Q-T间期延长、Brugada综合征或器质性心脏病的患者,如果既往住院治疗有效,可以在院外单次顿服普罗帕酮600mg,终止持续性心房颤动。开始使用抗心律失常药物之前,应当服用β受体阻滞剂或非二氢吡啶类CCB预防房颤发生时的快速房室传导。

(2)非必须快速转复为窦性心律的阵发性或持续性心房颤动患者,门诊应用胺碘酮有益。Ⅱb类:心房颤动患者药物心律转复时,可以考虑应用普鲁卡因胺,但有效性尚不明确。

(3)心房颤动患者药物心律转复时应用地高辛和索他洛尔,可能有害,因此不推荐使用。

(4)不应当在院外开始应用普鲁卡因胺,将心房颤动转为窦性心律。

2. 药物控制房颤心室率的治疗原则

(1)控制心室率作为一线治疗指征:无转复窦性心律指征的持续性房颤;有证据表明房颤已持续几年,在没有其他方法干预的情况下(如经导管消融治疗),即使转复为窦性心律后,也很难维持窦性心律;抗心律失常药物复律和维持窦性心律的风险大于房颤本身的风险;心脏器质性疾病,如左心房内径大于55mm、二尖瓣狭窄等,如未纠正,很难长期保持窦性节律。

(2)控制心室率的优点和缺点

1)优点:大部分患者控制心室率能显著减轻症状;与节律控制相比,心室率控制较易达到治疗目标;相对减少了抗心律失常药物的不良反应。

2)缺点:由于心室率不规则,不少患者仍有症状;达不到窦性心律的血流动力学效果;控制心室率的药物有时可致严重心动过缓;房颤持续存在,仍需抗凝治疗。

(3)心室率控制的标准:心室率控制的目标是减少和(或)消除症状、预防心动过速性心肌病。控制标准是静息时心室率60~80次/分,而运动时90~115次/分。24小时动态心电图监测记录的频率趋势图是评定心室率控制的有用方法。

(4)控制心室率的治疗措施:目前以药物治疗为主,对药物控制心室率不满意者可选用房室结阻断联合起搏器植入的治疗方法。

(5) 药物治疗：房颤时心室率与房室结的有效不应期有关，因此，一般采用抑制房室结内传导和延长其不应期的药物以减慢心室率、缓解症状和改善血流动力学。这些药物包括β受体阻滞剂、CCB、洋地黄类和某些抗心律失常药物。β受体阻滞剂是房颤时控制心室率的一线药。普萘洛尔和美托洛尔长期口服是安全的，可以降低交感神经张力。β受体阻滞剂对控制运动时快速心室率的效果比地高辛好，而且β受体阻滞剂和地高辛合用控制心室率的效果优于单独使用。在心力衰竭未得到控制的患者，β受体阻滞剂要慎用。

CCB如维拉帕米和地尔硫䓬是常用的一线药物，急症情况下静脉注射疗效迅速。该类药对运动引起的快心室率控制效果比地高辛好，且和地高辛合用控制心室率的效果优于单独使用。对有心力衰竭的房颤患者不主张应用CCB。

洋地黄对控制静息时的心室率有效，但对控制运动时的心室率无效。由于洋地黄类药物减慢心室率的作用是通过增高迷走神经张力实现，可在伴有心力衰竭的房颤患者选用，对其他房颤患者不单独作为一线药物。

合并有预激综合征的房颤患者，禁用洋地黄、CCB和β受体阻滞剂。因房颤时心房激动经房室结前传受到抑制后可使其经房室旁路前传加快，致心室率明显加快，产生严重血流动力学障碍，甚至诱发室性心动过速和(或)心室颤动。对这类患者，应立即进行直流电复律。对血流动力学尚稳定者，可采用普罗帕酮、普鲁卡因胺或胺碘酮静脉注射。

房室结阻断联合起搏器治疗对药物治疗不能有效控制心室率而有严重症状的房颤患者有效，房室结消融联合起搏器治疗能有效地减轻症状，减少患者的住院率和心力衰竭的发生率，但术后持续性房颤的发生率增加，特别是75岁以上或合并其他心脏疾病的患者。阻断房室结后，极少数患者可能发生与消融相关的心脏性猝死，多发生于术后两天内，术后一段时间内提高心室的起搏频率有利于降低心脏猝死的发生率。

3. 维持窦律治疗原则 2006年ACC/AHA心房颤动治疗指南中建议如下所示。

(1) Ⅱa类

1) 预先应用胺碘酮、普罗帕酮或索他洛尔治疗，可能有助于提高直流电复律的成功率，并且防止心房颤动复发。

2) 成功心脏电复律后房颤复发的患者，预防性应用抗心律失常药物后，可能有助于再次心脏电复律。

(2) Ⅱb类

1) 持续性心房颤动患者，可以考虑应用β受体阻滞剂、地尔硫䓬、普鲁卡因胺或维拉帕米，但这些药物提高直流电复律或预防心房颤动早期复发的成功率尚不清楚。

2) 在没有心脏病的患者，可以考虑院外开始应用抗心律失常药物，提高心房颤动心脏电复律的成功率。

3) 某些类型的心脏病患者，一旦证明某一种抗心律失常药物在该患者的安全性，可以考虑院外开始应用抗心律失常药物，提高心房颤动心脏电复律的成功率。使用任何抗心律失常药物前，应检查有无心血管疾病和其他相关因素。首次发现的房颤、偶发房颤或可以耐受的阵发性房颤，很少需要预防性用药。β受体阻滞剂对仅在运动时发生房颤的患者比较有效。

近年不断增多的抗心律失常药物可用于房颤复律后[自行转复或经药物和(或)电转复]长期窦性心律的维持。在选择抗心律失常药物时，首先要评估药物的有效性、安全性及耐受性。有研究提示,现有的抗心律失常药物在维持窦性心律中虽可改善患者的症状,但有效性差,不良反应较多,且不降低总死亡率。

选择药物应在考虑其疗效的同时注意以下问题:①脏器的毒性反应,普罗帕酮、索他洛尔对脏器的毒性反应相对较低。②致心律失常作用,一般说来,在结构正常的心脏,Ⅰc类药物很少诱发室性心律失常。在有器质性心脏病的患者,致心律失常作用的发生率较高,其发生率及类型与所用药物和本身心脏病的类型有关。Ⅰ类药物一般应当避免在心肌缺血、心力衰竭和显著心室肥厚的情况下使用。

在心力衰竭有房颤史者,推荐胺碘酮维持窦性心律;有心肌梗死、心力衰竭和高血压的患者,维持窦性心律首先考虑β受体阻滞剂;没有心肌梗死或心力衰竭的稳定冠心病患者,首先考虑β受体阻滞剂;高血压患者,阵发房颤复律后用β受体阻滞剂治疗更易维持窦性心律。没有左心室肥厚或心肌缺血时,首先推荐普罗帕酮,反之,首先推荐胺碘酮和索他洛尔,如果无效或不适宜应用,可选用普鲁卡因胺。已明确有致心律失常风险的抗心律失常药物不推荐用于维持窦性心律;严重的窦房结或房室结功能异常者,不推荐药物治疗维持窦性心律,除非植入了起保护作用的起搏器。孤立性房颤患者,门诊就诊时选用普罗帕酮,特别是阵发性房颤在维持窦性心律时应用;在没有或仅有轻微心脏疾病的房颤患者,窦性心律时门诊就诊推荐用索他洛尔,特别适合于阵发性房颤患者,在 QT<460 毫秒、电解质正常时,索他洛尔的致心律失常作用不存在;左心房正常或稍微增大有症状的房颤患者,与药物治疗比较,导管消融是合理的选择。

我国房颤目前窦律维持治疗原则建议如下:①若无器质性心脏病,首选Ⅰc类药物索他洛尔;②若伴高血压,药物的选择与①相同,若有左心室肥厚存在,有可能引起尖端扭转型室性心动过速,则胺碘酮可作为第二选择,但对有显著心室肥厚(室间隔厚度≥14mm)的患者,Ⅰ类抗心律失常药不适宜;③若伴心肌缺血,避免使用Ⅰ类药物,可选择胺碘酮、索他洛尔;④若伴心力衰竭,应慎用抗心律失常药物,必要时可考虑应用胺碘酮;⑤若合并预激综合征,应首选对房室旁路行射频消融治疗;⑥对迷走神经性房颤,不宜使用胺碘酮,因该药具有一定的β受体阻滞作用,可加重该类房颤的发作;⑦对交感神经性房颤,β受体阻滞剂可作为一线治疗药物,此外还可选用索他洛尔和胺碘酮;⑧对孤立性房颤,可先试用β受体阻滞剂;⑨普罗帕酮、索他洛尔的疗效肯定,胺碘酮仅作替代治疗。

4. 预防血栓栓塞治疗原则

(1)抗凝药物及时间:目前预防房颤血栓形成的药物有抗凝药物和抗血小板类药物,抗凝药物有华法林;抗血小板药物有阿司匹林和氯吡格雷。普通肝素或低分子量肝素为静脉和皮下用药,一般用作华法林的短期替代治疗或华法林开始前的抗凝治疗。

关于抗凝药物的选用,临床上公认华法林疗效确切,但需要定期监测 INR(international-normalization ratio,INR,国际标准化比率)。使用华法林时,严重出血并发症发生率为1.3%。Ximelagatran 是新的口服直接凝血酶抑制剂,该药不需监测 INR,但因该药易引起严重的肝损害,目前已不再使用。有研究认为阿司匹林每日 300mg 以上有一定效果,但小于该剂量疗效不肯定。不建议阿司匹林与华法林联合应用,因其抗凝作用并不优于单独应用华法林,而出血的危险却明显增加。氯吡格雷也可用于预防血栓形成的治疗,临床多用 75mg 顿服,其优点是不需要监测 INR,出血危险性低,但预防脑卒中的效益远不如华法林,即使氯吡格雷与阿司匹林合用,其预防脑卒中的作用也不如华法林。抗凝强度及目标值:华法林抗凝治疗的效益和安全性取决于抗凝治疗的强度和稳定性。欧美国家的临床试验证实抗凝强度为INR 2.0~3.0时,可以有效预防脑卒中事件,使脑卒中年发生率从4.5%降至1.5%,相对危险性降低68%,但并不明显增加脑出血的风险。如INR低于2.0,则出血并发症少,但预防血栓形成的作用显著减弱;INR高于4.0,血栓形成减少,但出血并发症显著增多。在血栓形成和出血危险性方面,日本的一项房颤患者脑卒中二级预防试验发现,保持INR 1.5~2.1的抗凝治疗较保持INR 2.2~3.0的抗凝治疗严重出血并发症显著减少,而缺血性脑卒中的发生率无明显差别。但该研究入选病例只有115例非风湿性瓣膜病房颤患者,这一结果的临床意义还需要进一步评价。

国内有研究提示保持INR 2.0~2.5可能较为适合中国人群。所需的华法林剂量因人而异,华法林的需要量须根据INR的监测值调整,一般人群起始剂量在2.5~5mg,口服,1次/日。

(2)抗凝方法及规律:房颤的危险分层不同,所需的抗凝方法也不同。一般而言,如无禁忌证,高危患者需华法林治疗,低危患者采用阿司匹林200~300mg/d治疗,而中危患者建议选用华法林,也可以考虑阿司匹林治疗。阵发性房颤与持续性或永久性房颤具有同样的危险性,其抗凝治疗的方法均取决于危险分层。

对阵发性或持续性房颤,如行复律治疗,当房颤持续时间在48小时以内,复律前不需要抗凝。当房颤持续时间不明或≥48小时,临床有两种抗凝方案。一种是先开始华法林抗凝治疗,使INR达到2.0~3.0,3周后复律。一般而言,在3周有效抗凝治疗之前,不应开始抗心律失常药物治疗。有研究提示,复律前应用华法林抗凝,INR在1.5~2.4与>2.5相比仍有较高的血栓栓塞事件(0.93% vs.0,$P=0.012$),且转复房扑和房速有与转复房颤相近的血栓栓塞风险。另一种是行经食管超声心动图检查,且静脉注射肝素,如果没有发现心房血栓,可进行复律。复律后肝素和华法林合用,直到INR≥2.0时停用肝素,继续应用华法林。在转复为窦性心律后几周,患者仍然有全身性血栓栓塞的可能,不论房颤是自行转复为窦性心律还是经药物或直流电复律,均需再行抗凝治疗至少4周,复律后在短时间内心房的收缩功能不能完全恢复。

血栓栓塞患者的抗凝治疗:既往有脑卒中史的房颤患者是脑卒中的高危患者,需用华法林抗凝治疗。和安慰剂及阿司匹林比较,华法林能显著减少脑卒中复发的机会,但会增加出血事件。在该人群,阿司匹林和双嘧达莫(潘生丁)预防脑卒中的作用未被肯定。

急性脑卒中的房颤患者病死率和病残率均较高。在开始抗凝治疗前应行头颅CT或MRI以排除脑出血的可能。如无出血征象,可在3~4周后开始抗血栓治疗。如有出血征象则不予抗凝治疗。如脑梗死面积较大,抗凝治疗开始的时间应进一步延迟。在TIA患者,头颅CT或MRI除外新发脑梗死和脑出血后,应尽早给予华法林抗凝治疗。

长期抗凝治疗的风险和并发症及其处理:长期抗凝治疗是指抗凝治疗的时间超过4周,其风险主要是指应用华法林后出血事件的风险,与INR值过高有关,当INR>4.0时出血危险性增加。目前认为,华法林治疗出血的危险因素有年龄(>75岁)、联合应用抗血小板药物、未得到控制的高血压、有出血史或颅内出血史、贫血及多种药物合并应用等。因此,对具有出血危险因素的患者应权衡抗凝治疗的效益和风险,如采用华法林治疗应将INR控制在适当的范围内。

当发生严重出血,可采取以下治疗措施:停用华法林,使用维生素K_1,输注新鲜血浆和凝血酶原复合物。停用华法林,INR可在数天内恢复正常。静脉、皮下注射或口服维生素K_1可在24小时内将INR降至正常,但应注意高剂量的维生素K_1可过度降低INR,并在1

周内再使用华法林时其抗凝效果不佳。凝血酶原复合物可很快降低 INR,紧急情况下可考虑应用。

在轻度出血的情况下,如皮下和牙龈出血等,无须停用华法林,但应及时复查 INR 并调整华法林的用量。

(二) 药物选择

(1) 转复窦性心律药物选择普罗帕酮、胺碘酮。
(2) 控制房颤心室率的药物选择美托洛尔、地高辛、维拉帕米、地尔硫䓬。
(3) 维持窦性心律药物选择索他洛尔、胺碘酮、美托洛尔、普罗帕酮。
(4) 预防血栓栓塞药物选择华法林、阿司匹林。

(三) 房颤的预防与治疗

同房颤的治疗。

(四) 房颤并发症的治疗

房颤给患者带来的危害主要来自于并发症,因此,预防和治疗房颤的并发症就显得特别重要。

1. 脑卒中

(1) 病因:房颤患者脑卒中多由患者心房内形成血栓后脱落造成。
(2) 预防:长期给予华法林抗凝治疗。华法林口服,2.5~5mg/d,定期查血,检测 INR 在 2~3。
(3) 治疗:急性脑卒中的房颤患者病死率和病残率均较高。在开始抗凝治疗前应行头颅 CT 或磁共振(MRI)排除脑出血的可能。如无出血征象,可在 3~4 周后开始抗血栓治疗。如有出血征象则不予抗凝治疗。如脑梗死面积较大,抗凝治疗开始的时间应进一步延迟。在 TIA 患者,头颅 CT 或 MRI 除外新发脑梗死和脑出血后,应尽早给予华法林抗凝治疗。

2. 心力衰竭

(1) 病因:由于房颤不规则的心律和其病理、生理特点,很容易诱发和加重患者的心衰。
(2) 预防:积极治疗房颤,避免发生心力衰竭并发症。
(3) 治疗

1) 强心:可选用毛花苷 C 0.2mg/d,静脉注射,病情稳定后可改用地高辛 0.125mg/d 口服。也可以加用非洋地黄类强心药,如多巴胺等,剂量应个体化。
2) 利尿:根据病情可静脉注射呋塞米或口服氢氯噻嗪,剂量根据患者的出入量而定。
3) 扩血管:根据病情和患者血流动力学情况选用不同作用机制的药物。可选硝普钠 25mg 加入适量的液体中静脉滴注或微量泵注射;硝酸酯类药物静脉滴注。
4) β 受体阻滞剂的应用:β 受体阻滞剂在心力衰竭治疗中的应用越来越受到重视。可选用卡维地洛 3.125mg,口服,2 次/日,每两周加倍、加量至 25mg,口服,2 次/日,或美托洛尔 6.25mg,口服,2 次/日开始,最大剂量可用到 25mg,口服,2 次/日。
5) 抗感染:根据病情及患者的经济条件选用抗生素。

(五) 房颤及其并发症治疗处方举例

1. 复律

方案 1 普罗帕酮片 450~600mg/d,口服,4~6 次/日。

适用范围:适用于无器质性心脏病,无严重心功能损害,无严重肝肾功能不全患者。

注意事项:对本药过敏者禁用。不用于缺血性心脏病患者。口服450mg(体重<70kg),口服600mg(体重>70kg)。静脉注射,10~20分钟用量为1.5~20mg/kg。

疗程:一次性服药。

评价:为一种常用治疗方案,且费用较低。

方案2 胺碘酮片1.0~1.8g/d,口服,2~3次/日。

适用范围:适用于无器质性心脏病,无严重心功能损害,无严重肝肾功能不全患者。

注意事项:对本药过敏者禁用。住院患者,1.0~1.8g/d,口服,直到总量超过10g,然后200~400mg/d维持,也可单次剂量30mg/kg口服;门诊患者,0.6~0.8g/d,口服,直到总量超过10g,然后200~400mg/d维持;静脉/口服:30~60分钟内注射剂量为5~7mg/kg,然后1.2~1.8g/d持续静脉滴注,同时口服胺碘酮,直到口服的总剂量超过10g,然后200~400mg/d维持。

疗程:长期服药。

评价:为一种常用治疗方案,且费用较低。

2. 控制心室率

方案1 普萘洛尔片初始剂量每次5~10mg,口服,2~3次/日;阿替洛尔片初始剂量每次6.25~12.5mg,口服,2次/日;美托洛尔片一般每次12.5~25mg,口服,2~3次/日。选择其中一种。

适用范围:用于无严重心功能损害患者。

注意事项:对本药过敏者禁用。普萘洛尔,按照心率调整剂量;阿替洛尔,按需要及耐受量渐增至50~200mg;美托洛尔,按需要及耐受量渐增至25~50mg。

疗程:长期服药。

评价:为一种常用治疗方案,且费用较低。

方案2 地高辛片0.125~0.5mg,口服,1次/日。

适用范围:适用于伴心功能损害的房颤患者。

注意事项:对本药过敏者禁用,注意监测血药浓度。

疗程:长期服药。

评价:为一种常用治疗方案,且费用较低。几项随机对照试验比较地高辛与安慰剂对慢性房颤的疗效。结果发现,两组对运动时的心室率控制不佳,除非联合应用β受体阻滞剂或者能限制心率的CCB(维拉帕米或地尔硫䓬)。

方案3 维拉帕米片每次80mg,口服,3~4次/日。

适用范围:用于无严重心动过缓、无房室传导阻滞及无心功能损害的患者。

注意事项:对本药过敏者禁用。安全有效的剂量为不超过480mg/d。

疗程:长期服药。

评价:为一种常用治疗方案,且费用较低。

方案4 地尔硫䓬片每次30mg,口服,4次/日。

适用范围:适用于无严重心功能损害的患者。

注意事项:对本药过敏者禁用。餐前及睡前服药,每1~2天增加一次剂量,直至获得最佳疗效。平均剂量范围为90~360mg/d。

疗程:长期服药。

评价:为一种常用治疗方案,且费用较低。

3. 窦律的维持

方案1 索他洛尔片,首剂为160mg/d,口服,2次/日。

适用范围:适用于无心动过缓,无病态窦房结综合征,无二度或三度房室传导阻滞,无严重低血压,未控制心衰患者。

注意事项:对本药过敏者禁用。每次间隔约12小时,宜在饭前1~2小时服用,常规剂量为160~320mg/d。

疗程:长期服药。

评价:为一种常用治疗方案,且费用较低。

方案2 胺碘酮片100~300mg,口服,1次/日。

适用范围:用于无器质性心脏病,无严重心功能损害,无严重肝肾功能不全患者。

注意事项:对本药过敏者禁用。

疗程:长期服药。

评价:为一种常用治疗方案,且费用较低。

4. 抗凝治疗

方案1 阿司匹林片100~300mg,口服,1次/日。

适用范围:适用于无活动性溃疡病或其他原因引起的消化道出血;无血友病或血小板减少症的低危患者。

注意事项:对本药过敏者禁用。

疗程:长期服药。

评价:为一种常用治疗方案,且费用较低。

方案2 华法林剂量因人而异,华法林的需要量须根据INR的监测值调整。

适用范围:用于无活动性溃疡病或其他原因引起的消化道出血;无血友病或血小板减少症。

注意事项:对本药过敏者禁用。

疗程:长期服药。

评价:为一种常用治疗方案,且费用较低。

四、疗效评价及随访

(一) 治愈标准

(1)临床症状完全消失。

(2)普通心电图无房颤。

(3)24小时动态心电图无房颤发生。

(二) 好转标准

(1)临床症状明显减轻或消失。

(2)3个月内无房颤发生[包括普通心电图和(或)24小时动态心电图监测]或发作次数减少、持续时间缩短及发作时心室率变慢、临床症状明显减轻。

(三) 病情监测

对于房颤的患者应建立长期的联系,采取多种方式与患者进行沟通。一方面了解其病情发展情况,另一方面为患者进行指导治疗。

(1)建立门诊联系:房颤患者应定期门诊随访,一般不超过一个月要到门诊就诊一次。除了解病情变化和治疗效果外,还应进行治疗药物的调整,并进行必要的化验和检查:如心脏彩色多普勒、24小时动态心电图、凝血指标等,必要时做经食管心脏彩色多普勒检查,以明确是否有左心房血栓形成。

(2)电话联系:有些患者可以采取电话联系的方式进行沟通。电话联系具有方便和随时随地都能进行的优点。

(3)互联网沟通:互联网的出现使人们的交流更加方便和快捷,对于有条件的患者可以进行网上沟通,会更加方便房颤患者。

(四) 预防复发的措施

对于阵发性房颤要尽量采取措施减少或消除房颤的复发。

(1)消除患者紧张心理,教育其正确对待和认识疾病,减少由于心理紧张所诱发的房颤。

(2)改正不良的生活习惯,避免咖啡、浓茶、饮酒等,以减少发作。

(3)对于有基础心脏病的患者,要进行及时、有效的治疗。如有心功能不全的患者一定要改善其心功能。

(4)对于风湿性心脏病合并房颤的患者,在病情允许的条件下,可以采取外科手术治疗,为减少房颤的复发创造条件。

(5)临床上可以应用胺碘酮预防房颤的复发,会取得良好的效果。胺碘酮0.2mg,3次/日,每两周减量(少服一次),以2~3个月为一疗程。

(五) 并发症

房颤给患者带来的危害主要来自于并发症,因此,预防和治疗房颤的并发症就显得特别重要。

1. 心力衰竭的防治 由于房颤不规则的心律和其病理、生理特点,很容易诱发和加重患者的心衰,因此有效地防治心力衰竭也是治疗房颤的重要内容。

(1)强心:可选用毛花苷C 0.2mg,每日1~2次静脉注射,病情稳定后可改用地高辛0.125mg,口服,1~2次/日。也可以加用非洋地黄类强心药,如多巴胺等,剂量应个体化。

(2)利尿:根据病情可用静脉注射呋塞米或口服氢氯噻嗪,剂量根据患者的出入量而定。

(3)扩血管:根据病情和患者血流动力学情况选用不同作用机制的药物。可选硝普钠25mg加入适量的液体中静脉滴注或微量泵注射;硝酸酯类药物,如硝酸异山梨酯10~20mg,静脉滴注。

(4)β受体阻滞剂的应用:β受体阻滞剂在心力衰竭治疗中的应用越来越受到重视。可选用卡维地洛3.125mg,2次/日,每两周加倍、加量至25mg,2次/日;或美托洛尔6.25mg,2次/日,最大剂量可用到25mg,2次/日。

(5)抗感染:根据病情及患者的经济条件选用抗生素。

2. 脑卒中的防治 房颤患者脑卒中多由患者心房内形成血栓后脱落造成,因此防治重点在于预防和治疗心房内血栓的形成。

华法林2.5~5mg,1次/日,定期查血,检测INR在2~3。如心房内已发生血栓,可采取上述方法,大多数血栓会溶解。

如已发生脑卒中,可采取神经内科的方法进行治疗。

(六)预后

房颤患者的预后与房颤的分类、发作和持续时间、是否合并有基础心脏病及其严重程度及有无并发症有关。一般来讲,房颤患者特别是女性,发生远期脑卒中、心力衰竭和全因死亡率的长期危险增加。房颤患者的死亡率是窦性患者的 2 倍,并且与基础心脏病的严重程度相关。无症状房颤患者预后较好。

第四节 心力衰竭

一、概 述

心力衰竭(heart failure,心衰)是心脏疾病导致心功能不全(cardiac insufficiency)的一种综合征,绝大多数情况下是心肌收缩力下降使心排血量不能满足机体代谢的需要,器官、组织血液灌注不足,同时出现肺循环和(或)体循环淤血的体现。少数情况下心肌收缩力尚可使排血量维持正常,但由于异常增高的左心室充盈压使肺静脉回流受阻,而导致肺循环淤血。常见于冠心病和高血压心脏病心功能不全的早期或原发性肥厚型心肌病,称之为舒张期心力衰竭。心力衰竭时通常伴有肺循环和(或)体循环的被动性充血,故又称之为充血性心力衰竭(congestive heart failure)。

根据心衰发生发展的过程,从心衰的高发危险人群进展成器质性心脏病,出现心衰症状直至难治性终末期心衰,可分成 A、B、C、D 四个阶段,从而提供了从"防"到"治"的全面概念。这四个阶段不同于纽约心脏学会(NYHA)的心功能分级,是两种不同的概念。

1. 阶段 A 为"前心衰阶段"(pre-heart failure) 包括心衰的高发危险人群,但目前尚无心脏的结构或功能异常,也无心衰的症状和(或)体征。这一人群主要指高血压病、冠心病、糖尿病等,也包括肥胖、代谢综合征等最终可累及心脏的、近年来的流行病,此外还有应用心脏毒性药物的病史、酗酒史、风湿热史或心肌病家族史等患者。

这一阶段应强调心衰是可以预防的。60%~80%心衰患者有高血压。根据弗明翰(Framingham)心脏研究,高血压导致 39%男性心衰和 59%女性心衰;而控制高血压可使新发心衰的危险降低约 50%。糖尿病患者每年有 3.3%发生心衰;50 岁以上、尿白蛋白＞20mg/L 患者 4%发生心衰,其中 36%死亡;女性发生心衰的危险较男性高 3 倍。UKPDS 试验表明,伴高血压的糖尿病患者应用 ACEI、β 受体阻滞剂,新发心衰可下降 56%。

治疗应针对控制危险因素和积极治疗高危人群原发病:如积极治疗高血压、降低血压至目标水平,戒烟和纠正血脂异常,有规律的运动,限制饮酒,控制代谢综合征等;有多重危险因素者可应用 ACEI(Ⅱa 类,A 级);血管紧张素受体阻滞剂(ARB)也可应用(Ⅱa 类,C 级)。

2. 阶段 B 属"前临床心衰阶段"(pre-clinical heart failure) 患者从无心衰的症状和(或)体征,但已发展成器质性心脏病,如左心室肥厚、无症状瓣膜性心脏病、以往有 MI 史等。这一阶段相当于无症状性心衰,或 NYHA 心功能 Ⅰ 级。由于心衰是一种进行性的病变,心肌重构可自身不断地发展,因此,这一阶段患者的积极治疗极其重要,而治疗的关键是阻断或延缓心肌重构。

治疗措施:包括所有阶段 A 的措施。ACEI、β 受体阻滞剂可应用于 LVEF 低下的患者,不论有无 MI 史(Ⅰ类,A 级)。MI 后伴 LVEF 低,不能耐受 ACEI 时,可应用 ARB(Ⅰ类,B 级)。冠心病(CHD)合适病例应做冠脉血运重建术(Ⅰ类,A 级)。有严重血流动力学障碍的瓣膜狭窄或反流的患者,可做瓣膜置换或修补术(Ⅰ类,B 级)。埋藏式心脏除颤复律器(ICD)可应用于 MI 后、LVEF≤30%、NYHA Ⅰ级心功能、预计存活时间大于 1 年者。

其他治疗:心脏再同步化治疗(CRT)的推荐尚无证据。不需应用地高辛(Ⅲ类,C 级)。不用心肌营养药(Ⅲ类,C 级)。有负性肌力作用的 CCB 有害(Ⅲ类,C 级)。

3. 阶段 C 为临床心衰阶段 患者已有基础的器质性心脏病,以往或目前有心衰的症状和(或)体征;或目前虽无心衰的症状和(或)体征,但以往曾因此治疗过。这一阶段包括 NYHA Ⅱ～Ⅲ级和部分Ⅳ级心功能患者。

阶段 C 的治疗包括所有阶段 A 的措施,并常规应用利尿剂(Ⅰ类,A 级)、ACEI(Ⅰ类,A 级)、β受体阻滞剂(Ⅰ类,A 级)。为改善症状可加用地高辛(Ⅱa 类,A 级)。醛固酮受体拮抗剂(Ⅰ类,B 级)、ARB(Ⅰ类或Ⅱa 类,A 级)、硝酸酯类(Ⅱb 类,C 级)等可应用于某些选择性患者。CRT(Ⅰ类,A 级)、ICD(Ⅰ类,A 级)可选择合适病例应用。

4. 阶段 D 为难治性终末期心衰阶段 患者有进行性器质性心脏病,虽经积极的内科治疗,休息时仍有症状,且需要特殊干预。例如,因心衰须反复住院,且不能安全出院者;须长期在家静脉用药者;等待心脏移植者;应用心脏机械辅助装置者;也包括部分 NYHA Ⅳ级心功能患者。这一阶段患者预后极差,平均生存时间仅三四个月。

阶段 D 的治疗包括所有阶段 A、B、C 的措施,并可应用以下手段:心脏移植、左心室辅助装置、静脉滴注正性肌力药以缓解症状;如果肾功能不全严重,水肿又变成难治性,可应用超滤法或血液透析。应注意并适当处理重要的并发症,如睡眠障碍、抑郁、贫血、肾功能不全等。

二、治 疗

(一)康复措施及运动训练

过去,基于慢性心衰的基本病理生理改变是心排血量绝对或相对不足,心脏处于超负荷状态,因而休息作为慢性心衰治疗的常规手段一直被临床医师和患者所采用。休息可减少心肌耗氧量,减轻心脏负荷,使症状减轻。此外,卧床休息还可加速下肢水肿的消退,增加尿量等。近年来由于袢利尿剂与血管扩张剂的应用,难以控制的水肿已十分少见。慢性心衰患者起床活动成为可能。因此,目前已不过分强调把休息作为慢性心衰治疗的必需措施,而是鼓励患者采用运动康复疗法。已有几项研究显示运动训练可以减小慢性心衰患者的症状,显著改善运动耐量。运动训练对慢性心衰患者的益处已得到肯定。ExTraMATCH 荟萃分析显示运动锻炼比常规治疗能显著降低死亡率,以及死亡或住院的联合结局。对 NYHA Ⅱ～Ⅲ级的稳定心衰患者鼓励实行运动训练计划。临床实践中,运动耐力受多因素影响。身体内环境的改变较左心室功能本身是更重要的运动能力决定因素。一些小型临床和力学研究及某些随机研究显示,在稳定的Ⅱ～Ⅲ级心衰患者中,规律运动能安全地增加体能 15%～25%,改善症状和生活质量(Ⅰ类建议,证据级别 B)。运动强度有的以运动时心率不超过休息时心率的 20% 为度。运动频率对于不能耐受的患者可采用每日多次 5～10 分钟运动,而对耐受能力较强的患者可采用每周 3～5 次长时间(20～30 分钟)的运动训练。

评述:已有几项研究显示运动训练可以减小慢性心衰患者的症状,显著改善运动耐量。

运动训练对慢性心衰患者的益处已得到肯定。但是过度运动可使心排血量绝对或相对不足,心脏处于超负荷状态,加重心衰。ExTraMATCH 荟萃分析显示运动锻炼比常规治疗能显著降低死亡率,以及死亡或住院的联合结局。

(二) 一般治疗

心衰患者多学科联合治疗除药物治疗、康复治疗、适当运动训练外,还有一般措施、门诊治疗和患者教育、日常保健、情感治疗、生物行为学治疗等。对 5039 例患者的 29 项随机对照试验显示,与传统治疗相比,多学科联合治疗能降低全因死亡率、全因住院率和心衰住院率。结果表明多学科组在临床和非临床干预下均显著降低全因死亡率、全因住院率和心衰住院率。

一般措施包括以下几种措施。

1. 去除或缓解基本病因 所有心衰患者都应对导致心衰的基本病因进行评价。凡有原发性瓣膜病并心衰 NYHA Ⅱ级及以上;主动脉瓣疾患有晕厥、心绞痛的患者均应予手术修补或置换瓣膜。缺血性心肌病心衰患者伴心绞痛;左心室功能低下但证实有存活心肌的患者,冠脉血管重建术可改善心功能。其他如甲状腺功能亢进的治疗、室壁瘤的手术矫正等均应注意。去除诱发因素:如控制感染、心律失常特别是心房颤动快速室律;纠正贫血、电解质紊乱;注意是否并发肺梗死等。使用流感和肺炎疫苗可以减少发生呼吸道感染的危险。饮食与运动:限制饮食中的盐含量及每天测量体重。限用药物:加重心衰症状的药物应尽量避免使用。监测血钾:努力避免发生低钾或高钾血症,这都可以降低心脏的兴奋性和传导能力,导致猝死。密切随访。常规用药:大多数心衰患者常规使用四类药物:利尿剂、血管紧张素转换酶抑制剂、β 受体阻滞剂和(通常使用)洋地黄。

2. 情感疗法 患者可以通过与家人的接触、社区的关怀、参加患者健康俱乐部等形式进行情感治疗。心理因素对慢性心衰患者的影响:患者的情感状态积分与心功能状态及生活质量之间密切相关。焦虑与缺乏自我保护的慢性心衰患者的死亡率显著增加。综合性情感干预可改善慢性心衰患者的功能状态及降低死亡率。

3. 生物学行为治疗 生物行为学治疗(如松弛与减轻压力)的目的是使患者的自主神经系统有意识地达到一种生理性的自我调节,在有意识地控制下产生一种无意识的反应(心率、血压、呼吸与肌张力)。现有各种方法中,以松弛最为有效。不论选择何种松弛方法,要达到生理性自我调节均涉及以下三个步骤:对压力所致的生理性暗示的自我评价;学习有关诱导内心平静和松弛的技术;评价机体对生物行为学治疗的反应。

4. 评述 对 5039 例患者的 29 项随机对照试验显示,多学科组在临床和非临床干预下均显著降低全因死亡率、全因住院率和心力衰竭住院率。

(三) 外科治疗

心衰的手术治疗包括血管重建、心脏瓣膜手术、心肌成型和左心室部分切除、左心室辅助装置、人工心脏、心脏移植等。手术治疗应当针对病因及发病机制。瓣膜性心脏病患者的主要问题是瓣膜本身有器质性损害,任何内科治疗或药物均不能使其消除或缓解。实验研究表明单纯的心肌细胞牵拉刺激就可促发心肌重构,因而治疗瓣膜性心脏病的关键就是修复瓣膜损害。国际上较一致的意见是所有有症状的瓣膜性心脏病心衰(NYHA Ⅱ级及以上),以及重度主动脉瓣病变伴有晕厥或心绞痛者,均必须进行手术置换或修补瓣膜,因为有充分证据表明手术治疗是有效和有益的,可提高长期存活率。应用神经内分泌抑制剂,如 ACEI、β 受体阻滞剂、醛固酮受体拮抗剂治疗慢性收缩性心衰的长期临床试验,均未将瓣膜性心脏病心衰患者选在内,因此,没有证据表明上述治疗可以改变瓣膜性心脏病心衰患者的自然病史或提高存活率,更不能用来替代已有肯定疗效的手术治疗。对于明显瓣膜疾病的患者,如主动脉瓣狭窄,应当在发生左心室功能严重不良前进行手术治疗。左心辅助装置主要应用于心脏手术后心功能不全、心脏移植前的临时支持及晚期心力衰竭的永久支持治疗。其中,永久支持治疗仅限于不可逆的心衰终末期、不适合心脏移植的患者。目前施行左心辅助装置尚无统一的入选标准。临床普遍接受的患者临床及血流动力学标准为血流动力学指标:心脏指数<2.0L/(min·m^2)(药物无效或主动脉内球囊反搏后),动脉血压<80mmHg(或平均动脉压<65mmHg),肺毛细血管楔压>20mmHg,尿量<20ml/h(成人,利尿药应用后),体血管阻力>210kPa/(s·L)[2100dyn/(s·cm^5)],药物治疗无效。1998年5月至2001年7月由20个心脏中心联合开展了研究,入选129例患者,其中61例药物治疗,68例机械辅助支持。证实与药物治疗组相比,左心辅助组的死亡危险性下降了48%,两者差异有统计学意义。1年生存率,辅助组与药物组分别为52%、25%($P=0.002$),两者差异有统计学意义。辅助治疗组患者的生活质量在第1年比药物治疗组明显提高。这个试验说明:用左心辅助装置可以明显改善患者的临床症状,提高生存率。左心辅助可以作为不适合心脏移植的心衰患者的替代治疗,机械辅助循环。就心脏移植而言,目前认为:经完善的内科保守治疗及常规的外科手术均无法治愈的各种终末期心脏病;其他重要脏器尤其是肺脏无不可逆性病变或影响长期生存因素;精神状态稳定者可成为心脏移植受体。一项国际心脏和肺移植协会的报道表明,接受心脏移植患者的平均年龄为45岁,目前多将受体的年龄限于65岁以下。

评述:有充分证据表明手术治疗是有效和有益的,可提高长期存活率。目前尚未发现外科治疗对慢性心衰患者有害之处的系统综述或随机对照试验。国际上较一致的意见是所有有症状的瓣膜性心脏病心衰(NYHA Ⅱ级及以上),以及重度主动脉瓣病变伴有晕厥或心绞痛者,均必须进行手术置换或修补瓣膜。左心辅助装置可以明显改善患者的临床症状,提高生存率。

(四)活动

不主张剧烈运动。

(五)饮食

减少饮食中钠盐的摄入是慢性心衰患者的基本治疗手段;同时应限制水分的摄入。估算每日钠、钾和液体摄入量;热量摄入和营养平衡;注意饮食构成,适宜的饮食构成为55%碳水化合物,15%蛋白质,脂肪不超过30%。

评述:根据临床经验,减少饮食中钠盐和水分的摄入,平衡热量等,对慢性心衰有益。

三、药物治疗

(一)药物治疗原则

近年来大量的临床研究表明纠正心衰时的血流动力学异常,缓解症状的短期治疗并不能改善患者的长期预后,降低死亡率。因此,治疗心衰不能仅限于缓解症状,必须从长计议,采取综合治疗措施,包括病因治疗,还应达到以下目的:提高运动耐量,改善生活质量;阻止或延缓心室重塑,防止心肌损害进一步加重;降低死亡率。

（二）药物选择

1. 选择药物

（1）利尿剂。

（2）血管紧张素转换酶抑制剂。

（3）正性肌力药。

（4）β受体阻滞剂。

（5）醛固酮受体拮抗剂。

（6）血管紧张素Ⅱ受体阻滞剂。

（7）钙通道阻滞药。

（8）心血管扩张剂。

（9）抗凝及抗血小板药物。

2. 其他心衰相关药物治疗

（1）舒张性心力衰竭的治疗：舒张性心功能不全者由于心室舒张不良使左室舒张末压（LVEDP）升高而致肺淤血，多见于高血压和冠心病，但这两类患者也还可能同时存在收缩功能不全，也使 LVEDP 增高，何者为主有时难以区别。如果客观检查 LVEDP 提高，而心室不大，EF 值正常则表明以舒张功能不全为主。最典型的舒张功能不全见于肥厚型心肌病变。治疗的原则与收缩功能不全有所差别，主要措施如下所示。

1）β受体阻滞剂：改善心肌顺应性使心室的容量-压力曲线下移，表明舒张功能改善。

2）钙通道阻滞药：降低心肌细胞内钙浓度，改善心肌主动舒张功能，主要用于肥厚型心肌病。

3）ACEI：有效控制高血压，从长远来看改善心肌及小血管重构，有利于改善舒张功能，最适用于高血压心脏病及冠心病。

4）尽量维持窦性心律，保持房室顺序传导，保证心室舒张期充分的容量。

5）血症状较明显者，可适量应用静脉扩张剂（硝酸盐制剂）或利尿剂降低前负荷，但不宜过度，因过分的减少前负荷可使心排血量下降。

6）在无收缩功能障碍的情况下，禁用正性肌力药物。

（2）顽固性心衰及不可逆心衰的治疗：顽固性心衰又称为难治性心衰，是指经各种治疗，心衰不见好转，甚至还有进展者，但并非指心脏情况已至终末期不可逆转者。对这类患者应努力寻找潜在的原因，并设法纠正，如风湿活动、感染性心内膜炎、贫血、甲状腺功能亢进、电解质紊乱、洋地黄类过量、反复发生的小面积的肺栓塞等。或者患者是否有与心脏有关的其他疾病（如肿瘤）等。对高度顽固性水肿者也可试用血液超滤，对适应证掌握恰当，超滤速度及有关参数调节适当时，常可即时明显改善症状。扩张性心肌病伴有Ⅰ度房室及左束支阻滞的心衰患者安置三腔心脏起搏器使左右心室恢复同步收缩，可在短期内改善症状。

不可逆心衰大多是病因无法纠正的，如扩张型心肌病、晚期缺血性心肌病患者，心肌情况已至终末状态不可逆转。其唯一的出路是心脏移植。从技术上看心脏移植成功率已很高，5年存活率已可达75%以上，但限于我国目前的条件，尚无法普遍开展。有心脏移植指征者在等待手术期间，应用体外机械辅助泵可维持心脏功能，有限延长患者寿命。

（3）心衰伴心律失常的治疗：无症状性、非持续性室性和室上性心律失常不主张抗心律失常药物治疗。持续性室性心动过速、心室颤动、曾经猝死复苏，或室上性心动过速伴快速心室率或血流动力学不稳定者，应予治疗，治疗原则与非心衰者相同。

Ⅰ类抗心律失常药不宜用于心衰患者,除非是短期应用于难治性、致死性室性心律失常。

Ⅲ类抗心律失常药胺碘酮可抑制心律失常且不增加心衰患者的死亡危险性,故优于Ⅰ类或其他Ⅲ类药物,推荐应用于心衰患者并心律失常的治疗。

胺碘酮对预防心衰猝死或延长生存尚无确切有效的证据,且有一定的毒性,因而不推荐预防性应用,特别是已在应用ACEI和β受体阻滞剂的患者。

任何心衰并心律失常患者,均应注意寻找和去除各种可能引起心律失常的原因,如心衰未控制,心肌缺血,低钾血症、低镁血症,药物的致心律失常作用,特别是各种正性肌力药和血管扩张剂。

(4)心衰抗凝、抗血小板治疗:心衰时,扩张且低动力的心腔,以及促凝因子活性的增高可能有较高血栓栓塞事件危险,临床研究提示,心衰时血栓栓塞事件的年发生率在1%~3%。至今尚无心衰患者中华法林或其他抗血栓药物对预防血栓栓塞事件的对照研究,几项回顾性的分析也未得到一致意见。有关心衰时的抗凝治疗可参照下列原则。

心衰伴房颤及心衰有血栓栓塞史的患者必须长期抗凝治疗,可常规方法口服华法林,并调整剂量使国际标准化比值保持在2~3。

极低LVEF、左室室壁瘤、显著心腔扩大、心腔内有血栓存在,这些指标在评估血栓栓塞危险中的意义尚未明确,也缺乏长期抗凝效果的评价。但有些医师对上述情况仍给予抗凝治疗以预防发生血栓栓塞事件。

抗血小板治疗常用于心衰以预防冠状动脉事件,对心衰本身的适应证尚未建立。

(5)心衰氧气治疗:慢性心衰并非氧气治疗的适应证,重度心衰患者氧疗可能使血流动力学恶化,但对心衰伴严重睡眠低氧血症患者,夜间给氧可减少潮式(Cheyne-Stokes)呼吸,减少低氧血症的发生。

(6)慢性收缩性心衰治疗的药物选择:按心功能NYHA分级选择药物。

1)Ⅰ级:控制危险因素;ACEI。

2)Ⅱ级:ACEI;利尿剂;β受体阻滞剂;用或不用地高辛。

3)Ⅲ级:ACEI;利尿剂;β受体阻滞剂;地高辛。

4)Ⅳ级:ACEI;利尿剂;地高辛;醛固酮受体拮抗剂;病情稳定后慎用β受体阻滞剂。

(三)预防与治疗

1. 防止初始的心肌损伤 冠状动脉疾病和高血压已逐渐上升为心力衰竭的主要病因,积极控制血压、血糖、调脂治疗和戒烟等,可减少发生心力衰竭的危险性。4S(scandinavian simvastatin survival study)试验表明,降低胆固醇后不仅使总死亡率降低30%,而且发生心力衰竭的危险性也降低了20%($P=0.015$)。SHEP(systolic hypertension in the elderly program)试验显示,降低血压使脑卒中危险性降低30%,心力衰竭危险性降低49%($P<0.001$),特别是以往有心肌梗死史者,发生心力衰竭的危险性降低达81%($P=0.002$)。HOPE(heart outcomes. prevention evaluation study)试验显示,对心血管病高危人群不伴有心力衰竭或左心室功能低下者应用雷米普利治疗心血管事件的复合危险性降低22%;心力衰竭的危险性也降低16%。除了积极控制上述心血管危险因素外,在国内控制A组β溶血型链球菌感染,预防风湿热和瓣膜性心脏病,戒除酗酒以防止酒精中毒性心肌病也是重要的措施。

2. 防止心肌进一步损伤 急性心肌梗死期间,溶栓治疗或冠状动脉血管成形术,使有效再灌注的心肌节段得以防止缺血性损伤。临床试验已证明可降低死亡率和发生心力衰竭的危险性。对近期从心肌梗死恢复的患者,应用神经内分泌拮抗剂(ACEI或β受体阻滞剂)可降低再梗死或死亡的危险性,特别是心肌梗死时伴有心力衰竭的患者。ACEI 和 β 受体阻滞剂合并应用可有互补效益。急性心肌梗死无心力衰竭的患者,应用阿司匹林可降低再梗死的危险而有利于防止心力衰竭。

3. 防止心肌损伤后的恶化 已有左心室功能不全,不论是否伴有症状,应用 ACEI 均可防止发展成严重心力衰竭的危险性,有以下的临床试验加以证实:SAVE 试验(survival and ven-tricular enlargement study)、AIRE 试验(acute infarction ramipril efficacy study),均入选心肌梗死后患者,应用 ACEI 分别使总死亡率降低 19%、27% 和 22%;心力衰竭发生的危险性降低 22%、23% 和 29%。SOLVD 预防试验(studies of left ventricular dysfunction),观察缺血或缺血性心脏病,LVEF≤35%、无或仅有轻度心力衰竭症状的患者应用依那普利治疗,使因心力衰竭死亡和住院的复合危险性降低 20%。

(四) 心力衰竭及其并发症治疗处方举例

方案 1 依那普利片 2.5~5.0mg,1 次/日,口服(Ⅱa 类,A 级)。

适用范围:前心衰阶段。

注意事项:如果不能耐受 ACEI,则应用氯沙坦片 12.5~50mg,1 次/日,口服(Ⅱa 类,C 级)。

疗程:直至患者症状缓解情况,并做出个体化调整。

评述:起效较慢,但作用持久。

方案 2 美托洛尔缓释片 6.25mg,2 次/日,口服(Ⅰ类,A 级);依那普利片 2.5~5.0mg,2 次/日,口服(Ⅰ类,A 级)。

适用范围:前临床心衰阶段。

注意事项:如果不能耐受 ACEI,则换为氯沙坦片 12.5~50mg,1 次/日,口服(Ⅱa 类,C 级)。

疗程:根据患者症状缓解情况做出个体化调整。

评述:无。

方案 3 呋塞米片 20~40mg,1 次/日,口服(Ⅰ类,A 级);依那普利片 2.5~10mg,2 次/日,口服(Ⅰ类,A 级);美托洛尔缓释片 6.25~50mg,2 次/日,口服(Ⅰ类,A 级);螺内酯片 20~40mg,1 次/日,口服(Ⅰ类,B 级);地高辛片 0.125mg,1 次/日,口服(Ⅱa 类,A 级);单硝酸异山梨酯片 10~20mg,2 次/日,口服(Ⅱb 类,C 级)。

适用范围:临床心衰阶段。

注意事项:利尿效果不好时可将呋塞米片换为布美他尼片 1~2mg,1 次/日,口服(Ⅰ类,A 级)。咳嗽不能耐受时可将依那普利片换为氯沙坦片 12.5~50mg,2 次/日,口服(Ⅱa 类,C 级)。

疗程:根据患者症状缓解情况做出个体化调整。

评述:无。

方案 4 阶段 D 的治疗包括所有阶段 A、B、C 的措施;并可应用以下手段:心脏移植、左心室辅助装置。

适用范围:难治性终末期心衰阶段。

注意事项:应注意并适当处理重要的并发症,并根据患者情况做出综合评价与治疗。

疗程:根据患者症状缓解情况做出个体化调整。

评述:无。

四、疗效评价及随访

(一)治愈标准

1. 治疗缓解标准

(1)完全缓解标准:心率下降,达到强心苷有效治疗量的指标,在一般体力活动后保持稳定;心衰征象完全消退;体重达到无心衰时的水平;能耐受一般体力活动,心功能恢复到Ⅰ级;能耐受普通饮食(有盐饮食)。

(2)部分缓解标准:心率虽有下降,但不稳定,体力活动时仍有上升;隐性心衰征象仍继续存在;不能耐受一般体力活动,心功能处于Ⅱ~Ⅲ级;不能耐受普通饮食(仅能低盐);能耐受普通饮食(有盐饮食)。有些较严重的心衰患者只能恢复到部分缓解,不易达到完全缓解的标准。这是因为心脏极度扩大,心肌有严重、广泛的损害,原发病病因不能彻底去除。

2. 疗效判定标准 在应用药物或某种疗效治疗心衰时,其疗效标准的判定可依据以下标准。

(1)显效:能达到完全缓解的标准,或心功能改善两级以上者。

(2)有效:能达到部分缓解的标准,心功能改善一级,一般处于Ⅱ~Ⅲ级;症状及体征减轻,但仍有若干心衰症状继续存在。

(3)无效:心功能改善不足一级,或症状及体征无改善,甚至加重者。

若有血流动力学检查指标进行观察对比,则对疗效标准的判断更为准确可靠。如能使各项血流动力学指标恢复正常,并能巩固,无疑是心衰得到完全缓解或显效的重要依据。

(二)好转标准

能够达到部分或完全缓解的标准,心功能改善。

(三)随访观察

1. 日常保健及病情监测

(1)帮助患者做好日常保健:称体重、数脉搏;了解饮食结构和钾的重要性,限盐、限脂肪和胆固醇,控制每天摄入液体总量;正确处理应激;注意休息,适当运动训练;戒烟;避免流感和肺炎,注射疫苗;身体状况变化的观察;心力衰竭患者合理性生活,合理穿衣;提出自我感受;了解疾病心理方面的知识等。

(2)建立门诊随访登记制度:患者登记表(医师保存)包括患者个人档案、病情记录、心功能 NYHA 分级、出现心力衰竭症状时间、明确诊断心力衰竭时间、超声心动图结果(左室射血分数、左房内径、左室舒张末内径、左室收缩末内径、左室后壁厚度、室间隔厚度)、心力衰竭的最主要原因(冠心病心肌梗死后、冠心病无心肌梗死、高血压、风湿性心瓣膜病、扩张性心肌病、先天性心脏病、非风湿性心瓣膜病等);治疗情况:如 ACEI、血管紧张素受体拮抗剂、β 受体阻滞剂、洋地黄、利尿剂、螺内酯、硝酸盐类、抗凝药物、抗心律失常药物等使用记录。

2. 预防复发的措施 随着人口老龄化和急性心肌梗死早期干预的成功,慢性心力衰竭日益成为常见的严重威胁人们生命的重要问题。应根据临床试验的证据和指南,规范合理应用洋地黄、利尿剂、血管紧张素转换酶抑制剂和 β 受体阻滞剂,尤其是后两类药物。应改变目前以大医院为中心干预心力衰竭的传统模式,探索组建心力衰竭专病门诊,联合社区干预的新模式。慢性心力衰竭不但要治,而且要防,其一级预防需干预的危险因素与冠心病一级预防干预的危险因素一致。

为了充分发挥预防性药物的作用,不但要使用β受体阻滞剂、ACEI和他汀类等有效药物,而且要注意使用有效剂量。近年来,心血管疾病的防治理念与战略发生了重大改变,可概括为以下四个方面。

(1)从针对疾病下游发展药物、介入与外科技术,转向重视疾病上游的预防,综合治理多重危险因素,从青少年抓起,培养健康文明的生活习惯。从针对疾病转向针对健康。

(2)从经验医学转向循证医学。

(3)危险因素的干预。从单一学科分别干预单一危险因素转为多个相关学科联盟,对多重危险因素进行综合控制。

(4)从以大医院为中心转向以社区为中心。

3. 并发症

(1)呼吸道感染。

(2)血栓形成和栓塞。

(3)心源性肝硬化。

(4)电解质紊乱。

(四)预后

总的来说,心衰患者的预后较差,Framingham心脏研究发现在1948～1988年,心衰患者平均存活时间男性为3.2年,女性为5.4年。

心衰患者的年病死率:NYHA Ⅱ～Ⅲ级为10%～25%,NYHA Ⅳ级为40%～50%。Framingham研究中心衰患者的病死率:2年为37%(男性)、33%(女性),6年为82%(男性)、67%(女性)。

第五节 不稳定型心绞痛

一、概 述

不稳定型心绞痛(unstable angina pectoris,UAP)是介于慢性稳定型心绞痛与急性心肌梗死之间的一种状态,发病率高,病情变化快,可逆转为稳定型心绞痛,也可能迅速发展为急性心肌梗死,甚或猝死。不同年龄均可发生,随年龄增长发病风险增高。男性多于女性。与季节性有关,秋冬季高发。其发病机制为冠状动脉内不稳定斑块的形成和破溃、内皮损伤、痉挛、血栓形成、炎症。治疗以抗缺血、抗血栓(抗血小板和抗凝)、强化降脂、介入疗法为主。临床上进一步发生死亡和心肌梗死的风险较高,预后不良。

二、治 疗

(一)康复措施

无。

(二)一般治疗

(1)休息:发作时立即休息可减少心肌耗氧量,使冠状动脉血供与心肌对氧的需求重新取得平衡,所以,一般患者在停止活动后症状迅速缓解。

(2)避免诱因:情绪激动、严重贫血、肥胖、甲亢、慢性肺部疾患、主动脉瓣狭窄或关闭不全、心动过速型心律失常和明显的心动过缓等均增加心肌氧耗或使冠状动脉血流减少,应尽量防治。

(3) 控制危险因素:如患有糖尿病、应及时控制血糖,包括饮食控制。2型糖尿病的降血糖药物应以不引起高胰岛素血症为宜,如格列齐特等;如有高血压则应给降压药,使血压降至适当水平。

评述:多项临床研究结果提示控制血糖、血压等危险因素可降低冠心病患者主要不良心血管事件的发生率。一般治疗应作为健康教育的内容对冠心病患者进行普及。

(三) 外科治疗

外科治疗主要是 CABG。近 40 年来,CABG 逐渐成了治疗冠心病最普通的手术,对 CABG 治疗冠心病的价值已进行了较深入的研究。对于低危患者(年死亡率<170),CABG 并不比药物治疗给患者更多的预后获益。在比较 CABG 和药物治疗的临床试验荟萃分析中,CABG 可改善中高危患者的预后。对观察性研究及随机对照试验数据的分析表明,某些特定的冠状动脉病变解剖类型手术预后优于药物治疗,这些情况包括左主干明显狭窄;3 支主要冠状动脉近段明显狭窄;2 支主要冠状动脉明显狭窄,其中包括左前降支近段的高度狭窄。

根据研究人群不同,CABG 总的手术死亡率在 1%~4%,目前已建立了很好的评估患者个体风险的危险分层工具。尽管左胸廓内动脉的远期通畅率很高,大隐静脉桥发生阻塞的概率仍较高。血栓阻塞可在术后早期发生,大约 10%在术后 1 年发生,5 年以后静脉桥自身会发生粥样硬化改变。静脉桥 10 年通畅率为 50%~60%。

在我国,血管重建治疗方法及技术发展起步较晚,发展不平衡,尤其是 CABG 手术尚不普及,这也是我们选择治疗方法时应当考虑的因素之一。

评述:无论是单纯金属支架还是药物涂层支架或是 CABG 都只能改善或消除临床症状,而不能治愈疾病。CABG 在特定人群,如左主干病变、分叉病变、合并糖尿病等方面具有明显的优势,并在缓解症状和改善生活质量方面优于 PCI。由于目前药物涂层支架还缺乏长期随访研究结果,故 CABG 仍然是不能取代的治疗手段。

(四) 活动

动物实验显示运动锻炼有助于促进侧支循环的发展,但在人类尚未得到证实。然而,适宜的运动锻炼确能提高体力活动的耐受量而改善症状。运动强度以不产生缺血性 ST-T 改变或心绞痛为原则。

评述:根据临床经验,适宜的运动锻炼可能对减少不稳定型心绞痛的发作有益。但运动强度以不产生缺血性 ST-T 改变或心绞痛为原则。

(五) 饮食

不宜过饱,戒暴饮暴食,因餐后心率加快、心脏负担加重,容易发生心绞痛。应避免进食过多的动物性脂肪和富含胆固醇的食物,如肥肉、奶油、肝、脑、肾等内脏和骨髓、鱼子、蛋黄、椰子油等。超重者应减少每日总热量,并限制糖类食物。饮食宜清淡,多进富含维生素的蔬菜、水果和富含蛋白质的食物,如瘦肉、豆类及其制品等,并尽可能以豆油、菜油、麻油或玉米油作为食用油。避免进食辛辣等刺激性饮食,如酒、可乐、咖啡和浓茶等。

评述:根据临床经验,适宜的饮食可能对减少不稳定型心绞痛的发作有益。

(六) 早期有创治疗

1. 早期有创治疗的理论基础 急性冠脉综合征(acute coronary syndrome,ACS)是指由于冠状动脉粥样硬化斑块破裂(rupture)或糜烂(erosion),继发完全或不完全闭塞性血栓形成病理基础的一组临床综合征。根据患者心电图 ST 段是否抬高而将其分成 ST 段抬高型 ACS,即 srr 段抬高的急性心肌梗死(ST-segment elevation myocardial infarction,STEMI)和无 ST 段抬高型 ACS,后者包括不稳定型心绞痛(UAP)和无 ST 段抬高型心肌梗死(non-ST segment elevation myocardial infarction,NSTEMI)。

冠脉不稳定型斑块的破裂、血栓形成是 ACS 病理生理学变化的一条主线,最终形成的血栓可引起冠脉部分或完全性闭塞。由此而导致的心肌缺血程度、持续时间和缺血范围的不同决定了 ACS 的临床表现类型。对心肌梗死而言,以有无 Q 波来界定分类无多大实际意义,因为出现 Q 波已是结局性的观察。NSTEM1 与 UAP 在病因、发病机制及临床表现方面基本相似,只是心肌缺血损伤的程度有所不同。

早期有创策略(early invasive strategy)是指 UAP/NSTEMI 患者无论有无明显缺血证据,只要无明显血运重建禁忌证者,均于早期常规进行冠状动脉造影及造影结果指导下的血运重建治疗。

坚持早期有创策略者认为早期冠状动脉造影能为患者的危险分层提供重要的资料;造影发现患者若为左主干病变或严重的三支病变或左室功能减退者,考虑为高危患者,CABG 可能改善患者的预后,若冠状动脉无明显狭窄性病变,属于低危人群,可减少或不需用药,提前出院,降低医疗费用;早期明确罪犯血管,并及早干预,也可减少药物治疗,并可避免心脏不良事件的发生。而坚持早期保守策略者则认为一般的临床评估与无创检查可以筛选出大多数高危且需行有创检查和治疗的患者;一些低危的患者不一定能从常规有创策略中获益;而且有创检查与治疗存在一定的风险,因此认为早期应予以抗栓或抗缺血治疗以稳定病情是必要的。

2. 临床证据 近 10 年来,对 ACS 患者在干预对策上是早期有创治疗还是早期保守治疗,一直存在着争论,有关临床试验结果相差甚大,但更多的研究证据证明 ACS 患者的早期有创策略似乎仍优于早期保守策略。

第一个进行早期有创策略与早期保守策略比较的是 TIMI ⅢB 试验,入选 1473 例 UAP/NSTEMI 患者,随机分成早期冠脉造影(随机后 18~48 小时后进行)组和早期药物保守治疗组,在有创组 61% 患者行血运重建,保守治疗组占 49%,两组 6 个月复合事件(死亡、心肌梗死及症状限制性运动试验阳性)比较,显示有创组与早期保守治疗组无显著性差异(18.1% vs. 16.2%,P=NS),提示 UAP/NSTEMI 患者未从该试验中的早期有创策略中获益。VANQWISH(veterans affairs non-Q-wave infarction strategies in hospital)研究将入选的 920 例非 Q 波心肌梗死患者随机分成早期有创治疗组和早期保守治疗组,前者的复合心血管事件较后者增多,30 天的死亡率在早期有创治疗组也明显增高,其中以 CABG 的死亡数增多显著。该试验显示对非 Q 波心肌梗死行常规早期造影及相应的血运重建治疗不会带来比早期保守治疗更优的效果。

FRISC-Ⅱ(fragmin and fast revascularization during in stability in coronary artery disease)试验首次证实了 UAP/NSTEMI 患者选择早期有创检查与治疗是有益的,较早期保守治疗明显降低主要心血管不良事件。该研究将 2245 例 UAP/NSTEMI 患者中的 1222 例于入院后 48 小时内分到早期有创策略组,冠脉造影在入组后 2~7 天进行,于 10 天内有 71% 的患者完成了血运重建,而早期保守策略组仅为 9%。随访 1 年,其死亡或心肌梗死的终点事件较早期保守治疗组显著降低[10.4% vs. 14.1%;RR:0.74,(0.60~0.92);P<0.005]。FRISC-Ⅱ 试

验表明对于不稳定型冠状动脉疾病且伴有 ECG 的明显变化或心脏标志物升高的患者,早期有创检查和治疗是一种优化的治疗策略。

TACTICS-TIMI 18(treat angina with aggrastat and determine cost of therapy with an invasive or conservative strategy)试验研究入选了 2220 例有典型的反复胸痛发作且有 ECG 变化或心脏标志物升高,或既往有明确的冠心病史的 UAP/NSTEMI 患者,并随机分组。早期有创治疗组的患者于随机后 4~48 小时内即行冠脉造影,并根据造影结果进行 PCI 或 CABG。研究结果显示:随访 6 个月时复合终点事件(死亡、心肌梗死、因缺血心绞痛发作再次住院)的发生率,早期有创治疗组较早期保守治疗组显著降低(15.9% vs. 19.4%,$P=0.025$);早期有创治疗组的死亡或心肌梗死的不良事件也明显下降(7.3% vs. 9.5%,$P<0.05$)。根据入院时患者 TnT 水平、ECG 的 ST 段变化及 TIMI 危险评分的亚组分析,提示伴有 ST 段改变、TnT 水平升高或 TIMI 危险评分>3 分的 UAP/NSTEMI 患者于早期有创治疗中明显获益。TACTICS-TIMI 18 临床研究进一步证实了早期有创策略对 UAP/NSTEMI 患者,尤其是高危患者是十分有益的,其心血管事件的降低及临床预后的改善明显优于早期保守治疗方法。

FRISC II 和 TACTICS-TIMI 18 两个大规模临床研究结果显然积极主张 UAP/NSTEMI 患者的早期有创干预对策,这与以往报道的 TIMI III B 或 VANQWISH 临床试验的结论很不一致,分析原因,可能不排除当时一些药物治疗因素的影响。在 FRISC II 试验中,入选的患者均曾应用低分子量肝素治疗,而 TACTICS-TIMI 18 研究还在应用阿司匹林、肝素的基础上加用了 GP II b/III a 受体拮抗剂(替罗非班),这些强化抗凝、抗血小板治疗对 UAP/NSTEMI 患者减少心血管事件有肯定的作用;TACTICS-TIMI 18 试验中早期有创策略组在最初 1 周时心血管事件(死亡或心肌梗死)不像 TIMI III B、VANQWISH 或 FRISC II 试验那样较早期保守策略组有增加趋势,进一步提示 GP II b/III a 受体拮抗剂在抑制血小板聚集、减少早期心脏事件方面有显著价值;此外,最近完成的 FRISC II 和 TACTICS-TIMI 18 两个临床试验的患者中,接受 PCI 治疗者不像以往试验中多采用单纯 PTCA,而是多数患者置入支架,支架的置入在减少靶血管的再狭窄或再次血运重建需要方面显著优于单纯 PTCA。可见,强化抗栓治疗或支架置入术的应用或支架置入与新型抗血小板制剂的联合治疗在支持 UAP/NSTEMI 患者的早期有创治疗中起重要作用。

尽管 FRISC II 和 TACTICS-TIMI 18 试验的结论有利于早期有创治疗在 UAP/NSTEMI、特别是高危患者中的临床应用,但分析其早期有创干预的时间却是在入院 48 小时内,开始早期冠脉造影的最佳时机在何时及能否进一步获益仍需要进一步研究。新近报道的一项无 ST 段抬高型急性心肌梗死患者第 1 天行冠脉造影(或)冠脉血管成形术的开放、多中心、随机研究(value of first day angiography/angioplasty in evolving non-ST segment elevation myocardial infarction. an open multicenter randomized trial,VINO)入选 131 例 NSTEMI 患者,并随机分成第一天行冠脉造影或血管成形术组(64 例)和早期保守治疗组(67 例,仅在反复缺血或负荷诱导的缺血发作者行冠脉造影),早期有创治疗组冠脉造影的开始时间为随机后平均 6.2 小时,其中 47% 患者于第 1 天内行 PCI,另决定 35% 的患者于 3~4 周后行 CABG,而早期保守治疗组在 6 个月内行冠脉造影占 55%,PCI10% 及 CABG30%。6 个月随访,其一级终点事件(死亡/再次心脏梗死)的发生率在首日冠脉造影组明显降低(6.2% vs. 22.3%,$P<0.001$);6 个月时死亡率也显著下降(6.3% vs. 13.4%,$P<0.03$);而非致命性心肌再次梗死也相应减少(3.1% vs. 14.9%,$P<0.02$)。研究表明在入院后更早期内即行冠脉造影,以及造影结果指导下的血运重建治疗能较早期保守治疗明显降低 NSTEMI 患者的死亡率或再次

心肌梗死发生率。然而,VINO 研究的不足是病例数偏少,但尽管如此,该试验严密的随机对照研究、更加积极的最早期的有创干预和有创策略的显著临床效果进一步验证了对无 ST 段抬高型 ACS 患者更加早期的积极有创干预的可能性和重要价值。VINO 研究是一个良好的开端,评价 UAP/NSTEMI 优化的更加早期干预措施仍需要大规模临床试验证实,至于非 ST 段抬高的 ACS 患者,尤其是 ST 段明显改变、心脏标志物增高的高危人群,是否也像 STEMI 患者那样应该立即分流至导管介入诊断与治疗,也有待进一步回答。

总之,UAP/NSTEMI,尤其是有高危特征的患者,应积极进行有创检查与治疗;此外,对这些高危人群同时强化抗栓治疗,特别是有创治疗与血小板 GPⅡb/Ⅲa 受体拮抗剂的联合应用更加有助于患者心血管并发症的防范和临床预后的改善。对于低危的 UAP 患者,早期有创策略不一定获益,有可能还增加与有创技术操作有关的并发症。

三、药 物 治 疗

(一) 药物治疗原则

强化的"四抗疗法":抗血小板[阿司匹林和(或)氯吡格雷]、抗凝(低分子量肝素)、抗缺血(硝酸酯类、β受体阻滞剂及 CCB),以及抗危险因素(强化调脂、控制血压及血糖、戒烟限酒、减低体重等)。若强化治疗效果不好,可急诊或亚急诊行 PCI 或 CABG 等再灌注疗法。

1. 抗缺血治疗建议 ACS 的抗缺血治疗以 β 受体阻滞剂和 ACEI 为佳,并可选用硝酸酯类,而二氢吡啶类 CCB 应避免单独应用。

(1) Ⅰ类:胸痛发作时床边心电监测缺血、心律失常(证据等级 C);呼吸困难青紫者测血氧饱和度与血气分析(证据等级 C);硝酸甘油(NTG)舌下含服继之静脉滴注(证据等级 C);NTG 不能缓解症状或出现肺水肿者静脉使用吗啡(证据等级 C);持续胸痛者使用 β 受体阻滞剂,首次静脉注射继而口服(无禁忌证者)(证据等级 B);有 β 受体阻滞剂禁忌证而无左心室功能严重受损或其他禁忌证者可用非二氢吡啶类 CCB(证据等级 B);ACEI 用于经 NTG 及 β 受体阻滞剂后仍有高血压的伴左心室功能障碍或心衰、糖尿病患者(证据等级 B)。

(2) Ⅱa 类:已用 NTG 及 β 受体阻滞剂后仍缺血发作者可用长效 CCB(证据等级 C);ACEI 用于所有 ACS 后患者(证据等级 B)。

(3) Ⅱb 类:非二氢吡啶类 CCB 控释制剂替代 β 阻滞剂(证据等级 B);二氢吡啶类 CCB 短效制剂与 β 阻滞剂合用(证据等级 B)。

2. 抗血小板和抗凝治疗建议

(1) Ⅰ类:应迅速开始抗血小板治疗,首选 ASA 一旦症状出现,尽早给药,并持续用药(证据等级 A);对 ASA 过敏或不能耐受者,用氯吡格雷(证据等级 A);计划非介入治疗者,尽早用氯吡格雷至少 1 个月(证据等级 A),可持续 9 个月(证据等级 B);计划介入者,氯吡格雷至少 1 个月(A),可持续 9 个月(证据等级 B);计划择期 CABG 者,停氯吡格雷 5~7 天(证据等级 B);在 ASA 及(或)氯吡格雷抗血小板治疗基础上,用抗凝治疗,皮下使用低分子量肝素或静脉使用普通肝素(证据等级 A);在 ASA 和肝素基础上,计划 PCI 者,加用血小板 GPⅡb/Ⅲa 受体抑制剂,可在 PCI 开始前给药(证据等级 A)。

(2) Ⅱa 类:除了 24 小时内行 CABG 者外,依诺肝素治疗优于普通肝素(证据等级 A)。

(二) 药物选择

(1)抗血小板治疗:用阿司匹林、氯吡格雷、盐酸替罗非班。

(2) 抗凝治疗：用肝素注射液、低分子量肝素注射液。

(3) 抗缺血治疗：用硝酸甘油、普萘洛尔、硝苯地平。

(4) 早期血脂干预：用阿托伐他汀。

(三) 不稳定型心绞痛复发的预防与治疗

预防不稳定型心绞痛复发的药物，一般来说至少应包括阿司匹林、β受体阻滞剂、他汀类药物（具体用法参考不稳定型心绞痛治疗处方举例方案1）。如果有不稳定型心绞痛症状复发则按不稳定型心绞痛治疗（具体用法参考不稳定型心绞痛治疗处方举例方案2）。

(四) 不稳定型心绞痛并发症治疗

不稳定型心绞痛最重要的并发症是进一步发展成急性心肌梗死。根据心肌坏死性标志物阳性即可做出诊断。进一步根据临床实用的原则，按心电图表现将急性心肌梗死分为ST段抬高型心肌梗死和非ST段抬高型心肌梗死两类。现有的资料表明，这两类之间在病理上有所不同，所采用的治疗方法也不同。ST段抬高型心肌梗死反映冠状动脉发生血栓性闭塞，应采用溶栓治疗，而无ST段抬高型心肌梗死反映冠脉血栓形成以血小板为主，溶栓治疗无益，应采用抗血小板药物治疗。

(五) 不稳定型心绞痛及其并发症治疗处方举例

1. 不稳定型心绞痛治疗处方举例

方案1 阿司匹林片或胶囊 100~300mg，口服，1次/日，连续服用；美托洛尔片或胶囊 12.5~50mg，口服，2次/日，连续服用；阿托伐他汀钙片或胶囊 20mg，口服，1次/晚，连续服用；单硝酸异山梨酯片 20~60mg，口服，1~2次/日，连续服用1个月。

适用范围：该方案适用于不行PCI术的低危、中危患者。

注意事项：阿司匹林常见引起胃黏膜损害，阿托伐他汀会引起消化道症状及肝损害和肌损害，β受体阻滞剂治疗的不良反应包括心动过缓及传导阻滞，原有心力衰竭加重，反应性气道疾病的恶化和糖尿病患者的低血糖。

疗程：发病期间服用，视病情发展变化而定。

评价：为一种常用高效治疗方案，且费用较低。

方案2 阿司匹林片或胶囊 100~300mg，口服，1次/日，连续服用；美托洛尔片或胶囊 12.5~50mg，口服，2次/日，连续服用；阿托伐他汀钙片或胶囊 20mg，口服，1次/晚，连续服用；单硝酸异山梨酯片 20~60mg，口服，1~2次/日，连续服用1个月；低分子量肝素注射液 1mg/kg，皮下注射，2次/日，连续1周；氯吡格雷片 300mg，口服，1次/日；次日改为75mg，口服，1次/日，连续服用1个月以上。

适用范围：该方案适用于不行PCI术的高危患者。

注意事项：长期使用低分子量肝素治疗明显增加严重出血并发症的风险，其余同上。

疗程：长期使用。

评价：为一种常用高效治疗方案，且费用较手术低。

方案3 阿司匹林片或胶囊 100~300mg，口服，1次/日，连续服用；美托洛尔片或胶囊 12.5~50mg，口服，2次/日，连续服用；阿托伐他汀钙片或胶囊 20mg，口服，1次/晚，连续服用；单硝酸异山梨酯片 20~60mg，口服，1~2次/日，连续服用1个月；低分子量肝素注射液 1mg/kg，皮下注射，2次/日，术后6小时首次应用，连续1周；氯吡格雷片300mg,口服,1次/日;次日改为75mg,口服,1次/日,连续服用一年。

适用范围:该方案适用于行PCI术的患者。

注意事项:抗血小板治疗(尤其是服用时间)应该更长(裸支架术后至少3个月,药物洗脱支架术后至少9个月),防止术后再狭窄的发生。

疗程:长期使用。

评价:为一种常用高效治疗方案,但费用较高。

2. 并发急性非ST段抬高型心肌梗死治疗处方举例

方案1 阿司匹林片或胶囊100~300mg,口服,1次/日,连续服用;美托洛尔片或胶囊12.5~50mg,口服,2次/日,连续服用;阿托伐他汀钙片或胶囊20mg,口服,1次/晚,连续服用;单硝酸异山梨酯片20~60mg,口服,1~2次/日,连续服用1个月;低分子量肝素注射液,1mg/kg,皮下注射,2次/日,连续1周;氯吡格雷片300mg,口服,1次/日;次日改为75mg,口服,1次/日,连续服用1个月以上。

适用范围:该方案适用于不行PCI术的急性非ST段抬高型心肌梗死患者。

注意事项:抗血小板治疗(尤其是氯吡格雷)服用时间应该更长(裸支架术后至少3个月,药物洗脱支架术后至少9个月),防止术后再狭窄的发生。

疗程:短期使用。

评价:为一种常用高效治疗方案,费用较低。

方案2 阿司匹林片或胶囊100~300mg,口服,1次/日,连续服用;美托洛尔片或胶囊12.5~50mg,口服,2次/日,连续服用;阿托伐他汀钙片或胶囊20mg,口服,1次/晚,连续服用;单硝酸异山梨酯片20~60mg,口服,1~2次/日,连续服用1个月;低分子量肝素注射液,1mg/kg,皮下注射,2次/日,术后6小时首次应用,连续1周;氯吡格雷片300mg,口服,1次/日;次日改为75mg,口服,1次/日,连续服用一年。

适用范围:该方案适用于行PCI术的急性非ST段抬高型心肌梗死患者。

注意事项:与方案1基本相同,但其抗血小板治疗,尤其是氯吡格雷服用时间应该更长(裸支架术后至少3个月,药物洗脱支架术后至少9个月)。

疗程:长期使用。

评价:为一种常用高效治疗方案,费用较高低。

四、疗效评价及随访

(一) 治愈标准

无。

(二) 好转标准

(1)心绞痛发作次数减少。

(2)心绞痛发作时程度减轻或持续时间缩短。

(3)对硝酸酯类药物依赖减少。

(4)可耐受更高强度运动量而不至于诱发心绞痛症状。

(三) 病情监测

不稳定型心绞痛发作近期需动态监测心电图及血清心肌坏死性标志物,病情平稳后无须监测。

(四) 预防复发的措施

(1) 生活调理,避免诱因:避免过度紧张、情绪激动;避免剧烈运动、过度疲劳;戒烟、酒。

(2) 坚持服药:至少应包括阿司匹林、β 受体阻滞剂、他汀类药物(具体用法参考不稳定型心绞痛治疗处方举例方案1)。

(五) 并发症

一部分不稳定型心绞痛患者因治疗不及时或对治疗反应性差并发心肌梗死,预后较差。具体治疗详见相关章节。

(六) 预后

对 ACS 恢复期无明显心肌缺血症状、血流动力学稳定、无心力衰竭及严重室性心律失常者,在有条件的单位应行下列无创检查与评价。

1. 心肌缺血的评价

(1) 运动心电图试验:患者可于出院前(ACS 后 10~14 天)行症状限制性负荷心电图试验或于出院后早期(ACS 后 10~21 天)进行运动心电图试验评价。运动试验示心电图 ST 段压低者较无 ST 段压低者 1 年的死亡率高。运动试验持续时间也是重要的预后预测因素,能完成至少 5 个代谢当量而不出现早期 ST 段压低,且运动中收缩期血压正常上升,具有重要的阴性预测价值。

(2) 心电图监测心肌缺血:据长期随访研究报道,若 ACS 后动态心电图检查有缺血存在,则提示心血管事件增加,预后不良。

(3) 心肌缺血或梗死范围的测量:临床研究显示,最终梗死范围的大小是患者生存和生活质量的重要决定因素。^{201}Tl 或 ^{99m}Tc-MIBI 心肌灌注显像可用以评价梗死范围的大小,对 ACS 患者的预后有一定预测价值。

(4) 若静息心电图有异常,如束支传导阻滞、ST-T 异常、预激综合征或使用洋地黄、β 受体阻滞剂治疗者,则应考虑选择运动核素心肌灌注显像或 UCG 检查;对不能运动的患者可以药物负荷心肌灌注显像或 UCG 检查。

2. 存活心肌的评价 冬眠心肌和顿抑心肌均是存活心肌,但心功能下降,采用铊显像、正电子发射体层摄像(PET)及小剂量多巴酚丁胺 DCG 均可检测出 ACS 后的存活心肌,其中 PET 检测的敏感性最高,但费用昂贵,多巴酚丁胺负荷超声心动图也有较高的阳性预测准确性。临床评价显示,部分因心肌缺血导致左心室功能障碍的患者,可通过存活心肌的检测与相应的血管重建术而得到改善。

3. 心功能评价 研究证实心肌梗死后左心室功能是未来心血管事件较准确的预测因子之一。用来评估左心室功能状况的多种指标或检测技术,如患者的症状(劳累性呼吸困难等)、体征(杂音、颈静脉压升高、心脏扩大、S_3 奔马律)、运动持续时间(活动平板运动时间),以及用左心室造影、放射性核素心室显影及二维 UCG 检查测定的 LVEF 等均显示有显著的预后预测价值。左心室造影显示 ACS 后左室收缩末期容积>130ml,比 LVEF<40% 或舒张末期容积增加在预测死亡率方面有更好的评估价值。

4. 室性心律失常检测与评价 在 ACS 后 1 年内出现恶性室性心律失常者,其危险性较大,是猝死发生的重要预测因子。ACS 患者出院前动态心电图检测若发现频发室性期前收缩或更严重的室性异位心律(如非持续性室性心动过速),都会增加死亡率。

5. 有创检查评价(冠状动脉造影)**及 PTCA 或 CABG 适应证选择** ACS 恢复期间,如有自发性或轻微活动后诱发的心肌缺血发作、需要确定治疗的 ACS 后机械并发症（如二尖瓣反流、室间隔穿孔、假性动脉瘤或左室室壁瘤）、血流动力学持续不稳定，或有左室收缩功能降低（LVEF<40%）者，在有条件的单位应考虑行有创评价（包括冠状动脉造影），并根据病变情况考虑 PTCA 或 CABC。

（七）高危因素的预防及建议

不稳定型心绞痛治疗的目的主要是降低进一步发生心肌梗死的风险，以改善预后，延长寿命，其次才是控制心绞痛症状并预防发作以提高生活质量。近年来，研究者对 UAP 恢复后预防再次梗死与死亡危险的二级预防策略做了大量积极的研究，并且取得了明显成效。UAP 恢复后的患者都应采取积极的二级预防措施，包括健康教育、非药物治疗（合理饮食、适当锻炼、戒烟、限酒、心理平衡）及药物治疗。同时应积极治疗作为冠心病危险因素的高血压和血脂异常，严格控制作为冠心病危险的等同情况的糖尿病。现主要将药物治疗简述如下。

1. 血脂异常的处理 羟甲基戊二酰辅酶 A 还原酶抑制剂即他汀类药物问世后，3 项二级预防的大型临床试验（4S、CARE、LIPID）结果均表明，以辛伐他汀或普伐他汀降低总胆固醇及低密度脂蛋白胆固醇（LDL-C）水平，不仅可显著降低冠心病事件的发生率（30%~40%），而且降低总死亡率（22%~30%），并减少做 PTCA、CABG 的概率及脑卒中的发生率。

他汀类治疗的益处不仅见于胆固醇升高患者，也见于胆固醇正常的冠心病患者。我国血脂异常防治建议及美国国家胆固醇教育计划（NCEP）提出，所有冠心病患者均应进行全面的血脂测定。心肌梗死患者应在入院时或入院后 24 小时内测定，否则梗死后至少要 4 周血脂才能稳定并且保证测定的准确性。

2. β受体阻滞剂 对 ACS 生存者长期治疗的建议如下。

（1）除低危患者外，所有无 β 受体阻滞剂禁忌证的患者，应在发病后数天内开始治疗，并长期服用。

（2）非 ST 段抬高型心肌梗死生存者及中重度左心室衰竭或其他 β 受体阻滞剂相对禁忌证者，可在密切监测下使用。

3. 阿司匹林 大量研究证明，心肌梗死后患者长期服用阿司匹林可以显著减少其后的病死率。二级预防每日 50~325mg。对于阿司匹林过敏或有禁忌证的心肌梗死患者可选用氯吡格雷 75mg，1 次/日。

4. ACEI 大量资料证实，心肌梗死后应用 ACEI 通过影响左心室重塑、减轻心室过度扩张，对某些心肌梗死后的患者有价值。年龄<75 岁、梗死面积大或前壁梗死、有明显心力衰竭或左心室收缩功能显著受损而收缩压>100mmHg 的患者应长期服用 ACEI。可选用一种 ACEI 从小剂量开始逐渐加量到临床试验推荐的靶剂量（如卡托普利 150mg/d，依那普利 40mg/d，雷米普利 10mg/d、福辛普利 10mg/d）或最大耐受量。ACEI 应用的禁忌证参见前述。对于梗死面积小或下壁梗死，无明显左心室功能障碍的患者不推荐长期应用。

5. CCB 目前不主张将 CCB 作为 UAP 后的常规治疗或二级预防。

6. 抗心律失常药物 在抗心律失常药物中，两项临床试验 EMIAT 和 CAMIAT 结果表明，胺碘酮似可减少梗死后室性心律失常伴或不伴左心室功能障碍患者的心律失常死亡及心搏骤停，但对总死亡率无明显影响。为抑制梗死后严重的、有症状的心律失常，可使用胺碘酮。治疗过程中宜低剂量维持，以减少不良反应的发生。对致命性室性心律失常的生存者可考虑置入埋藏式体内除颤器。

7. 戒烟 3 项一级预防的临床试验证明，戒烟使心脏事件发生率下降 7%~47%。

第五章 呼吸系统常见疾病用药

第一节 哮　　喘

一、概　　述

支气管哮喘简称哮喘,是由多种细胞和细胞组分相互作用导致的慢性气道炎症性疾病,气道高反应性为其重要病理生理特征。临床上表现为喘息、气急、胸闷和咳嗽等症状反复发作,尤其在夜间或清晨。这些症状发作通常与肺内广泛可变的气流阻塞有关,可自行缓解,或经治疗后缓解。据流行病学调查统计,全球约3亿哮喘患者。目前,对哮喘尚缺乏根治方法,常以控制症状、减少发作、尽可能保持肺功能正常、避免药物不良反应、提高生活质量为主要治疗目的。大量循证医学证据表明,通过规范用药可以达到并维持哮喘的临床控制。

二、治　　疗

(一)康复措施

心理因素与哮喘的关系是一个比较复杂的问题,它涉及临床诊断治疗、人格、家庭、社会等诸多因素。研究认为哮喘属于精神躯体性疾病。许多哮喘患者需要进行心理学的诊断,这有助于临床医师决定治疗方案。哮喘引起心理障碍也相当常见,Bafoux等应用简表(brief symptom inventory, BSI)测验了102例成年哮喘患者和252例健康成人,结果显示哮喘组的心理障碍总评分明显高于健康组,而且所调查的躯体化、强迫症状、人际关系敏感、恐惧、焦虑、抑郁、偏执和精神病等9个因子分析也显著高于健康组。哮喘患者心理障碍的治疗应从三方面入手:①医师的爱心、热心、耐心、细心和恒心,有效的治疗;②患者及其家属的理解和合作;③科普教育,媒体的正确引导。

心理障碍的治疗方案应强调个体化,缓解躯体症状与消除心理障碍并重。确定心理障碍存在与否是心理治疗的基础。有资料认为,以小气道阻塞为主的哮喘或没有心理障碍的哮喘患者,心理治疗可能是无益的。而以大气道阻塞为主,或体验到精神和情绪的应激与哮喘的恶化有关者,心理治疗对其心理和生理可能都有益。

1. 一般心理疗法

(1)认知重建:认知过程是情感的中介,适应性不良情感和适应性不良认知有关。帮助患者改变对疾病、家庭、社会及生活事件的不正确认识,可以减轻或消除患者的心理障碍。

(2)疏导疗法:了解患者的心理状态,使其对哮喘的病因、目前治疗水平、预后、死亡率有清楚的认识,并对其进行安慰,消除顾虑,树立战胜疾病的信心。

(3)强化信心:治疗医师的知识和技术,沉着、认真的工作态度也可增强患者的安全感、信任感,增强治疗的依从性。

(4)家庭心理疗法:家庭成员,特别是哮喘儿童的父母、哮喘成人的配偶,应避免对患者的厌烦和歧视,但也不能对患儿过分的宠爱,以免产生依赖心理。

(5)季节前预防性治疗:季节性哮喘的患者在季节来临之前进行预防性治疗以防止季节性哮喘发作或减轻症状,保证患者能够正常工作、学习,这对消除患者的抑郁和焦虑是非常有效的。

(6)催眠疗法:Bengtsson 认为此疗法是伴有心理障碍的哮喘患者发作期的最好心理疗法。有效率可达59%。

2. 药物疗法　对于一般疗法无效的心理障碍患者也可采用药物疗法。焦虑和紧张的患者可服用地西泮 2.5~5mg,3 次/日。睡眠差的患者可予 10% 水合氯醛 10ml,睡前服用。抑郁者可应用三环类抗抑郁药,如丙米嗪、阿米替林或多塞平等,用法均为 25mg,3 次/日。一般认为这类药物是安全的,对呼吸中枢影响不明显,而且有轻度的支气管扩张作用。

(二)一般治疗

(1)提倡乐观生活态度。

(2)保持健康生活方式。

(3)避免诱发因素等。

(4)戒烟:从临床表现及呼吸道炎性标志物的改变来看,吸烟可改变哮喘患者的呼吸道炎症特性,使之对吸入或口服皮质类固醇耐药。主动吸烟可对许多药物的代谢产生影响,但其机制尚不明确。停止吸烟至少可恢复部分戒烟的哮喘患者对皮质类固醇的反应性,因此,积极戒烟是此类哮喘患者的首要选择。

(5)哮喘宣教:建立友好的医患关系,以合适的教育内容和教育方式向患者进行讲解,这样可以克服心理障碍,增加对哮喘本质、治疗计划和药物不良反应的理解,掌握吸入器具和评估方法的正确使用,帮助这些患者将相关知识、态度和实用技能整合成恰当应对哮喘的最佳行为,提高依从性。有资料表明,如果由本身患有哮喘的护士对患者进行教育或有专科医生随诊的患者,初次就诊至再次因哮喘急诊就诊的时间延长,且因急性发作就诊的比例显著下降。

(三)活动

在哮喘控制的情况下,按健身计划适当活动,避免过度劳累。

(四)饮食

能够引起过敏的食物种类繁多,其基本致敏成分多为蛋白质或糖蛋白,其中以牛奶、禽蛋、海鲜和水果等较为常见。如果在生活中遭遇食物过敏,应避免之。也可通过变应原皮试来确定变应原种类。

三、药物治疗

(一)药物治疗原则

1. 规范化　任何治疗方案都应把预防工作放在首位,为此应尽可能让患者了解"自己",了解病因,了解药物。目前尚无满意的一级和二级预防药物。

2. 避免触发因素或诱发因素　所有患者应尽可能避免接触致病因素和诱发因素。对于特应性哮喘患者,采用脱敏疗法来提高患者对变应原的耐受性,也应作为预防措施来看待。

3. 消除或减轻气道慢性炎症　以吸入激素为主的抗炎治疗应是哮喘缓解期的首要治疗药物,以达到控制气道慢性炎症,预防哮喘急性发作的目的。

4. 积极控制症状　改善生活质量是哮喘治疗的重要内容。慢性持续期可按需使用支气管扩张剂;哮喘急性发作时,治疗的关键是迅速平喘,改善通气,纠正低氧血症。

（二）药物选择

倍氯米松、布地奈德、氟替卡松、甲泼尼龙琥珀酸钠、醋酸泼尼松、沙丁胺醇气雾剂、特布他林气雾剂、沙美特罗替卡松粉吸入剂、布地奈德福莫特罗粉吸入剂、氨茶碱、孟鲁司特钠、扎鲁司特、异丁司特缓释、异丙托溴铵、噻托溴铵。

（三）哮喘的治疗

1. 哮喘急性发作的治疗

（1）哮喘急性发作严重程度分级:见表5-1。

表5-1　哮喘急性发作时病情严重程度的分级

临床特点	轻度	中度	重度	危重
气短	步行、上楼时	稍事活动	休息时	休息时
体位	可平卧	喜坐位	端坐呼吸	端坐呼吸
讲话方式	连续成句	单词	单字	不能讲话
精神状态	可有焦虑,尚安静	时有焦虑或烦躁	常有焦虑、烦躁	嗜睡或意识模糊
出汗	无	有	大汗淋漓	大汗淋漓
呼吸频率	轻度增加	轻度增加	增加	常>30次/分
辅助呼吸肌活动及三凹征	常无	可有	常有	胸腹矛盾运动
哮鸣音	散在,呼吸末期	响亮、弥漫	响亮、弥漫	减弱乃至无
脉率(次/分)	<100	100~120	>120	脉率变慢或不规则
奇脉	无,<10mmHg	可有,10~25mmHg	常有,>25mmHg（成人）	无,提示呼吸肌疲劳
最初支气管扩张剂治疗后PEF占预计值或个人最佳值%	>80%	60%~80%	<60%或<100L/min或作用持续时间<2h	
PaO_2(吸空气,mmHg)	正常	≥60	<60	<60
$PaCO_2$(mmHg)	<45	≤45	>45	>45
SaO_2(吸空气,%)	>95	91~95	≤90	≤90
pH				降低

注:PEF,呼气流量峰值。

（2）急诊处理

1）氧疗:鼻导管吸氧或经面罩吸氧,使PaO_2>60mmHg。特殊装置吸入氦、氧混合气体。

2）β_2受体激动剂:轻中度哮喘发作应用手控定量气雾剂(MDI)辅以储雾罐装置,在1小时内每20分钟吸入200~400μg(2~4喷),多可缓解症状。中重度哮喘发作的患者,应用沙丁胺醇雾化溶液以氧气或压缩空气为动力持续雾化吸入5mg,或者皮下注射特布他林0.25mg或儿童5μg/kg,或肾上腺素前臂皮下注射0.25~0.5mg,必要时30分钟后可重复注射一次。但对于心律不齐或心动过速的老年患者应慎用。

3) 抗胆碱药:异丙托溴铵气雾剂每次 160μg(4 揿),吸入,每日不超过 12 揿。与 $β_2$ 受体激动剂同时应用有相加或协同作用,可显著降低住院率。也可雾化吸入异丙托溴铵雾化液,成人 100~500μg,3~4 次/日,儿童 50~250μg,3~4 次/日。

4) 氨茶碱:以 0.3~0.4mg/(kg·min) 的速率缓慢静脉注射。如果 24 小时内患者未用过茶碱,也可首先缓慢地经静脉注射负荷量(5~6mg/kg)的氨茶碱,以使茶碱迅速达到有效血药浓度,以后则以 0.6~0.8mg/(kg·h) 的速率静脉滴注维持,使血浆浓度维持在 6~15μg/ml。但应注意,静脉注射本品的速度过快或剂量过大可能引起严重的不良反应,甚至心搏骤停,使用过程中需检测茶碱的血药浓度。凡对多索茶碱或黄嘌呤类衍生物类药物过敏者、急性心肌梗死患者及哺乳期妇女禁用。

5) 糖皮质激素:中度哮喘发作可口服泼尼松,每次 10mg,3~4 次/日。重度哮喘发作则应静脉注射或静脉滴注氢化可的松琥珀酸钠,300~600mg/d,分两次使用;必要可将剂量增至 1500mg/d。也可应用甲基泼尼松龙琥珀酸钠静脉注射或静脉滴注,40~160mg/d,一次或分次给予。重度哮喘发作时应用糖皮质激素的原则是足量、短程、经静脉给药。用药可能观察到如下不良反应(尽管在短期治疗时很少出现,但仍应仔细随访):体液与电解质紊乱,限钠和补充含钾的饮食可能是必要的,所有皮质类固醇都会增加钙的丧失,尤其是全身性应用;肌无力和骨质疏松;消化道溃疡、胃肠道穿孔或出血;伤口愈合延迟、皮肤薄脆、瘀点和瘀斑;癫痫发作、精神欣快、失眠等神经精神异常;月经失调、糖耐量降低、引发潜在的糖尿病等;因蛋白质分解造成的负氮平衡等。未发现甲泼尼龙急性过量引起的库欣综合征。

6) 部分重度发作患者,对常规解痉平喘治疗反应不佳时可缓慢静脉注射或滴注硫酸镁≤2g,持续 20 分钟以上。除严重肾功能减退患者外,硫酸镁是安全的。

(3) 急性发作的住院标准:经急诊科治疗症状仍不能有效控制者;PEF≤预计值的 40% 者;中度低氧血症,PaO_2<8.0kPa(60mmHg)者;以及有下述危险因素者,哮喘病情顽固,反复急性加重;1 年内有 2 次以上住院史;1 年内有 3 次以上急诊治疗史;近 1 个月内有住院或急诊史;有经重症监护室(ICU)抢救史;曾有气管插管史;患者的依从性差;有各种精神病病史或心理障碍者;老年性哮喘、妊娠性哮喘或伴有其他严重疾病的哮喘患者;合并肺部感染或其他并发症者。

(4) 严重急性发作的住院治疗:除上述治疗措施外尚需及时给予下列处理。①根据失水及心脏情况,静脉补充液体,纠正因哮喘急性发作时张口呼吸、出汗、进食较少等原因引起的脱水,避免痰液黏稠导致气道阻塞。每日补液量一般为 2500~3000ml。应遵循补液的一般原则,即先快后慢、先盐后糖、见尿补钾。②纠正酸中毒。严重缺氧可引起代谢性酸中毒,后者可使患者的支气管对平喘药的反应性降低。可用 5% 碳酸氢钠静脉滴注或缓慢静脉注射。常用量可用下列公式计算:所需 5% 碳酸氢钠(ml)=[正常 BE(mmol/L)-测定 BE(mmol/L)]×体重(kg)×0.4,式中正常 BE 碱剩余以-3mmol/L 计算。但是应避免形成碱血症,因为碱性环境氧离曲线左移不利于氧在组织中的释放。③抗感染。重度哮喘发作患者气道阻塞严重,易产生呼吸道和肺部感染。如高度怀疑有感染存在,应酌情给予广谱抗生素静脉滴注。由于部分哮喘患者属于特应性(atopy),对多种药物过敏,应防止药物变态反应的发生。④纠正电解质紊乱。部分患者可因反复应用 $β_2$ 受体激动剂、糖皮质激素、大量出汗和摄取减少等原因而出现低钾、低钠等电解质紊乱,应及时予以纠正。

(5) 并发症的处理:当患者出现张力性气胸、痰栓阻塞或呼吸肌衰竭时应及时诊断、及时处理。值得指出的是,当一名重症哮喘发作患者的哮鸣音突然降低或消失,但其发绀和呼吸困难却更为严重时,不能简单地误认为病情缓解,要考虑上述并发症的危险,及时查明原因,对症治疗。并发气胸的患者应及时行胸腔闭式引流术,黏液痰栓阻塞气道的患者可行支气管肺泡灌洗术(BAL),并发呼吸肌衰竭的患者应及时建立人工气道,行机械通气治疗。

(6)机械通气:目的是减少呼吸功、减轻或消除肺过度充气、增加通气等。

1)机械通气分类:无创机械通气和有创机械通气。前者治疗时不需要麻醉剂、镇静剂,而且可以减少呼吸道感染和耳炎、筛窦炎的发生,患者较舒服,比较容易为患者所接受。后者需要建立人工气道,并通过人工气道进行机械通气。机械通气相关不良反应有低血压、气压伤、感染和肌病,尤其在需要长期应用肌松药物和全身激素的患者。

2)无创机械通气指征:对哮喘药物治疗反应不佳,出现明显缺氧和二氧化碳潴留,但尚不需立即插管机械通气者应首选无创通气。当患者神志不清、分泌物潴留时则不适于无创通气。应注意,该种通气方法有时会因胃充气引起胃内容物反流吸入,导致吸入性肺炎,在长时间使用时,护理不当容易造成面部压迫性溃疡,患者呼吸状态较难控制。

3)考虑有创机械通气治疗指征:全身状态进行性恶化,如神志障碍、尿量减少、酸中毒表现明显等;循环系统表现异常者,成人心率≥140次/分钟,儿童≥180次/分钟,持续3小时以上,心律失常,奇脉>10mmHg,血压下降等;发绀明显,动脉血气分析:PaO_2<8.0kPa(60mmHg),$PaCO_2$>6.67kPa(50mmHg),pH<7.25,且继续降低。

4)紧急有创机械通气治疗指征:突发呼吸、心搏骤停;药物因素导致不可逆呼吸抑制;出现肺不张;纵隔气肿和气胸在充分引流后不见好转者;出现心律失常、心力衰竭等情况者,经合理治疗后病情仍继续恶化。

5)机械通气前准备:检测并补充血容量。危重哮喘发作时易有脱水,血容量不足,但因其右心房压通常增高,容易造成心室充盈的假象,应进行负荷试验,以确定血容量是否足够,否则通气后可导致血压下降;纠正电解质紊乱:危重哮喘并发酸中毒情况下,即使测血钾处于正常低值,但仍可能意味着总体缺钾,因而需要纠正低钾,大量出汗又会出现低钠血症,要引起关注;除 pH<7.2 外,一般不补充碳酸氢钠。当血钾<3.2mmol/L 时也不宜补充碱质。

6)人工气道的建立:临床上常用的人工气道为气管插管和经气管造口术置入导管两种。气管插管:较易操作,导管带有气囊,可防止口咽分泌或呕吐物进入气道,减少气道感染机会。对病程短,估计在1~3天内病情可改善者,可采用该法。但清醒患者不易耐受,且插管后留置时间不宜过久,一般不超过72小时,否则有损伤声带或发生喉头水肿的危险。但带有组织相容性较好的高容低压(<40cmH_2O)气囊的聚氯乙烯或硅胶导管可保留7~14天。气管插管有经口和经鼻插管两种,前者借助喉镜直视下经声门插入气管,此法容易成功,较为安全。后者分盲插或经喉镜、纤维支气管镜的帮助,经鼻沿后鼻道插入气管,操作需要一定的技巧,容易固定,负压吸引较为满意,与机械通气衔接比较可靠,给患者带来的不适也较经口插管者轻,神志清醒者一般也能耐受。必须注意的是有严重酸中毒的哮喘患者,插管前应纠正酸中毒,吸高浓度的氧。另外,在插管前宜将导管放入消毒塑料袋内隔热加温暖化,以减少插管过程中鼻黏膜损伤。气管切开:适用于痰液黏稠,难以咳出或估计辅助呼吸时间较长的哮喘患者。患者耐受良好,且可减少无效腔100~150ml,对改善通气有好处。但气管切开本身可有出血、气胸、空气栓塞、纵隔气肿、皮下气肿等即时并发症,以及感

染、气道狭窄等后期并发症。由于危重哮喘患者可能反复发作呼吸衰竭,不可能多次切开,因此必须严格掌握其适应证。

7)镇静剂和肌松剂的应用:机械通气时需建立人工气道,辅助呼吸时由于病理生理改变和患者对刺激的反应,会出现躁动,影响呼吸机的正常工作和呼吸控制不满意,这时应考虑加用镇静药和骨骼肌松弛药,其目的是抑制患者躁动、减少氧耗;减低内源性呼气末正压通气(PEEP);提高胸肺顺应性,降低送气时峰压和平均压;减少气压伤,改善循环功能,增加心搏量。一般在插管时可使用静脉加吸入复合诱导剂,可用氯胺酮(ketamine)静脉麻醉,约 2mg/kg。面罩给氧,吸入卤素化合物麻醉剂(氨氟醚或异氟醚醛),对多数患者可达到人机协调。如果仍不能获得理想的镇静或人机协调时,可加用阿片类药物。由于天然的阿片样物可致过敏反应和支气管痉挛,应避免使用,人工合成的芬太尼是最好的代用品。少数患者尽管用了上述处理方法但仍不能人机协调,不得不使用泮库溴胺(pancuronium bromide,pavulon,本可松)或维库溴铵(vecuronium bromide,万可松)等无组胺释放作用的肌肉松弛剂控制呼吸。应注意肌病的发生,尤其在合用糖皮质激素时。应用肌松药的时间不宜超过 24 小时,以间断静脉给药为宜,不应采用持续泵注的方法。

8)机械通气方式:哮喘患者因气道高反应性、易出现广泛、多变的支气管痉挛,从而导致气道阻力增高和波动,因而呼吸机参数较难调节。常用的通气方式有以下几种:双水平气道内正压(BiPAP)和持续气道内正压(CPAP)是无创机械通气的常用模式。有报道认为持续气道正压 5~7.5cmH$_2$O 即能减少呼吸频率,但尚需大量临床探索。有人认为,对二氧化碳潴留明显者 BiPAP 比 CPAP 模式更为有效。

A. PEEP:哮喘发作时气道阻力增加,尤其在呼吸相,导致气体陷闭、肺过度充气、内源性呼气末正压(PEEPi)增加,肺泡与气道近端(出口)存在压力差,呼气末仍存在呼出气流。患者在吸气开始时必须克服此呼出气流,才能产生下一周期的吸气气流,因而吸气肌做功需要增加,以对抗 PEEPi,久之形成呼吸肌衰竭。在辅助通气时给予外源性 PEEP,可以对抗 PEEPi。外源 PEEP 应略小于 PEEPi,这样既能防止肺的过度充气,也可减少气压伤的发生和对循环的可能影响。一般 PEEP 值为 (5.2±2.8) cmH$_2$O 时,患者感觉最为舒适,但一般以 (3~5) cmH$_2$O 较为安全。应密切观察 PEEP 对气道峰压、平均压和血压的影响。哮喘发作时气道阻力变化较大,会导致 PEEPi 的相应变化,因此应随时根据通气阻力和 PEEPi 的变化对 PEEP 做出适当调整。

B. 高频通气(HFV):我国不少单位都报道过采用鼻导管连接高频呼吸机抢救合并呼吸衰竭的重症哮喘获得成功。常用参数:频率 100~160 次/分,压力为 0.08~0.25kPa。使用高频通气的重症哮喘患者,通常在 15~60 分钟可见呼吸困难改善,神志转清,24 小时内病情得以控制。其优点是费用低、使用方便,无须气管插管或气管切开,不与自主呼吸拮抗,不需应用镇静剂或肌肉松弛剂,患者及家属易于接受。缺点是不利于二氧化碳排出,氧气湿化不充分。

C. 控制性低通气辅助呼吸(MCHV):哮喘患者的特征是气道反应性增高、支气管广泛痉挛、气道阻力显著增加,使用呼吸机控制呼吸时较为困难。在危重哮喘急性发作时,机械通气的死亡率及并发症较高,可有 80% 的患者出现各种并发症,这表明危重哮喘所造成的通气衰竭有其特殊的病理生理特点。为了减少并发症,临床上可采用控制性低通气辅助呼吸,其目的是呼吸机替代患者的呼吸做功,适当提高呼吸支持和保证供氧,PaO$_2$ 可通过调节吸入氧浓度加以控制,而每分通气量则控制在最小范围,以能使 PaCO$_2$ 略有降低为限度。

这时潮气量降低是为了避免气道内压过高,频率降低是为了保证有足够的呼出时间。一般情况下,潮气量降低到按常规预计量的 2/3 左右,通气频率 6~12 次/分钟,吸呼比为 1:(2~2.5)。在保证氧合的条件下,此呼气方式维持肺泡低通气数小时至数天,直到气道阻塞缓解,然后再酌情增大通气量,控制 $PaCO_2$ 至正常。实践证明比较安全有效。可选用同步间歇性指令通气(SIMV)+PEEP 模式,稍加压力支持。同时应给予其他治疗,如适当镇静和气道内湿化。气管内滴入生理盐水 200~240ml/d 使痰液稀释,然后吸引,使气道通畅。

2. 慢性持续期治疗

(1) 病情严重程度的分级:主要用于治疗前或初始治疗时严重程度的判断,在临床研究中更有其应用价值。见表 5-2。

表 5-2 病情严重程度的分级

分级	临床特点
间歇状态(第 1 级)	症状<每周 1 次 短暂出现 夜间哮喘症状≤每月 2 次 FEV_1 占预计值≥80% 或 PEF≥80% 个人最佳值,PEF 或 FEV_1 变异率<20%
轻度持续(第 2 级)	症状≥每周 1 次,但<1 次/日 可能影响活动和睡眠 夜间哮喘症状>每月 2 次,但<每周 1 次 FEV_1 占预计值≥80% 或 PEF≥80% 个人最佳值,PEF 或 FEV_1 变异率为 20%~30%
中度持续(第 3 级)	每日有症状 影响活动和睡眠 夜间哮喘症状≥每周 1 次 FEV_1 占预计值 60%~79% 或 PEF 为 60%~79% 个人最佳值,PEF 或 FEV_1 变异率>30%
重度持续(第 4 级)	每日有症状 频繁出现 经常出现夜间哮喘症状 体力活动受限 FEV_1 占预计值<60% 或 PEF<60% 个人最佳值,PEF 或 FEV_1 变异率>30%

(2) 病情控制水平的分级:这种分级方法更容易被临床医师掌握,有助于指导临床治疗,以取得更好的哮喘控制。

(3) 慢性持续期的分级治疗:2006 年版全球哮喘防治创议(GINA)方案强调:根据患者目前的控制水平确定相应的治疗级别。5 岁以上儿童、青少年及成年人的哮喘治疗方案分为 5 个级别。在 5 个级别的治疗中,都应按需使用缓解药物。在选择控制治疗方案时,应该以达到哮喘控制为主要目的。具有重要里程碑意义的 GOAL 研究已证实,吸入性糖皮质激素(ICS)与 β_2 受体激动剂联合制剂(如舒利迭、信必可)是最有效的联合治疗药物,可以使更多哮喘患者在使用更低剂量 ICS 的情况下,更快地达到哮喘的临床控制。其他缓解治疗包括吸入性抗胆碱能类药物、口服短效 β_2 受体激动剂、某些长效 β_2 受体激动剂(LABA)和短效茶碱等。不建议规则使用短效和长效 β_2 受体激动剂,除非和 ICS 规则使用一起治疗。未规范治疗的哮喘患者初诊时可选择第 2 级治疗方案,对于未经治疗,初诊时有严重症状者,推荐 3 级治疗。

(4) 关于降级治疗的方法:当现有治疗级别使哮喘获完全控制,并持续 3 个月以上时可考虑采用以下方法降级:当单独吸入中高剂量的 ICS 时,可减少 50%,如仍能维持完全控制,在 3 个月后可再减量 50%。如此下去,直至一个可被接受的最低有效量,并维持相当一段时间(1 年)后考虑停药观察。

当单独吸入低剂量的 ICS 时,可每天减少一次给药。

当 ICS+LABA 联合治疗时,首先减少 ICS 的 50%,继续与 LABA 联合治疗。每 3 个月调整一次 ICS 剂量(可减少每次剂量,或减少给药次数),直至寻找到最低有效量仍获控制,则停用 LABA,继续单用最低有效量 ICS 一年,患者如未再发作,可考虑停药观察。

当 ICS 联合其他非 LABA 控制药治疗时,首先减 ICS 的 50%,并继续联合治疗。每 3 个月调整一次 ICS 剂量,直至寻找到最低有效量时,哮喘仍获控制,可考虑停用联合治疗,继续单用 ICS 一年,患者如未再发作,可考虑停药观察。

(5)关于升级治疗的方法:如果选择当前治疗级别治疗,哮喘未达到控制,应升级治疗直至达到哮喘控制;如哮喘仅得到部分控制,应考虑升级治疗以获得控制(如增加药物剂量或添加治疗药物)。具体方法如下。

1)若有诱因使哮喘症状加重时,可重复使用快速、短效或快速、长效的 β_2 受体激动剂,直到诱因除去。如此种方法持续两天以上,有必要对患者进行再次检查,酌情增加控制药物剂量。

2)采用 ICS+LABA 联合治疗时,如果当前治疗级别在 3~4 个月未能使哮喘完全控制,可升级治疗,并分析其疗效不佳的原因。

3)ICS 联合快速、长效 β_2 受体激动剂(福莫特罗)作为控制+缓解治疗,在维持高水平控制、减少需全身性使用糖皮质激素或住院患者比例方面已得到证实,因此推荐在维持治疗的基础上,按需使用这一联合制剂以缓解哮喘症状。

(四) 哮喘急性发作并发症的治疗

1. 气胸 当哮喘(发作)患者出现突发性胸痛,气短加重,一侧叩诊呈鼓音、呼吸音减弱或消失时应考虑到气胸。经 X 线检查证实后,若患者肺组织压缩<30%,可根据情况加强原有治疗的同时继续观察,持续吸氧以促进气胸吸收;如肺组织压缩>30%,或虽<30%,但患者呼吸困难明显者,应胸腔穿刺抽气或胸腔闭式引流或持续负压吸引。当患者在机械通气期间出现气胸时,应尽快行胸腔持续负压吸引。

2. 呼吸衰竭 动脉血气分析显示 $PaO_2 < 8.0kPa$($60mmHg$)、$PaCO_2 > 6.67kPa$($50mmHg$)、$pH<7.25$,且继续降低。如常规氧疗不能有效纠正,则建议使用机械通气。参见上述"机械通气"部分。

3. 黏液痰栓阻塞气道 哮喘急性发作时,患者多汗和呼吸道内丢失大量水分,并且由于使用茶碱类制剂导致尿量增多,出现不同程度的脱水,从而使痰液更为黏稠,形成难以咳出的痰栓,广泛阻塞中小支气管,加重呼吸困难且难以缓解,应注意补液、加强化痰力度,如盐酸氨溴索,30mg,静脉注射或雾化吸入,必要时可行支气管肺泡灌洗术(BAL)。

(五) 哮喘及其并发症治疗处方举例

1. 急性发作的初始治疗处方举例

方案 沙丁胺醇气雾剂 400μg,储雾罐喷吸,1 次/20 分钟;和(或)泼尼松片 30mg,顿服。

适用范围:哮喘急性发作时的初次处理。

注意事项：PEF>70%预计值，没有呼吸困难，胸部体征消失，血氧饱和度>90%（儿童>95%）可离院，开始实施或恢复"长期治疗方案"。若全身用糖皮质激素者，可继续使用，但需在一周内逐渐减量停用。

疗程：1小时。急诊处理方案，不作长期治疗。

评价：该方案简单易行，可迅速起效控制症状，为初始治疗的首选方案。

2. 急性发作的"深化治疗"处方举例

方案1 沙丁胺醇气雾剂400μg，经储雾罐喷吸，1次/20分钟；和（或）异丙托溴铵气雾剂40μg，经储雾罐喷吸，1次/20分钟+注射用甲泼尼龙40mg，5%葡萄糖注射液100ml，静脉滴注（30~60分钟完）。

适用范围：经初始治疗1小时后病情评估仍呈中度发作的患者。

注意事项：1~2小时后，若PEF>70%预计值，无呼吸困难、胸部体征，血氧饱和度>90%（儿童>95%），并维持60分钟以上可离院，开始实施或恢复"长期治疗方案"。若全身用糖皮质激素者，可继续使用，但需在一周内减量停用。否则应收住院继续治疗。

疗程：视情况而定，吸入治疗为1~2小时。

评价：简单，疗效确切，为中华呼吸病学会、美国胸科协会和GINA所推荐。

方案2 沙丁胺醇雾化液10mg，连续雾化吸入1小时；和（或）异丙托溴铵雾化液500μg，连续雾化吸入1小时+注射用甲泼尼龙粉针80mg，5%葡萄糖注射液100ml，静脉滴注（30~60分钟完），硫酸镁注射液2g，5%葡萄糖溶液30ml，静脉注射（20分钟完）。

适用范围：经初始治疗1小时后病情评估仍呈重度发作的患者。

注意事项：1~2小时后，若PEF>70%预计值，无呼吸困难、胸部体征，血氧饱和度>90%（儿童>95%），并维持60分钟以上可离院，开始实施或恢复"长期治疗方案"。若全身用糖皮质激素者，可继续使用，但需在一周内减量停用。否则应收住院继续治疗。

疗程：上述吸入治疗为1~2小时急诊处理方案，不作长期治疗。

评价：简单，疗效确切，为中华呼吸病学会、美国胸科协会和GINA所推荐。

3. 哮喘慢性持续期的治疗举例

（1）降级治疗方法：当以现有治疗级别使哮喘获得完全控制，并持续3个月以上时可考虑采用以下方法降级：当单独吸入中高剂量的ICS时，可减少50%。如仍能维持完全控制，在3个月后可再减量50%（B）。如此下去，直至一个可被接受的最低有效量，并维持相当一段时间（1年）后考虑停药观察（D）；当单独吸入低剂量的ICS时，可每天减少一次给药（A）；当ICS+LABA联合治疗时，首先减少ICS的50%，继续以LABA联合治疗（B）。每3个月调整一次ICS剂量（可减少每次量，或减少给药次数），直至寻找到最低有效量仍获控制，则停用LABA（D），继续单用最低有效量ICS一年，患者如未再发作，可考虑停药观察（D）；当ICS联合其他非LABA控制药治疗时，首先减ICS的50%，并继续联合治疗。每3个月调整一次ICS剂量，直至寻找到最低有效量时，哮喘仍获控制，可考虑停用联合治疗，继续单用ICS一年，患者如未再发作，可考虑停药观察（D）。

（2）升级治疗方法：如果选择当前药物治疗方案，哮喘未控制，应升级治疗直至达到哮喘控制；选择当前药物治疗方案，哮喘仅得到部分控制，应考虑升级治疗以获得控制（如增加药物剂量或添加治疗药物）。升级方法：若有诱因使哮喘症状加重时，可重复使用快速、短效或快速、长效的β_2受体激动剂，直到诱因祛除。如此种方法持续2天以上，有必要对患者进行再次检查,酌情增加控制药物剂量(D);采用 ICS+LABA 联合治疗时,如果当前治疗级别在 3~4 个月未能使哮喘完全控制,可升级治疗,并分析其疗效不佳的原因(A);ICS 联合快速、长效 β_2 受体激动剂(福莫特罗)作为控制+缓解治疗,在维持高水平控制、减少需全身性使用糖皮质激素或住院患者比例方面已得到证实(A),因此推荐在维持治疗的基础上,按需使用这一联合制剂以缓解哮喘症状。

方案 1 标准第 2 级治疗。沙丁胺醇气雾剂 100~200μg,喷吸,必要时;或特布他林气雾剂 250~500μg,喷吸,必要时+二丙酸倍氯米松气雾剂 250μg,喷吸,2 次/日;或丙酸氟替卡松气雾剂 125μg,喷吸,2 次/日;或布地奈德气雾剂 200μg,喷吸,2 次/日。

适用范围:未规范治疗,初诊时病情较轻者。

注意事项:对吸药有困难者可借助储雾罐;应教会患者使用各种装置;ICS 吸入后应漱洗口咽部,减少吸收,减轻刺激和降低真菌性咽喉炎发生机会;应做好宣教,增加患者对治疗的依从性。应注意按升、降级标准调整治疗。

疗程:按正规的降级程序,至用最低控制发作药物的剂量维持哮喘控制一年,若没有复发,可停用控制发作药物。

评价:该方案经济负担中等,对于大多数哮喘初诊患者有效。

方案 2 第 2 级治疗的备选方案。沙丁胺醇气雾剂 100~200μg,喷吸,必要时;或特布他林气雾剂 250~500μg,喷吸,必要时+茶碱缓释片 0.1~0.2g,口服,2 次/日。

适用范围:未规范治疗,初诊时病情较轻者。

注意事项:对吸气和吸药同步有困难者可借助储雾罐;应教会患者熟练使用各种装置;应向患者做好宣教,以增加其对治疗的依从性。应注意按升、降级标准,调整治疗。

疗程:按正规的降级程序,至用最低控制发作药物的剂量维持哮喘控制一年,没有复发,可停用控制发作药物。

评价:该方案经济,但疗效较弱,对部分初诊哮喘患者可能有效。

方案 3 第 2 级治疗的备选方案。沙丁胺醇气雾剂 100~200μg,喷吸,必要时;或特布他林气雾剂 250~500μg,喷吸,必要时+扎鲁司特片 20mg,口服,2 次/日;或孟鲁司特片 10mg,口服,1 次/日(晚睡前);或异丁司特片 10mg,口服,2 次/日。

适用范围:未规范治疗,初诊时病情较轻者,尤其适合于不愿意吸入 ICS,或对 ICS 有难以忍受的不良反应,或合并有过敏性鼻炎者。

注意事项:对吸气和吸药同步有困难者可借助储雾罐;应教会患者熟练使用各种装置;应向患者做好宣教,以增加其对治疗的依从性;白三烯调节剂有较弱的镇静作用,因此晚上服用较为适宜。应注意按升、降级标准,调整治疗。

疗程:按正规的降级程序,至用最低控制发作药物的剂量维持哮喘控制一年,若没有复发,可停用控制发作药物。

评价:该方案经济,但疗效较弱,对部分初诊哮喘患者可能有效。

方案 4 标准第 3 级治疗方案。沙丁胺醇气雾剂 100~200μg,喷吸,必要时;或特布他林气雾剂 250~500μg,喷吸,必要时+沙美特罗替卡松粉吸入剂(50/100μg)1 吸,吸入,2 次/日;或福莫特罗布地奈德粉吸入剂(160/4.5μg)1 吸,吸入,2 次/日。

适用范围:未规范治疗,初诊时病情较重者。

注意事项:对吸药有困难者可借助储雾罐;应教会患者使用各种装置;ICS 吸入后应漱洗口咽部,减少吸收,减轻刺激和降低真菌性咽喉炎发生机会;应做好宣教,增加患者对治疗的依从性。应注意按升、降级标准,调整治疗。

疗程:按正规的降级程序,至用最低控制发作药物的剂量维持哮喘控制一年,若没有复发,可停用控制发作药物。

评价:简单,疗效确切。

方案 5 维持加缓解治疗方案。福莫特罗布地奈德粉吸入剂(160/4.5μg)1 吸,吸入,2 次/日;必要时可增加吸入次数,或每次吸数。

适用范围:未规范治疗,初诊时病情较重者。

注意事项:对吸药有困难者可借助储雾罐;应教会患者使用各种装置;ICS 吸入后应漱洗口咽部,减少吸收,减轻刺激和降低真菌性咽喉炎发生机会;应做好宣教,增加其对治疗的依从性。随症状轻重,增减给药次数或每次吸数。

疗程:按正规的降级程序,至用最低控制发作药物的剂量维持哮喘控制一年,若没有复发,可停用控制发作药物。

评价:维持加缓解治疗方案,用药简单、方便,疗效较好。

方案 6 第 3 级治疗的备选方案。沙丁胺醇气雾剂 100~200μg,喷吸,必要时;或特布他林气雾剂 250~500μg,喷吸,必要时+二丙酸倍氯米松气雾剂 250μg,喷吸,2 次/日;或丙酸氟替卡松气雾剂 125μg,喷吸,2 次/日;或布地奈德气雾剂 200μg,喷吸,2 次/日+扎鲁司特片 20mg,口服,2 次/日;或孟鲁司特片 10mg,口服,1 次/日(晚睡前);或异丁司特片 10mg,口服,2 次/日。

适用范围:未规范治疗,初诊时病情较重者,尤其适合于伴有过敏性鼻炎,和对 ICS 无效或出现难以耐受的不良反应者。

注意事项:可借助储雾罐吸入药物;应教会患者使用吸入装置;ICS 吸入后应漱洗口咽部,减轻刺激和降低真菌性咽喉炎发生机会;白三烯调节剂有较弱的镇静作用,适合晚上服用;应做好宣教,增加患者依从性。应按升、降级标准,调整治疗。

疗程:按正规的降级程序,至用最低控制发作药物的剂量维持哮喘控制一年,若没有复发,可停用控制发作药物。

评价:为 3 级治疗的备选方案,疗效确切。

方案 7 第 3 级治疗的备选方案。沙丁胺醇气雾剂 100~200μg,喷吸,必要时;或特布他林气雾剂 250~500μg,喷吸,必要时+二丙酸倍氯米松气雾剂 250μg,喷吸,2 次/日;或丙酸氟替卡松气雾剂 125μg,喷吸,2 次/日;或布地奈德气雾剂 200μg,喷吸,2 次/日+茶碱缓释片 0.1~0.2g,口服,2 次/日。

适用范围:未规范治疗,初诊时病情较重者。

注意事项:对吸药有困难者可借助储雾罐;应教会患者使用各种装置;ICS 吸入后应漱洗口咽部,减少吸收,减轻刺激和降低真菌性咽喉炎发生机会;应做好宣教,增加患者对治疗的依从性。应注意按升、降级标准,调整治疗。

疗程:按正规的降级程序,至用最低控制发作药物的剂量维持哮喘控制一年,若没有复发,可停用控制发作药物。

评价:为 3 级治疗的备选方案,经济。

方案 8 第 3 级治疗的备选方案。沙丁胺醇气雾剂 100~200μg,喷吸,必要时;或特布他林气雾剂250~500μg,喷吸,必要时+二丙酸倍氯米松气雾剂250~750μg,喷吸,2次/日或布地奈德气雾剂200~600μg,喷吸,2次/日或丙酸氟替卡松气雾剂125~500μg,喷吸,2次/日。

适用范围:未规范治疗,初诊时病情较重者。

注意事项:对吸药有困难者可借助储雾罐;应教会患者使用各种装置;ICS吸入后应漱洗口咽部,减少吸收,减轻刺激和降低真菌性咽喉炎发生机会;应做好宣教,增加患者对治疗的依从性。应注意按升、降级标准,调整治疗。

疗程:按正规的降级程序,至用最低控制发作药物的剂量维持哮喘控制一年,若没有复发,可停用控制发作药物。

评价:为3级治疗的备选方案,经济,但疗效逊于方案4、方案5、方案6和方案7。

方案9 标准第4级治疗方案。沙丁胺醇气雾剂100~200μg,喷吸,必要时;或特布他林气雾剂250~500μg,喷吸,必要时+沙美特罗替卡松粉吸入剂(50/500μg)1吸,吸入,2次/日。

适用范围:经第3级的规范治疗,病情部分控制或未获控制者。

注意事项:对吸药有困难者可借助储雾罐;应教会患者使用各种装置;ICS吸入后应漱洗口咽部,减少吸收,减轻刺激和降低真菌性咽喉炎发生机会;应做好宣教,增加患者对治疗的依从性。应注意按升、降级标准,调整治疗。

疗程:按正规的降级程序,至用最低控制发作药物的剂量维持哮喘控制一年,若没有复发,可停用控制发作药物。

评价:为标准4级治疗方案,比较经济,疗效确切。

方案10 维持加缓解治疗。福莫特罗布地奈德粉吸入剂(160/4.5μg)2吸,吸入,2次/日;必要时可增加吸入次数,或每次吸数。

适用范围:经第3级规范治疗,病情部分控制或未获控制者。

注意事项:对吸药有困难者可借助储雾罐;应教会患者使用各种装置;ICS吸入后应漱洗口咽部,减少吸收,减轻刺激和降低真菌性咽喉炎发生机会;应做好宣教,增加患者对治疗的依从性随症状轻重,增减给药次数或每次吸数。

疗程:按正规的降级程序,至用最低控制发作药物的剂量维持哮喘控制一年,若没有复发,可停用控制发作药物。

评价:为标准4级治疗备选方案,用药简单、方便,疗效较好。

方案11 标准第4级治疗的备选方案。沙丁胺醇气雾剂100~200μg,喷吸,必要时;或特布他林气雾剂250~500μg,喷吸,必要时+沙美特罗替卡松粉吸入剂(50/500μg)1吸,吸入,2次/日;或福莫特罗布地奈德粉吸入剂(160/4.5μg)1~2吸,吸入,2次/日+扎鲁司特片20mg,口服,2次/日;或孟鲁司特片10mg,口服,1次/日(晚睡前);或异丁司特片10mg,口服,2次/日。

适用范围:经第3级规范治疗,病情部分控制或未获控制者。尤其适合于伴有过敏性鼻炎,和对ICS无效或出现难以耐受的不良反应者。

注意事项:可借助储雾罐吸药;应教会患者使用吸入装置;ICS吸入后应漱洗口咽部,减轻刺激和降低真菌性咽喉炎发生机会;白三烯调节剂有较弱的镇静作用,适合晚上服用;应作好宣教,增加患者依从性。应按升、降级标准,调整治疗。

疗程:按正规的降级程序,至用最低控制发作药物的剂量维持哮喘控制一年,若没有复发,可停用控制发作药物。

评价:为4级治疗的备选方案,疗效确切。

方案 12 标准第4级治疗的备选方案。沙丁胺醇气雾剂100~200μg,喷吸,必要时;或特布他林气雾剂250~500μg,喷吸,必要时+沙美特罗替卡松粉吸入剂(50/500μg)1吸,吸入,2次/日;或福莫特罗布地奈德粉吸入剂(160/4.5μg)2吸,吸入,2次/日;+扎鲁司特片20mg,口服,2次/日;或孟鲁司特片10mg,口服,1次/日(晚睡前);或异丁司特片10mg,口服,2次/日+茶碱缓释片0.1~0.2g,口服,2次/日。

适用范围:经第3级规范治疗,病情部分控制或未获控制者。尤其适用于伴有过敏性鼻炎,和对ICS无效或出现难以耐受的不良反应者。

注意事项:可借助储雾罐吸药;应教会患者使用吸入装置;ICS吸入后应漱洗口咽部,减轻刺激和降低真菌性咽喉炎发生机会;白三烯调节剂有较弱的镇静作用,适合晚上服用;应做好宣教,增加患者依从性。应按升、降级标准,调整治疗。

疗程:按正规的降级程序,至用最低控制发作药物的剂量维持哮喘控制一年,若没有复发,可停用控制发作药物。

评价:为4级治疗的备选方案,疗效确切。

方案 13 标准第4级治疗的备选方案。沙丁胺醇气雾剂100~200μg,喷吸,必要时;或特布他林气雾剂250~500μg,喷吸,必要时+沙美特罗替卡松粉吸入剂(50/500μg)1吸,吸入,2次/日;或福莫特罗布地奈德粉吸入剂(160/4.5μg)2吸,吸入,2~3次/日+茶碱缓释片0.1~0.2g,口服,2次/日。

适用范围:经第3级规范治疗,病情部分控制或未获控制者。

注意事项:对吸药有困难者可借助储雾罐;应教会患者使用各种装置;ICS吸入后应漱洗口咽部,减少吸收,减轻刺激和降低真菌性咽喉炎发生机会;应做好宣教,增加患者对治疗的依从性。应注意按升、降级标准,调整治疗。

疗程:按正规的降级程序,至用最低控制发作药物的剂量维持哮喘控制一年,若没有复发,可停用控制发作药物。

评价:为标准4级治疗方案,比较经济,疗效确切。

方案 14 标准第5级治疗方案。沙丁胺醇气雾剂100~200μg,喷吸,必要时;或特布他林气雾剂250~500μg,喷吸,必要时+泼尼松片10~30mg,口服,1次/日;或甲泼尼龙片8~24mg,口服,1次/日。

适用范围:经第4级规范治疗,病情部分控制或未获控制者。

注意事项:对吸药有困难者可借助储雾罐;应教会患者熟练使用各种装置;应注意观察糖皮质激素的不良反应;应向患者做好宣教,以增加其对治疗的依从性;应注意按升、降级标准,调整治疗。

疗程:按正规的降级程序,至用最低控制发作药物的剂量维持哮喘控制一年,若没有复发,可停用控制发作药物。

评价:为标准5级治疗方案,比较经济,对部分患者有效。

方案 15 标准第5级治疗备选方案。沙丁胺醇气雾剂100~200μg,喷吸,必要时;或特布他林气雾剂250~500μg,喷吸,必要时+泼尼松片10~30mg,口服,1次/日;或甲泼尼龙片8~24mg,口服,1次/日+扎鲁司特片20mg,口服,2次/日;或孟鲁司特片10mg,口服,1次/日(晚睡前);或异丁司特片10mg,口服,2次/日。

适用范围:经第4级规范治疗,病情部分控制或未获控制者,尤其是伴有过敏性鼻炎者。

注意事项:对吸药有困难者可借助储雾罐;应教会患者熟练使用各种装置;注意糖皮质激素的不良反应;白三烯调节剂有较弱的镇静作用,晚上服用较为适宜;应做好宣教,增加患者治疗的依从性;应注意按升、降级标准,调整治疗。

疗程:按正规的降级程序,至用最低控制发作药物的剂量维持哮喘控制一年,没有复发,可停用控制发作药物。

评价:为标准5级治疗备选方案,对部分患者有效。

方案16 标准第5级治疗备选方案。沙丁胺醇气雾剂100~200μg,喷吸,必要时;或特布他林气雾剂250~500μg,喷吸,必要时;或omalazumab(抗IgE抗体)依据体重和血清IgE浓度决定剂量,每2~4周皮下注射一次。

适用范围:成人及青少年的中重度过敏性哮喘,有明确的皮肤变应原检测阳性反应、伴有血清IgE增高,经第4级规范治疗,病情部分控制或未获控制者。

注意事项:对吸药有困难者可借助储雾罐;应教会患者熟练使用各种装置;注意omalazumab的不良反应;应向患者做好宣教,以增加其对治疗的依从性;应注意按升、降级标准,调整治疗。

疗程:尚无统一规定。

评价:为标准5级治疗备选方案,昂贵,难以在中国普及。

四、疗效评价及随访

(一) 治愈标准

1. 临床控制定义

(1) 无(或≤2次/周)白天症状。

(2) 无日常活动,包括运动受限。

(3) 无夜间症状或因哮喘憋醒。

(4) 无(或≤2次/周)须接受缓解药物治疗。

(5) 肺功能正常或接近正常。

(6) 无哮喘急性加重。

2. 治疗目标 达到并维持哮喘的临床控制。

好转标准:①>2次/周的白天症状;②任何一次出现日常活动受限;③任何一次出现夜间症状或因哮喘憋醒;④>2次/周需接受缓解药物或急救治疗;⑤肺功能≤80%的预计值或者个人最佳值(已知),但仍未恢复正常;⑥哮喘急性加重≥1次/年。

①~⑤项中任一项在任一周加重即使得该周成为部分控制(好转)周;满足第6项,即使其他项均未满足,也使得该年为部分控制(好转)年。

(二) 随访观察

1. 病情监测 越来越多的证据表明,患者的自我管理和吸入技术需要医务人员经常进行强化。而且,只有规律的随访患者,才能决定治疗的增减。复诊时应讨论患者带来的问题,回顾任何与哮喘及初始治疗相关的问题。常规间期的复诊时,应检查患者吸入器的使用方法、用药计划的执行程度和环境的控制情况等。常规检查患者日记中所记录的症状

(及家庭 PEF 的记录)。对于频繁发作的轻中度哮喘患者,可建议仅在急性发作期监测他们的控制情况,而对严重哮喘或"脆性"哮喘的患者则应进行经常的监测。

现在有证据提示母乳喂养、婴儿减少接触室内变应原(尤其是室内螨虫)和减少母亲吸烟能预防哮喘的发作。对于父母患过敏症的孩子,家族内的过敏体质与其哮喘发生尤为相关,而且是哮喘发生最为重要的独立因素。

GINA 指出,哮喘是一种容易反复的慢性疾病。因此,一旦患者出现缓解药物使用次数增加(尤其在日间),或哮喘症状加重等病情恶化的表现,或哮喘急性加重,则需要重新评估患者的哮喘控制水平,及时调整治疗方案,以重新达到并维持哮喘控制。评估哮喘患者控制情况应由专科医师进行,但患者也可以利用有效的评估工具,如哮喘控制测试(asthma control test,ACT)进行自身评估。患者一般在初诊后 1~3 个月必须复诊,之后每 3 个月随访一次,如果出现哮喘急性发作,则必须在随后的 2 周~1 个月复诊。

要做好病情评估,需掌握以下方法:

(1)学会使用疾病控制评估表了解控制水平。

(2)学会应用常用的评估工具——哮喘控制测试。其涉及以下内容。

1)问题 1:在过去 4 周内,在工作、学习或家中,有多少时候哮喘妨碍您进行日常活动?

1 分:所有时间;2 分:大多数时间;3 分:有些时候;4 分:很少时候;5 分:没有。

2)问题 2:在过去 4 周内,您有多少次呼吸困难?

1 分:每天不止 1 次;2 分:每天 1 次;3 分:每周 3~6 次;4 分:每周 1~2 次;5 分:完全没有。

3)问题 3:在过去 4 周内,因为哮喘症状(喘息、咳嗽、呼吸困难、胸闷或疼痛),您有多少次在夜间醒来或早上比平时早醒?

1 分:每周 4 晚或更多;2 分:每周 2~3 晚;3 分:每周 1 次;4 分:1~2 次;5 分:没有。

4)问题 4:在过去 4 周内,您有多少次使用急救药物治疗(如沙丁胺醇)?

1 分:每天 3 次以上;2 分:每天 1~2 次;3 分:每周 2~3 次;4 分:每周 1 次或更少;5 分:没有。

5)问题 5:您如何评估过去 4 周内您的哮喘控制情况?

1 分:没有控制;2 分:控制很差;3 分:有所控制;4 分:控制很好;5 分:完全控制。

总分:25 分为完全控制;20~24 分为良好控制;小于 20 分为未控制。

(3)简易峰流速仪监测 PEF。

1)峰流速仪的正确使用:①在峰流速仪上安装一次性的口器;②站立并水平拿着峰流速仪(游标的活动不受限制,游标在标尺的基底部);③患者深吸气,嘴唇包紧口器,并尽可能快地呼气;记录结果:从步骤 2 重复到步骤 3。选择 3 次读数的最高值,并与预计值比较。

2)PEF 昼夜波动率的计算公式:PEF 日变异率(PEFR) = (日内最高 PEF - 日内最低 PEF)/1~2 周内 PEF 均值。

PEF 为个人最佳值 80%~100%,日间变异率<20%,此为安全区;PEF 为个人最佳值的 60%~80%,日间变异率为 20%~30%,此为"黄色区",警告患者可能有哮喘发作;PEF 为个人最佳值 60% 以下,患者在安静时咳喘明显,不能活动,不能平卧,此为"红色区",需立即加强治疗或就诊。

3)PEF 监测的意义:指导用药、监测病情变化、判断预后。

4)连续监测 PEF:具有以下情况的患者需要连续监测 PEF。哮喘发作初期,出现喘息症状;变换环境,包括出差;上呼吸道感染后或接触已知变应原后;每日用药者需要了解用药疗效以便调整用药;PEF 处于黄、红区者;需要确定个人最佳 PEFR 数值区间(2 周)。

除 PEF 外,有以下方法。①间接:血嗜酸性粒细胞(EOS)绝对值、血嗜酸性粒细胞阳离子蛋白(ECP)、尿白三烯 E4 测定;②直接:诱导痰炎症细胞、呼出气 NO、支气管肺泡灌洗(BAL)、支气管黏膜活检。目前认为痰 EOS 计数是较可靠的反映气道炎症的方法。

2. 预防的措施

(1)哮喘的初级预防

1)出生前:在妊娠期母亲接受特异性免疫治疗,其子女对变应原的过敏减少。很有限的证据提示接触高剂量变应原会诱导母亲产生 IgG 抗体,随之减少后代发生变应性疾病的可能性。总之现在还没有可推荐的应用在出生前的初级预防措施。

2)出生后:早期避免接触变应原的措施主要集中于婴儿喂养,但目前还没有证据表明喂养过程中避免接触变应原会减少日后变应性疾病发生的机会。高危妇女在哺乳期采用避免变应原饮食,可能会明显降低其子女发生特应性湿疹的风险,但需要更多的试验来验证。

3)婴儿避免变应原抑或早期接触变应原对防止变应性疾病的益处存在矛盾的结果。有可能通过以下方法建立适当的 Th1/Th2 平衡:暴露于高剂量的变应原,使用含有变应原的 IL-2 之类细胞因子;根据卫生假说,早期接触微生物可能有益。

总之,在出生后进行初级预防最有前途的策略是使用 Th1 免疫调节剂、DNA 疫苗、与 IL-12 等相关的抗原或口服相关肠道微生物进行免疫调节治疗。然而,所有这些只是假说,尚需更多的研究。

(2)次级预防:H_1 抗组胺药干预可能会减少特应性皮炎患儿喘息的发作机会。有一项研究发现,变应原特异性免疫治疗可减少哮喘发作。预防性变应原治疗研究结果显示,免疫治疗减少有季节性鼻炎、结膜炎的儿童发生哮喘。对职业性变应症的观察显示,早期终止接触有害变应原极有可能使临床症状完全缓解。

(3)三级预防

1)避免室内变应原:如尘螨、动物皮毛、蟑螂、真菌等变应原。

2)避免室外变应原:在花粉和真菌数量最多时,通过关闭门窗、减少户外活动减少变应原的暴露。

3)避免室内空气污染:主要的污染物有呼吸微粒、氮氧化物、一氧化碳、二氧化碳、二氧化硫、甲醛和生物污染物(如内毒素)等。避免吸烟和其他烟类,有排气管接到室外,保持加热系统的充分燃烧,充分通风,避免家用喷雾剂、挥发性有机化合物。

4)避免室外空气污染:避免气温和湿度不良刺激,避免吸烟,避免接触灰尘和其他刺激物,如喷发剂、油漆、烟雾,避免接触呼吸道感染患者。必要时可异地疗养。

5)避免职业性暴露:引起职业性哮喘的危险因素一旦明确,应设法避免。

6)避免接触某些食物:避免接触食物变应原能减少哮喘发作。亚硫酸盐常被认为与严重哮喘发作有关,敏感患者应避免。其他饮食成分如酒石黄、苯甲酸盐等。

7)避免接触某些药物:阿司匹林和其他非类固醇抗炎药,β 受体阻滞剂。

8)疫苗注射:每年注射流感疫苗可能有益减少哮喘发作。

3. 并发症

(1)气胸。

(2)呼吸衰竭。

(3) 黏液痰栓阻塞气道。

4. 预后 哮喘的转归和预后因人而异,与正确的治疗方案关系密切,儿童哮喘通过积极治疗临床控制率达 95%。轻症容易恢复,病情重、气道反应性增高明显,或伴有其他过敏性疾病不易控制。若长期发作,气道重塑明显者,可逆程度降低,疗效较差,易并发肺源性心脏病,预后不佳。

第二节 医院获得性肺炎

一、概 述

医院获得性肺炎(hospital acquired pneumonia, HAP),简称医院内肺炎(nosocomial pneumonia, NP),是指患者入院时不存在、也不处于感染潜伏期,而于入院 48 小时后在医院内发生的肺炎,包括在医院内获得感染而于出院后 48 小时内发病的肺炎。呼吸机相关肺炎(ventilator-associated pneumonia, VAP)是 NP 的一种最常见而严重的类型。VAP 的定义是指建立人工气道(气管插管/切开)和接受机械通气 48 小时后发生的肺炎。近年来随着社会人口结构变化(如老年人、慢性非传染性疾病增加),医疗服务模式转变,老年护理院和慢性病护理院等增多,HAP 有逐渐涵盖健康护理相关肺炎的趋势。据美国疾病控制中心调查研究结果表明,院内感染性疾病的死亡原因中 HAP 居首位。

二、治 疗

(一) 康复措施

1. 门诊治疗 患者临床症状轻,不影响生活与工作者,可采取门诊治疗。

2. 住院治疗 伴有各种并发症者,可能危及患者生命安全,或不能正常生活与工作者需住院治疗。

(二) 一般治疗

(1) 支持疗法补充液体,纠正电解质失衡。

(2) 如有心功能不全症状,应积极纠正,控制输液速度,限制液体入量。

(3) 合并感染中毒休克时应抗休克治疗。

(4) 并发化脓性胸膜炎或脓胸时,穿刺排脓。

(5) 对伴有经常性精神紧张、失眠等焦虑症状的患者,可适当使用抗焦虑类药物如地西泮 5~10mg,2~3 次/天;艾司唑仑 1mg,1~2 次/天。

(三) 外科治疗

无并发症者无须采用外科治疗。

(四) 活动

发病时卧床休息,日常加强体育锻炼,按有氧健身计划适当活动,增强体质。

(五) 饮食

清淡饮食,可进食富有营养及维生素的流质或半流质食物,忌辛辣食品。

三、药物治疗

(一) 药物治疗原则

包括抗感染治疗、呼吸治疗如吸氧和机械通气、免疫治疗、支持治疗及痰液引流等,尤其以抗感染治疗最为重要。在此详细讲述抗感染治疗。

1. 经验性治疗　HAP 经验性抗生素选择及使用时机非常重要,早期重拳出击是降低 HAP 病死率的重要措施。如经验性抗生素选择不当,即使事后选择敏感抗生素也不能改变 HAP 预后。经验性抗生素的选择应遵循以下原则:应根据肺炎的严重程度、发病时机及危险因素选择适当抗生素以覆盖致病菌;经验抗生素的选择应以本地致病菌的耐药性情况为依据。

2. 抗病原微生物治疗　病原学诊断的重要价值在于证实诊断和为其后更改治疗特别是改用窄谱抗感染治疗提供可靠依据。一旦取得细菌学资料(血、痰培养),就要对初始使用的抗生素进行调整。这既包括初始治疗未覆盖的致病菌(主要是耐药菌),又包括初始治疗有效,需要降阶梯换用窄谱抗生素。

(二) 药物选择

早发、轻中症 HAP:病原体以肺炎链球菌、肠杆菌科细菌、流感嗜血杆菌、甲氧西林敏感金黄色葡萄球菌(methicillin sensitive staphylococcus aureus,MSSA)等常见。常选用药物包括第二、三代头孢菌素(不必包括具有抗假单胞菌活性者)(如头孢曲松);β-内酰胺类/β-内酰胺酶抑制剂(如阿莫西林/克拉维酸钾);青霉素过敏者选用氟喹诺酮类或克林霉素联合大环内酯类(如莫西沙星+阿奇霉素)。国外指南推荐使用下列药物治疗:头孢曲松或左氧氟沙星、莫西沙星、环丙沙星或氨苄西林/舒巴坦或厄他培南。

晚发、重症 HAP:病原体以铜绿假单胞菌、不动杆菌、肠杆菌属细菌、厌氧菌、耐甲氧西林金黄色葡萄球菌(MRSA)常见。常选用以下药物:①重症或多药耐药(multiple drug resistance,MDR)应当联合。喹诺酮类或氨基糖苷类联合下列药物之一。抗假单胞菌 β-内酰胺类(如头孢他啶、哌拉西林、替卡西林、美洛西林及比阿培南等)。广谱 β-内酰胺类/β-内酰胺酶抑制剂(替卡西林/克拉维酸、头孢哌酮/舒巴坦钠、哌拉西林/他佐巴坦)。碳青霉烯类(如亚胺培南/西司他丁或美罗培南或比阿培南)。②MRSA 所致重症肺炎采用利奈唑胺或(去甲)万古霉素或替考拉宁。③军团菌重症肺炎采用氟喹诺酮类或大环内酯类(如莫西沙星)。④预计真菌感染可能性大时应选用有效抗真菌药物(如氟康唑、伏立康唑、伊曲康唑等)。

抗病原微生物治疗药物选用原则如下所示。

(1)金黄色葡萄球菌

1)MSSA:首选苯唑西林或氯唑西林;次选头孢唑啉或头孢呋辛、克林霉素。

2)MRSA:首选:(去甲)万古霉素或利奈唑胺或替考拉宁。

(2)肠杆菌科(大肠杆菌、克雷伯杆菌、变形杆菌、肠杆菌属等):首选第二、三代头孢菌素联合氨基糖苷类(参考药敏试验可以单用);次选氟喹诺酮类、氨曲南、亚胺培南、β-内酰胺类/β-内酰胺酶抑制剂。

如果超广谱 β-内酰胺酶(extended-spectrum β-lactamase,ESBL)阳性的重症患者,最有效药为碳青霉烯。

(3)铜绿假单胞菌:据药敏用药,建议联合用药。首选①抗假单胞菌β-内酰胺类/β-内酰胺酶抑制剂(如哌拉西林/他佐巴坦、替卡西林/克拉维酸、头孢他啶、头孢哌酮/舒巴坦钠、头孢吡肟等)联合;②抗假单胞菌氟喹诺酮类(左氧氟沙星及环丙沙星);③抗假单胞菌氨基糖苷类。次选氨基糖苷类联合氨曲南、亚胺培南、美罗培南、比阿培南。

(4)鲍曼不动杆菌:亚胺培南或氟喹诺酮类联合阿米卡星或头孢他啶、头孢哌酮/舒巴坦钠、头孢吡肟。

(5)真菌感染:首选氟康唑、两性霉素B;次选伊曲康唑、伏立康唑。

(三)医院获得性肺炎复发的预防与治疗

抗感染疗程:应个体化。其长短取决于感染的病原体、严重程度、基础疾病及临床治疗反应等。以下是一般的建议疗程。流感嗜血杆菌10~14天,肠杆菌科细菌、不动杆菌14~21天,铜绿假单胞菌21~28天,金黄色葡萄球菌21~28天,其中MRSA可适当延长疗程。卡氏肺孢子虫14~21天,军团菌、支原体及衣原体14~21天。根据近年临床研究结果,除非铜绿假单胞菌等多耐药菌存在,多数情况下有效的抗感染治疗疗程可从传统的14~21天缩短至7~8天,部分患者可用至14天。出现脓肿、伴有免疫功能损害者应适当延长疗程。

有关初始治疗、优化治疗和多重耐药病原菌的抗生素应用要点与建议如下。

(1)特殊抗生素选择应根据当地微生物学资料、费用、有效性和处方限制等因素考虑(Ⅱ)。

(2)HAP治疗应考虑耐药病原菌可能性,而不必考虑住院发生肺炎的时间(Ⅱ)。

(3)不恰当治疗(病原菌对所用药物不敏感)是增加病死率和延长住院时间的主要危险因素,也是造成耐药的最常见相关因素(Ⅱ)。

(4)对于最近接受过抗生素治疗的患者,应选择不同类的药物进行经验性治疗。

(5)初始经验性治疗不能延误。参考指南选择治疗可以使抗生素治疗更恰当,但应结合本地的情况(Ⅱ)。

(6)经验性治疗需要使用合理剂量,以保证最大疗效(Ⅰ)。应该静脉给药,疗效良好和胃肠功能可耐受者可改为口服治疗(Ⅱ)。

(7)可能为多重耐药菌感染者应采用联合治疗(Ⅱ)。

(8)只要证实病原体不是铜绿假单胞菌,而且具有良好治疗反应,则恰当的初始经验性治疗应努力将疗程从传统的14~21天缩短至7天(Ⅰ)。

(9)铜绿假单胞菌感染推荐联合用药,因为单药治疗易发生耐药。虽然联合用药不一定能防止耐药,但可以避免治疗不当和无效(Ⅱ)。

(10)对不动杆菌最具抗菌活性的是碳青霉烯类、舒巴坦、黏菌素和多黏菌素。没有资料证实联合治疗能改善结果(Ⅱ)。

(11)如果分离到产ESBL肠杆菌科细菌,则应避免使用第三代头孢菌素,最有效的药物是碳青霉烯类(Ⅱ)。

(12)对于多重耐药革兰氏阴性杆菌肺炎,特别是全身用药无效者,应考虑采用吸入氨基糖苷类或多黏菌素作为辅助治疗。

(13)据两篇随机对照研究,利奈唑胺是除万古霉素外治疗MRSA-VAP的一种新选择(Ⅱ)。对于肾功能不全或正在接受其他肾毒性药物者,可以优先选择利奈唑胺,但需要更多的研究(Ⅲ)。

(14)抗生素限制政策可以减少特殊耐药菌的流行。抗生素处方的多样化,包括循环用药,可以减少整体耐药率。但是远期效果尚不清楚(Ⅱ)。

(四) 医院获得性肺炎并发症治疗

目前,本病的严重并发症已较少见。相对多见的并发症有以下几种。

1. 感染性休克　严重肺炎并发毒血症或败血症者,可引起感染性休克,表现为血压下降、四肢厥冷、出冷汗、口唇、指端发绀、高热,也有体温不升、呼吸急促和少尿者。更严重者可出现精神、神志改变。其治疗如下所示。

(1)补充血容量:静脉滴注 0.9%氯化钠注射液和低分子右旋糖酐,维持收缩压在 90~100mmHg,中心静脉压不超过 10mmH$_2$O,尿量大于 30ml/h。

(2)血管活性物质的应用:扩容的同时,应用血管活性药。输液中加入适量血管活性物质,如多巴胺、异丙肾上腺素、间羟胺,使收缩压维持在 90~100mmHg。

(3)控制感染:应选择 2~3 种广谱抗生素联合使用。

(4)糖皮质激素的应用:经上述治疗仍不能控制时,可静脉滴注氢化可的松 100~200mg 或地塞米松 5~10mg/d。

(5)纠正水、电解质和酸碱紊乱:纠正水、电解质和酸碱紊乱及通过氧疗维持动脉血氧分压在 60mmHg 以上。

2. 脓胸　肺炎可伴有少量纤维素性渗出,随着肺炎的吸收而吸收。但如经抗菌治疗后仍持续发热,或一度好转后又发热及出现其他症状加重,则应考虑并发化脓性胸膜炎的可能,此时应结合胸部 X 线检查和 B 超检查,行胸腔穿刺等诊治措施。发现后应积极排脓并局部加用青霉素,必要时需行胸腔闭式引流术。

肺脓肿患者有发热、咳大量脓臭痰,医护人员要态度和蔼,关心患者。满足患者的要求。患者畏寒,需给予保暖,待发热出汗后,应及时更换污湿床单和衣服。护士应经常巡视患者,询问病情。

早期应用有效抗生素,疗程一般为 8~12 周,用药前向患者和家属解释使用抗生素治疗的目的,同时应讲清药物可能出现的不良反应,以及过早停药、治疗不彻底易形成慢性肺脓肿而反复发作等注意事项。肺脓肿患者肺部脓性分泌物的引流是治疗中重要的措施之一,护士积极指导、协助患者做好体位引流,拍击背部,促使痰液咳出。每天观察引流量和引流效果。保持病室空气新鲜,随时更换痰杯,减少室内异味。告知患者注意口腔卫生,起床、饭后、睡前用漱口液漱口,可消除口臭,防止细菌感染。

肺脓肿是消耗性疾病,患者抵抗力低、体质弱,指导其进食高蛋白、高维生素、高热量、易消化食物。经常与营养师联系,更换食谱,鼓励患者多进食,多饮水。

(五) 医院获得性肺炎及其并发症治疗处方举例

1. 早发、轻中症 HAP 具体方案举例

方案 1　注射用头孢曲松钠粉针 2g+0.9%氯化钠注射液 100ml;静脉滴注,1 次/日。

适用范围:用于敏感致病菌所致的下呼吸道感染、尿路、胆道感染,以及腹腔感染、盆腔感染、皮肤软组织感染、骨和关节感染、败血症、脑膜炎等和手术期感染预防。本品单剂可治疗单纯性淋病。在此用于早发、轻中症 HAP。

注意事项:对一种头孢菌素过敏者对其他头孢菌素也可能过敏。对青霉素类、青霉素衍生物或青霉胺过敏者也可能对头孢菌素或头霉素过敏。

疗程:应个体化。一般的建议疗程:流感嗜血杆菌 10~14 天,肠杆菌科细菌、不动杆菌

14~21天,铜绿假单胞菌21~28天,金黄色葡萄球菌21~28天,其中MRSA可适当延长疗程。卡氏肺孢子虫14~21天,军团菌、支原体及衣原体14~21天。除非铜绿假单胞菌等多耐药菌,多数情况下有效的抗感染治疗疗程可从传统的14~21天缩短至7~8天,部分患者可用至14天。出现脓肿、伴有免疫功能损害者应适当延长疗程。

评价:可24小时用药一次,应用方便,疗效确切。

方案2 注射用哌拉西林钠/舒巴坦钠粉针(4:1)2.5~5g,0.9%氯化钠注射液100ml,静脉滴注,2次/日。

适用范围:适用于由对哌拉西林耐药而对本品敏感的产β-内酰胺酶致病菌引起的中重度感染,在用于治疗由对哌拉西林单药敏感菌与对哌拉西林单药耐药,对本品敏感的产β-内酰胺酶菌引起的混合感染时,不需要加其他抗生素。在此用于早发、轻中症HAP。

注意事项:用药前需做青霉素皮肤试验。哌拉西林可能引起出血,有出血倾向的患者应检查凝血时间、血小板聚集时间和凝血酶原时间。哌拉西林钠与肝素、香豆素、茚满二酮等抗凝血药合用时出血危险增加。

疗程:应个体化。

评价:为一种常用高效治疗方案,且经费较低。

方案3 左氧氟沙星氯化钠注射液500mg,静脉滴注,1次/日。

适用范围:在此用于早发、轻中症HAP。

注意事项:本品静脉滴注时间为每100ml不得少于60分钟。不宜与其他药物包括多价金属离子如镁、钙等溶液同瓶混合滴注;避免过度暴露于阳光,如发生光敏反应或其他过敏症状需停药;肝功能减退时,可减少药物清除;原有中枢神经系统疾患者,如癫痫及癫痫病史者应避免应用。

疗程:应个体化。

评价:可每日一次应用,使用方便,疗效较好。

2. 晚发、重症HAP具体方案举例

方案1 盐酸莫西沙星氯化钠注射液0.4g,静脉滴注,1次/日+注射用头孢他啶粉针2g,0.9%氯化钠注射液100ml,静脉滴注,2次/日。

适用范围:晚发、重症HAP。

注意事项:莫西沙星禁用于儿童、少年、妊娠期和哺乳期的妇女。头孢他啶有交叉过敏反应。

疗程:应个体化。

评价:强力高效。

方案2 注射用头孢哌酮钠舒巴坦钠粉针2g,0.9%氯化钠注射液100ml,静脉滴注,2次/日。+注射用硫酸依替米星粉针0.1g,0.9%氯化钠注射液100ml,静脉滴注,2次/日。

适用范围:晚发、重症HAP。

注意事项:头孢哌酮/舒巴坦对青霉素类过敏者慎用,应注意监测肾功能变化。肾功能受损的患者不宜使用硫酸依替米星,本品属氨基糖苷类抗生素,可能发生神经肌肉阻滞现象。

疗程:应个体化。

评价:强力高效。

方案 3 注射用乳酸环丙沙星粉针 200mg,5% 葡萄糖液 250ml,静脉滴注,2 次/日+注射用哌拉西林钠/舒巴坦钠粉针(4∶1)2.5~5g,0.9% 氯化钠注射液 100ml,静脉滴注,2 次/日。

适用范围:晚发、重症 HAP。

注意事项:环丙沙星大量应用或尿 pH>7 时可发生结晶尿;肾功能减退者,需调整给药剂量;可发生光敏反应;肝功能减退时,药物清除减少,血药浓度增高,需调整剂量;中枢神经系统疾患者,如癫痫及癫痫病史者应避免应用。哌拉西林钠舒巴坦钠需做青霉素皮肤试验;肾功能不全者慎用;哌拉西林可能引起出血;与肝素、香豆素、茚满二酮等抗凝血药合用时出血危险增加;与溶栓剂合用时可发生严重出血,不宜同时使用。

疗程:应个体化。

评价:高效。

方案 4 注射用亚胺培南/西司他丁钠粉针 1g,0.9% 氯化钠注射液 100ml,静脉滴注,2 次/日+注射用阿奇霉素粉针 0.5g,5% 葡萄糖液 500ml,静脉滴注,1/日。亚胺培南/西司他丁以亚胺培南计量。

适用范围:晚发、重症 HAP。

注意事项:亚胺培南/西司他丁于过敏体质者慎用;不可与含乳酸钠的输液或其他碱性药液相配伍;用前溶解。阿奇霉素应用不超过 5 天。

疗程:应个体化。

评价:强力高效。

方案 5 盐酸莫西沙星氯化钠注射液 0.4g,静脉滴注,1 次/日+注射用盐酸万古霉素粉针 0.5g(有 MRSA 可能者),0.9% 氯化钠注射液 250ml,静脉滴注,3 次/日。

适用范围:晚发、重症 HAP。

注意事项:万古霉素不可肌内注射,也不宜静脉注射;静脉滴注速度不宜过快,每次剂量(0.4~0.8g)应至少用 200ml 5% 葡萄糖注射液或氯化钠注射液溶解后缓慢滴注,滴注时间宜在 1 小时以上;肾功能不全患者慎用。莫西沙星禁用于儿童、少年、妊娠期和哺乳期的妇女。

疗程:应个体化。

评价:强力高效。

3. HAP 并发症具体方案举例 HAP 合并肺脓胸药物治疗方案举例如下。

方案 1 0.9% 氯化钠注射液 100ml+青霉素 240 万~480 万 U/次,静脉滴注,每 6 小时一次。适合轻症患者。

方案 2 0.9% 氯化钠注射液 100ml+头孢唑啉 2g,静脉滴注,2 次/日。适合轻中症患者。

方案 3 0.9% 氯化钠注射液 100ml+左氧氟沙星 0.2g,静脉滴注,每 12 小时 1 次。适合对青霉素过敏的轻症患者。

方案 4 莫西沙星注射液 0.4g,静脉滴注,1 次/日。适合重症患者。

方案 5 0.9% 氯化钠注射液 250ml+去甲万古霉素 0.5g,静脉滴注,1 次/8 小时。适合 MRSA 感染者。

方案 6 0.9% 氯化钠注射液 100ml+亚胺培南/西司他丁 0.5g,静脉滴注,1 次/8 小时。适合重症患者。

四、疗效评价及随访

(一) 治愈标准

出院标准:经有效治疗后,患者病情明显好转,同时满足以下6项标准时,可以出院(原有基础疾病可影响到以下标准判断者除外):体温正常超过24小时;平静时心率≤100次/分钟;平静呼吸≤24次/分钟;收缩压≥90mmHg;不吸氧情况下,动脉血氧饱和度正常;可以接受口服药物治疗,无精神障碍等情况。

治愈标准:治愈后即可停止抗感染治疗,抗感染治疗一般可于热退和主要呼吸道症状明显改善后3~5天停药,但疗程视不同病原体、病情严重程度而异,不宜将肺部阴影完全吸收作为停用抗菌药物的指征。对于普通细菌性感染,如肺炎链球菌,用药至患者热退后72小时即可;对于金黄色葡萄球菌、铜绿假单胞菌、克雷伯菌属或厌氧菌等容易导致肺组织坏死的致病菌所致的感染,建议抗菌药物疗程≥2周。对于非典型病原体,疗程应略长,如肺炎支原体、肺炎衣原体感染的建议疗程为10~14天,军团菌属感染的疗程建议为10~21天。

(二) 好转标准

初始治疗后48~72小时应对病情和诊断进行评价。有效治疗反应首先表现为体温下降,呼吸道症状也可以有改善,白细胞恢复和X线胸片病灶吸收一般出现较迟。凡症状明显改善,不一定考虑痰病原学检查结果如何,仍可维持原有治疗。症状显著改善后,胃肠外给药者可改用同类或抗菌谱相近或对致病原敏感的制剂口服给药,采用序贯治疗。HAP抗菌治疗无效常见原因如下所示。

(1) 诊断不可靠,非感染性原因、病原学诊断不明或评估错误。

(2) 病原体清除困难,耐药、呼吸道药物浓度不足(药物或解剖因素)、感染的肺外扩散、呼吸机有关污染源持续存在、宿主免疫防御机制损害。

(3) 二重感染或肺外扩散。

(4) 因药物不良反应,用药受限。

(5) 系统性炎症反应被激发,肺损伤甚至多器官功能衰竭。

(三) 随访观察

1. 病情监测 跟踪随访患者治疗情况,包括治疗地点(门诊或住院治疗)、抗生素治疗情况(抗生素种类、剂量、静脉输液时间、转换口服药时间)、病程(治疗时间或住院时间)、转归(存活或死亡)、诊治费用。随访至治疗结束,记录患者的病死率。

2. 预防的措施

(1) 生活调理:提倡乐观生活态度和保持健康生活方式;体育锻炼、缓解精神压抑和紧张;戒烟、戒酒、高蛋白、高热量饮食。

(2) 防止交叉感染的措施:医护人员应严格无菌操作,做好病区内消毒隔离,在医院内接触每一名患者后要洗手。对于有HAP感染病灶者尤其是感染医院内耐药菌株者应隔离,阻断传染源和传播途径,相关医护人员同时行鼻咽拭子培养,若培养出同一型细菌,则医护人员也属于医院内葡萄球菌感染有关的带菌者,必要时应更换工作岗位。

(3) 建议指导

1) 高热护理:发热是HAP中金黄色葡萄球菌败血症肺炎临床表现之一,体温的变化往往反映治疗是否有效,也为抗生素的选择提供依据。体温38.5℃以上时给予物理降温,如冷敷、温水擦浴或多饮水等,大量出汗应及时擦干和更换衣裤、床单被套,做好皮肤护理。持续高热物理降温效果不明显时,按医嘱加用药物降温,同时补充水分或静脉输液,以防脱水,降温处理后 25~30 分钟复测体温,体温降至正常后仍监测 3 天。

2)肺部症状观察:HAP 中金黄色葡萄球菌败血症肺炎常伴有咳嗽、咳痰,此类患者护理上必须保持呼吸道的通畅,及时清除分泌物。对于一般情况较好者采取指导有效的咳嗽方法,并定时协助患者进行翻身、拍背、促进痰液的引流,并观察痰的量、色、质及气味变化。痰液黏稠者给予盐酸氨溴索注射液加 0.9%氯化钠注射液雾化吸入,咳嗽无力给予吸痰,吸痰时最好刺激患者咳嗽,把深部的分泌物咳出,检查吸引压力不超过 13.33~26.67kPa。并避免负压过大损伤气道黏膜,吸痰时间不宜超过 15 秒,总数不超过 3 次。对于肺功能损害严重并发气胸或脓气胸者,立即行胸腔闭式引流,给予半坐卧位,保持引流管通畅,观察排气及引流液情况。并发呼吸衰竭予气管插管接呼吸机辅助通气,可予双相气道正压通气治疗。使用机械通气中应加强呼吸道的湿化,气管插管患者一般用 0.9%氯化钠注射液作为湿化液,滴速控制在 5 滴/分钟左右,24 小时不少于 200ml,具体可根据痰液的黏稠度来调节。治疗患者湿化器需每天更换蒸馏水,水温近于体温,减少干燥、冷气流的刺激。

3)保护重要脏器:HAP 易并发重要器官功能障碍,针对潜在的危险因素进行系统的观察,详细记录病情,及时进行针对性护理。出现右心衰竭,嘱患者卧床休息,观察心率、呼吸等变化,随时调整输液的量及速度。护理上保持病室空气流通,做好消毒隔离,防止交叉感染,严格记录出入量,及时检查肝肾功能,发现异常及时报告医师。

4)正确留取标本:协助医师及早明确病因,合理调整敏感抗生素并观察疗效。护理人员应正确指导患者留取合格的痰标本,晨起用凉开水漱口,然后用力咳嗽,将来自深部的痰液直接咳入无菌容器中,加盖后立即送检,一般不超过 2 小时。痰液黏稠者经过雾化吸入,咳嗽无力者经过吸痰后都能正确留取痰标本。准确进行采血,提高血培养的阳性率。采血培养最好是在使用抗生素之前短期内采血 2 次或 3 次做血培养,已经使用抗生素的患者在病情允许下,采血前停用抗生素 48~72 小时,以高热寒战期最佳,每次采血量至少为培养基的 1/10(5~10ml),严格无菌操作。

5)保护静脉:HAP 患者治疗周期长,须长期静脉注射抗生素。为了更好地保护血管,保证疗程顺利进行,选择静脉应从远心端开始,如 6 小时静脉注射 1 次,若静脉细难以注射,则给予静脉置管以保证输液通畅。置管时严格无菌操作,24 小时内导管入口部位清洁消毒更换透明敷料,没有污染情况下每周更换 2 次。经常检查导管的局部及导管走行处有无压痛,有无局部红肿。若发生静脉炎,应立即停止输液并拔管,局部第 1 天给予 25%硫酸镁湿敷,以后给予热敷。

6)饮食:此类患者一般营养状况差,加上高热、咳脓痰,处于高消耗、高代谢状态,由于应用抗生素等药物可使食欲减退,胃肠功能紊乱,影响食物的消化吸收。为了提高患者机体的免疫力,给予高蛋白、高热量、高维生素、易消化饮食,鼓励其多进食;厌食或进食不足者,静脉输入人体所需的营养物质,如复方氨基酸、脂肪乳剂等。发热时应补充水分和电解质,但心力衰竭患者应适当加以限制。

3. 预后(包括预防)

(1)平卧位引起误吸的可能性大,患者应采取半卧位(头部抬高 30°~45°),以有效减少误吸和 HAP 的发病。尽量避免使用可能抑制呼吸中枢的镇静药、止咳药。对昏迷患者要定时吸引口腔分泌物。

(2)口咽部细菌定植是 ICU 内发生 HAP 的重要危险因素,因此口腔局部消毒(氯己定)可降低某些患者 HAP 的发生。选择性胃肠道清洁也可减少 HAP 的发生,但如果耐药菌的比例比较高,选择性消化道祛污(SDD)的作用有限,在这种情况下,抗生素的选择压力增高,因此不推荐常规预防使用抗生素。静脉抗生素的使用可增加耐药菌定植及感染的机会,但有研究发现,在紧急气管插管 24 小时内头孢呋辛可减少早期 HAP 的发生。因此,某些患者短期使用抗生素可能有利,但长期使用抗生素耐药菌感染的危险增加。

(3)对呼吸治疗器械要严格消毒、灭菌。直接或间接接触下呼吸道黏膜的物品须经灭菌或高水平消毒。高水平消毒可采用 76℃,30 分钟加热,或选用适合的化学消毒剂如 2% 戊二醛溶液浸泡 20 分钟。化学消毒后的物品应避免再次污染。

(4)尽量使用无创通气。只要无禁忌证,优先采用经口(而非经鼻)气管插管。使用气囊上方带侧孔可供吸引的气管插管有利于积存于声门下气囊上方分泌物的引流,可减少 VAP 发生。对同一患者使用的呼吸机,其呼吸回路管道,包括接管、呼气活瓣及湿化器,不要过于频繁(<48 小时)更换,除非有肉眼可见的分泌物污染;不同患者之间使用时,则要经过高水平消毒。湿化器水要用无菌水。连接呼吸机管道上的冷凝水收集瓶要及时倾倒,操作时要避免冷凝水流向患者侧。

(5)手部清洁是预防 HAP 简便而有效的措施。严格执行洗手规则,可减少 ICU 内 HAP 至少 20%~30%。不论是否戴手套,接触黏膜、呼吸道分泌物及其污染的物品之后,或接触气管插管或气管切开患者前后,或接触患者正在使用的呼吸治疗设施前后,或接触同一患者不同的污染部位后,均应洗手。

(6)肺炎链球菌肺炎疫苗对易感人群如老年、慢性心肺疾病、糖尿病等患者有一定预防作用。

妥善治疗后,预后良好。

第三节　社区获得性肺炎

一、概　　述

肺炎指肺实质的炎症。由于肺实质和间质在解剖和功能上区分不如其他器官清楚,故肺炎也常包括肺间质炎症。肺炎病因以感染最常见,其他有理化因子、免疫损伤等。其中细菌性肺炎(bacterial pneumonia)占成人各类病原体肺炎的 80%。

肺炎分类方法有很多,按病原学诊断是一理想的分类方法,但迄今病原学诊断仍有很多技术及其实施上的困难,而在不同环境或场所及不同宿主所发生的肺炎,其病原学分布和临床表现等方面各有特点,临床处理及预后也多差异。因此,近年关于肺炎分类倾向于按发病场所和宿主状态进行划分。主要分为社区获得性肺炎(community acquired pneumonia,CAP)、医院获得性肺炎(hospital acquired pneumonia,HAP)、护理院获得性肺炎(nursing home acquired pneumonia,NHAP)、免疫低下宿主肺炎(immunocompromised host pneumonia,ICHP)。

社区获得性肺炎也称院外肺炎,是指在社区环境中机体受微生物感染而发生的肺炎,包括在社区感染、尚在潜伏期,因其他原因住院后而发病的肺炎,并排除在医院内感染而于出院后发病的肺炎。

二、治 疗

(一)康复措施

1. 门诊治疗 患者临床症状轻,不影响生活与工作者,可采取门诊治疗。疾病严重程度评分(如 CURB-65 标准:意识模糊、呼吸频率、低血压、≥65 岁)或预后模型(如 PSI)可用于 CAP 患者进行门诊治疗。

2. 住院治疗 据我国 CAP 诊治指南住院治疗标准,满足下列标准之一,尤其是两种或两种以上条件并存时,建议住院治疗。

(1)年龄≥65 岁。

(2)存在以下基础疾病或相关因素:慢性阻塞性肺疾病,糖尿病,慢性心、肾功能不全,恶性实体肿瘤或血液病,获得性免疫缺陷综合征(AIDS);吸入性肺炎或存在容易发生吸入的因素,近 1 年内曾因 CAP 住院,精神状态异常,脾切除术后,器官移植术后,慢性酗酒或营养不良,长期应用免疫抑制剂。

(3)存在以下异常体征之一:呼吸频率≥30 次/分钟,脉搏≥120 次/分钟,动脉收缩压<90mmHg,体温≥40℃或<35℃,意识障碍。存在肺外感染病灶如败血症、脑膜炎。

(4)存在以下实验室和影像学异常之一:白细胞计数>20×10^9/L 或<4×10^9/L,或中性粒细胞计数<1×10^9/L;呼吸空气时 PaO_2<60mmHg,PaO_2/FiO_2<300 或 $PaCO_2$>50mmHg;血肌酐(serum creatinine,SCr)>10^6μmol/L 或 BUN>7.1mmol/L;血红蛋白<90g/L 或血细胞比容(HCT)<30%;血浆白蛋白<25g/L;有败血症或弥散性血管内凝血(diffuse intravascular coagulation,DIC)的证据,如血培养阳性、代谢性酸中毒、凝血酶原时间(prothrombin time,PT)和活化部分凝血活酶时间(activated partial thromboplastin time,APTT)延长、血小板减少;X 线胸片显示病变累及 1 个肺叶以上、出现空洞、病灶迅速扩散或出现胸腔积液(证据等级Ⅲ)。

3. ICU 收入标准 符合重症 CAP 标准的 1 条主要标准或 3 条次要标准(证据等级Ⅱ)。

(二)一般治疗

(1)提倡乐观生活态度。

(2)保持健康生活方式。

(3)避免精神紧张、失眠等。

(4)戒烟,戒酒。对 CAP 住院的吸烟者,戒烟应作为一个目标(证据等级Ⅲ)。

(5)避免长期服用抗菌药物;如果患有其他疾病需要长期服用上述药物者,需要在专科医师指导下交替用药,避免自身菌群失调而导致其他并发症。

(6)对伴有经常性精神紧张、失眠等焦虑症状的患者,可适当使用抗焦虑类药物如地西泮 5~10mg,2~3 次/日,或艾司唑仑 1mg,1~2 次/日。

(三)外科治疗

多无须外科治疗。

(四)活动

发病时卧床休息,日常加强体育锻炼,增强体质。

(五)饮食

清淡饮食,可进食富有营养及维生素的流质或半流质食物,忌辛辣食品。

三、药物治疗

(一) 药物治疗原则

社区获得性肺炎经验性抗菌治疗的基本原则:明确诊断和确定抗菌治疗指征,抗菌药物仅适用于细菌性和非典型病原体性肺炎;根据病情严重度评估进行分级治疗;尽早开始最初经验性抗菌治疗;重视和提高住院 CAP 患者的病原学诊断水平,以改善后续治疗;参考指南并结合当地病原菌耐药性资源优化治疗策略,以求最佳疗效和最少耐药;运用抗菌药物的药动学或药效学原理指导临床用药;参考药物经济学评价选择药物。其中,按病情分级规范抗菌治疗方案是各国 CAP 诊治指南的核心。

(二) 药物选择

抗菌治疗是决定细菌性肺炎预后的关键。应据患者基础状态(年龄、合并疾病、免疫功能等)、感染获得类型、临床病情严重程度、所在地区或医院肺炎病原体及其耐药性流行病学资料,在完成主要检查和留取常规病原学检测标本后,及早开始经验性抗感染治疗。如延迟治疗将显著影响预后。抗感染治疗2~3天后,病情仍无改善或恶化,应调换抗感染药物。有病原检查结果时,应据药敏选择敏感药物。若无病原学资料可依,则应重新审视可能病原体,进行新一轮经验性治疗。轻中度肺炎总疗程可于症状控制如体温转为正常后3~7天结束;病情较重者为1~2周;金黄色葡萄球菌肺炎、免疫抑制患者肺炎,疗程宜适当延长;吸入性肺炎或肺脓肿,总疗程需数周至数月。

下述治疗建议根据我国社区获得性肺炎诊治指南提出,仅是原则性的,须结合具体情况进行选择。

1. 青壮年、无基础疾病患者 常见病原体:肺炎链球菌、肺炎支原体、肺炎衣原体、流感嗜血杆菌等。

选择药物如下。

(1)青霉素类(青霉素、阿莫西林等)。

(2)第一代或第二代头孢菌素(如头孢唑林钠、头孢呋辛等)。

(3)呼吸喹诺酮类(如左旋氧氟沙星、莫西沙星等)。

(4)大环内酯类(如阿奇霉素)(Ⅰ级证据)。

2. 老年人或有基础疾病患者 常见病原体:肺炎链球菌、流感嗜血杆菌、需氧革兰氏阴性杆菌、金黄色葡萄球菌、卡他莫拉菌等。

常选择药物如下。

(1)第二代头孢菌素(头孢呋辛、头孢丙烯、头孢克洛等)单用或联合大环内酯类(如阿奇霉素)(Ⅰ级证据)。

(2)β-内酰胺类/β-内酰胺酶抑制剂(如阿莫西林/克拉维酸、氨苄西林/舒巴坦)单用或联合大环内酯类(如阿奇霉素)(Ⅰ级证据)。

(3)呼吸喹诺酮类(如莫西沙星)(Ⅰ级证据)。

3. 需要住院但不必收住 ICU 患者 常见病原体:肺炎链球菌、流感嗜血杆菌、复合菌(包括厌氧菌)、需氧革兰氏阴性杆菌、金黄色葡萄球菌、肺炎衣原体、呼吸道病毒等。

药物选择如下。

(1)静脉注射第二代头孢菌素(如头孢呋辛)单用或联合静脉注射大环内酯类(如阿奇

霉素)(Ⅰ级证据)。

(2)静脉注射呼吸喹诺酮类(如左氧氟沙星)(Ⅰ级证据)。

(3)静脉注射β-内酰胺类/β-内酰胺酶抑制剂(如阿莫西林/克拉维酸、氨苄西林/舒巴坦)单用或联合静脉注射大环内酯类(如阿奇霉素)(Ⅰ级证据)。

(4)头孢噻肟或头孢曲松单用,或联合静脉注射大环内酯类(阿奇霉素)(Ⅰ级证据)。

4. 重症需入住ICU患者

(1)无铜绿假单胞菌感染危险因素:常见病原体为肺炎链球菌、需氧革兰氏阴性杆菌、嗜肺军团菌、肺炎支原体、流感嗜血杆菌、金黄色葡萄球菌等。

常选用药物包括以下几种。

1)头孢噻肟或头孢曲松联合静脉注射大环内酯类(如阿奇霉素)(Ⅱ级证据)或氟喹诺酮类(如左氧氟沙星)(Ⅰ级证据)。

2)静脉注射呼吸喹诺酮类(如莫西沙星)联合氨基糖苷类(依替米星)(Ⅰ级证据)。

3)静脉注射β-内酰胺类/β-内酰胺酶抑制剂(如阿莫西林/克拉维酸、氨苄西林/舒巴坦)联合静脉注射大环内酯类(如阿奇霉素)(Ⅱ级证据)。

4)厄他培南联合静脉注射大环内酯类(如阿奇霉素)。

(2)有铜绿假单胞菌感染危险因素:常见病原体为A组常见病原体+铜绿假单胞菌。

常选用药物包括以下几种。

1)具有抗假单胞菌活性的β-内酰胺类抗生素(如头孢他啶、头孢吡肟、哌拉西林/他唑巴坦、头孢哌酮/舒巴坦、亚胺培南、美罗培南等)联合静脉注射大环内酯类(如阿奇霉素),必要时还可同时联用氨基糖苷类(如硫酸依替米星)(三联合为Ⅲ级证据)。

2)具有抗假单胞菌活性的β-内酰胺类抗生素联用静脉注射喹诺酮类(如环丙沙星、左氧氟沙星)(Ⅰ级证据)。

3)静脉注射环丙沙星或左旋氧氟沙星联合氨基糖苷类(如依替米星)。

(3)几点说明和注意事项

对于既往健康的轻症且胃肠道功能正常的患者应尽量推荐用生物利用度良好的口服抗感染药物治疗。

我国成人CAP致病菌肺炎链球菌对青霉素的不敏感率(包括中介与耐药)在20%左右,青霉素中介水平(MIC 0.1~1.0mg/L)耐药肺炎链球菌肺炎仍可选择青霉素,但需提高剂量,如青霉素240万单位静脉滴注,4~6小时/次。高水平耐药或存在耐药高危险因素时应选择头孢曲松、头孢噻肟、厄他培南、呼吸喹诺酮类或万古霉素。

我国肺炎链球菌对大环内酯类耐药率普遍在60%以上,且多呈高水平耐药,因此,疑肺炎链球菌CAP时,不宜单用大环内酯类,但大环内酯类对非典型致病原仍有良好疗效。

支气管扩张症并发肺炎,铜绿假单胞菌是常见病原体,经验性治疗应兼顾及此。除上述推荐药物外,有人提倡联合喹诺酮类或大环内酯类,据认为此类药物易穿透或破坏细菌的生物被膜。

疑有吸入因素时应优先选择氨苄西林/舒巴坦钠、阿莫西林/克拉维酸等有抗厌氧菌作用的药物,或联合应用甲硝唑、克林霉素等,也可选用莫昔沙星等对厌氧菌有效的呼吸喹诺酮类药物。

对疑感染流感病毒者一般并不推荐联合抗病毒治疗,只对有典型流感症状(发热、肌痛、全身不适和呼吸道症状)、发病时间<2天的高危患者及处于流感流行期时,才考虑联合

抗病毒治疗。

对危及生命的重症肺炎,建议早期采用广谱强效抗菌药治疗,待病情稳定后可根据病原学进行针对性治疗,或降阶梯治疗。抗生素治疗要尽早开始,首剂抗生素争取在诊断CAP后4小时内使用,以提高疗效,降低病死率,缩短住院时间。

抗感染治疗一般可于退热和主要呼吸道症状明显改善后3~5天停药,但疗程视不同病原体、病情严重程度而异,不宜将肺部阴影完全吸收作为停用抗菌药的指征。对普通细菌性感染,如肺炎链球菌,用药至患者热退后72小时即可;对金黄色葡萄球菌、铜绿假单胞菌、克雷伯菌属或厌氧菌等容易导致肺组织坏死的致病菌,建议抗菌药疗程≥2周。对于非典型病原体,疗程应略长,如肺炎支原体、肺炎衣原体,建议疗程10~14天,军团菌属抗感染疗程建议10~21天。

重症肺炎除有效抗感染治疗外,营养支持治疗和呼吸道分泌物引流也十分重要。若患者气道内产生大量黏液分泌物,可促使继发性感染,影响气道通畅,应用祛痰药利于改善通气,促进病情好转。常用药物及用法:盐酸氨溴索30mg,静脉滴注,2次/日;厄多司坦300mg,口服,2次/日。

(三)社区获得性肺炎的预防

戒烟、避免酗酒有助于预防肺炎的发生。预防接种肺炎链球菌疫苗和(或)流感疫苗可减少某些特定人群罹患肺炎的机会。目前应用的多价肺炎链球菌疫苗是从多种血清型中提取的多糖荚膜抗原。就免疫功能正常的成人肺炎患者而言,1篇系统综述显示,肺炎疫苗的应用与否对不同病原肺炎的发生率及死亡率并无显著差异,但根据有限的证据,其应用确可降低疫苗相关性肺炎球菌肺炎的发生。建议接种肺炎链球菌疫苗的人员:体弱的儿童和成年人;60岁以上老年人;反复发生上呼吸道感染(包括鼻窦炎、中耳炎)的儿童和成年人;具有肺、心脏、肝脏或肾脏慢性基础疾病者;糖尿病患者;癌症患者;镰状细胞贫血患者;霍奇金病患者;免疫系统功能失调者;脾切除者;需要接受免疫抑制治疗者;长期居住在养老院或其他护理机构者。灭活流感疫苗的接种范围较肺炎链球菌疫苗广泛一些,我们尚未发现随机对照试验评价流感疫苗在预防肺炎中的作用,但一些临床观察研究结果提示流感疫苗可降低肺炎的发生率和老龄患者的死亡率。建议接种的人员包括60岁以上老年人;慢性病患者及体弱多病者;医疗卫生机构工作人员,特别是临床一线工作人员;小学生和幼儿园儿童;养老院、老年人护理中心、托幼机构的工作人员;服务行业从业人员,特别是出租汽车司机,民航、铁路、公路交通的司乘人员,商业及旅游服务的从业人员等;经常出差或到国内外旅行的人员。

(四)社区获得性肺炎并发症治疗

1. 感染性休克 严重肺炎并发毒血症或败血症者,可引起感染性休克,表现为血压下降,四肢厥冷,出冷汗,口唇、指端发绀,高热,也有体温不升、呼吸急促和少尿者。更严重者可出现精神、神志改变。其治疗如下所示。

(1)补充血容量

举例:低分子右旋糖酐500ml,静脉滴注,1次/日。

胶体液首选低分子右旋糖酐,可提高血浆胶体渗透压,拮抗血浆外渗,扩充血容量,同时降低血液黏滞度,疏通微循环,防止DIC。有肾功能不全者或出血倾向者慎用。

0.9%氯化钠注射液500ml,静脉滴注,1次/日。补液原则是先快后慢、先盐后糖、先晶体后胶体、见尿补钾。

(2)血管活性物质的应用

举例:0.9%氯化钠注射液50ml+多巴胺150mg,泵注,5ml/h,以5ml/h递增,直至收缩压达90mmHg以上。首先应用多巴胺升压,升压平缓,对肾灌注影响较小。1~5μg/(kg·min)为小剂量——肾反应性剂量,5~10μg/(kg·min)为中剂量——心脏反应性剂量,10~20μg/(kg·min)为大剂量——血管加压剂量。

0.9%氯化钠注射液100ml+多巴胺20mg+间羟胺20mg,静脉滴注,15~20滴/分。

评价:升压作用强,速度快但对肾血流量有影响。

(3)控制感染

举例:0.9%氯化钠注射液250ml+哌拉西林钠/他唑巴坦钠3.375g,静脉滴注,4~6小时/次,联用0.9%氯化钠注射液100ml+依替米星0.1g,静脉滴注,2次/日。适合青霉素不过敏、革兰氏染色阳性菌感染者。

0.9%氯化钠注射液100ml+舒普深(头孢哌酮/舒巴坦)2g,静脉滴注,2次/日,联用莫西沙星0.4g,静脉滴注,1次/日。适合革兰氏染色阴性菌感染的重症患者。

(4)糖皮质激素的应用

举例:0.9%氯化钠注射液100ml+氢化可的松200mg,静脉滴注,1次/日。作用快,维持时间相对较短,全身不良反应较少。

0.9%氯化钠注射液100ml+地塞米松10mg,静脉滴注,1次/日。作用时间长,对全身影响大。

(5)纠正水、电解质和酸碱紊乱

举例:谢性酸中毒时,可用5%碳酸氢钠200ml,静脉滴注,据血气分析结果酌情用药。

低血钾时,可用0.9%氯化钠注射液20ml+10%氯化钾注射液30ml,泵注,10ml/h。

2.脓胸肺炎 可伴有少量纤维素性渗出,随着肺炎的吸收而吸收。但如经抗菌治疗后仍持续发热,或一度好转后又发热及出现其他症状加重,则应考虑并发化脓性胸膜炎的可能,此时应结合胸部X线检查和B超检查,行胸腔穿刺等诊治措施。发现后应积极排脓并局部加用青霉素,必要时需行胸腔闭式引流术。

抗生素用药举例:0.9%氯化钠注射液100ml+青霉素240万~480万U,静脉滴注,4次/日。适合较轻的患者。

0.9%氯化钠注射液100ml+头孢噻肟2g,静脉滴注,4次/日或0.9%氯化钠注射液100ml+头孢曲松1~2g,静脉滴注,2次/日。适合轻中症的患者。

0.9%氯化钠注射液250ml+去甲万古霉素0.5g,静脉滴注,3次/日。适合对其他抗生素耐药者。

0.9%氯化钠注射液100ml+亚胺培南/西司他丁0.5g,静脉滴注,3次/日。适合重症患者。

(五)社区获得性肺炎及其并发症治疗处方举例

下述治疗建议根据我国社区获得性肺炎诊治指南提出,仅是原则性的,须结合具体情况进行选择。

1.青壮年、无基础疾病的门诊患者

方案1 注射用青霉素钠粉针80万U,肌内注射,3次/日或4次/日。

适应范围:青壮年、无基础疾病的门诊患者。

注意事项:应用本品前需详细询问药物过敏史并进行青霉素皮肤试验,呈阳性反应者禁用。

疗程:除军团菌疗程至少2周外,其他CAP治疗至少5天,热退后2~3天停药。

评价:经济、安全、方便。

方案2 注射用青霉素钠粉针240万~480万U,静脉滴注,3次/日或4次/日。

适应范围:青壮年、无基础疾病的门诊患者,相对较重者。

注意事项:应用本品前需详细询问药物过敏史并进行青霉素皮肤试验,呈阳性反应者禁用。青霉素水溶液在室温不稳定,20U/ml 30℃放置24小时效价下降56%,青霉烯酸含量增加200倍,因此本品须新鲜配制;大剂量使用时应定期检测电解质;对诊断的干扰。

疗程:除军团菌疗程至少2周外,其他CAP治疗至少5天,热退后2~3天停药。

评价:经济、高效。我国成人CAP致病肺炎链球菌对青霉素的不敏感率(包括中介与耐药)在20%左右,青霉素中介水平(MIC 0.1~1.0mg/L)耐药肺炎链球菌肺炎仍可选择青霉素,但需提高剂量,如青霉素G240万U静脉滴注,4~6小时/次。

方案3 左氧氟沙星片0.3~0.5g,口服,1次/日。

适应范围:青壮年、无基础疾病的门诊患者。

注意事项:肝功能减退时,可减少药物清除;有中枢神经系统疾患者,如癫痫及癫痫病史者应避免应用;偶有发生跟腱炎或跟腱断裂的报告,如有发生,须立即停药。

疗程:除军团菌疗程至少2周外,其他CAP治疗至少5天,热退后2~3天停药。

评价:应用简单方便,疗效较好。

方案4 阿奇霉素片0.5g,口服,1次/日。

适应范围:青壮年、无基础疾病的门诊患者。

注意事项:进食可影响阿奇霉素的吸收,故需在饭前1小时或饭后2小时口服;轻度肾功能不全(肌酐清除率>40ml/min)不需作剂量调整,严重肾功能不全者应慎重;肝功能不全者慎用,严重肝病者不用。用药期间定期随访肝功能;用药期间如果发生过敏反应,应立即停药;若出现腹泻症状,应考虑假膜性肠炎。我国肺炎链球菌对大环内酯类耐药率在60%以上,且多呈高水平耐药,因此,在疑为肺炎链球菌所致CAP时不宜单独应用大环内酯类。

疗程:服用3天。

评价:经济、方便。

2. 老年人或有基础疾病的门诊患者

方案1 阿莫西林克拉维酸钾片1.2g,口服,3次/日+阿奇霉素片0.5g,口服,1次/日。

适应范围:老年人或有基础疾病的门诊患者。

注意事项:对头孢菌素类药物过敏者慎用;本品与其他青霉素类和头孢菌素类药物之间有交叉过敏性。阿奇霉素应用:进食可影响阿奇霉素的吸收,故需在饭前1小时或饭后2小时口服;严重肾功能不全患者应慎重;肝功能不全者慎用,严重肝病患者不应使用。用药期间定期随访肝功能;用药期间如果发生过敏反应,应立即停药。

疗程:除军团菌疗程至少2周外,其他CAP治疗至少5天,热退后2~3天停药。阿奇霉素只用3天。

评价:无。

方案2 头孢氨苄胶囊0.5g,口服,3次/天+阿奇霉素片0.5g,口服,1次/天。

适应范围:老年人或有基础疾病的门诊患者。

注意事项:头孢氨苄胶囊与青霉素类或头霉素有交叉过敏反应;肾功能减退及肝功能损害者慎用。

疗程:除军团菌疗程至少2周外,其他CAP治疗至少5天,热退后2~3天停药。阿奇霉素只用3天。

评价:无。

方案3 莫西沙星片0.4g,口服,1次/日。

适应范围:老年人或有基础疾病的门诊患者。

注意事项:禁用于儿童、少年、妊娠期和哺乳期妇女。喹诺酮类过敏者禁用。可诱发癫痫发作,已知或怀疑有癫痫发作的患者,使用中要注意。

疗程:除军团菌疗程至少2周外,其他CAP治疗至少5天,热退后2~3天停药。

评价:高效、简单、方便。

3. 需要住院但不必收住ICU患者

方案1 注射用头孢呋辛钠粉针0.75g,0.9%氯化钠注射液100ml,静脉滴注,3次/日;或注射用头孢呋辛钠粉针0.75g,0.9%氯化钠注射液100ml,静脉滴注,3次/日+注射用阿奇霉素粉针0.5g,阿奇霉素只用5天,5%葡萄糖注射液500ml,静脉滴注,1次/日。

适应范围:需要住院但不必收住ICU患者。

注意事项:与其他青霉素类和头孢菌素类药物有交叉过敏性。

疗程:除军团菌疗程至少2周外,其他CAP治疗至少5天,热退后2~3天停药。阿奇霉素只用5天。

评价:无。

方案2 注射用头孢曲松钠粉针2g,0.9%氯化钠注射液100ml,静脉滴注,1次/日;或注射用头孢曲松钠粉针2g,0.9%氯化钠注射液100ml,静脉滴注,1次/日+注射用阿奇霉素粉针0.5g,5%葡萄糖注射液500ml,静脉滴注,1次/日。

适应范围:需要住院但不必收住ICU患者。

注意事项:交叉过敏反应:对一种头孢菌素过敏者对其他头孢菌素也可能过敏。有青霉素过敏性休克或即刻反应者,不宜再选用头孢菌素类。有胃肠道疾病史者应慎用。头孢菌素类毒性低,慢性肝病患者不须调整剂量。严重肝肾损害或肝硬化者应调整剂量。

疗程:除军团菌疗程至少2周外,其他CAP治疗至少5天,热退后2~3天停药。阿奇霉素只用5天。

评价:无。

方案3 盐酸左氧氟沙星氯化钠注射液200ml(0.2g),静脉滴注,2次/日。

适应范围:需要住院但不必收住ICU患者。

注意事项:本品静滴时间为每100ml不得少于60分钟。肾功能减退者,需根据肾功能调整给药剂量;避免过度暴露于阳光,如发生光敏反应或其他过敏症状需停药;肝功能减退时,可减少药物清除;原有中枢神经系统疾患者,如癫痫及癫痫病史者应避免应用。

疗程:除军团菌疗程至少2周外,其他CAP治疗至少5天,热退后2~3天停药。

评价:强效、方便。

4. 重症需入住ICU患者

(1) A组:无铜绿假单胞菌感染危险因素。

方案1 注射用头孢曲松钠粉针 2g,0.9%氯化钠注射液 100ml,静脉滴注,1 次/日+注射用阿奇霉素粉针 0.5g,5%葡萄糖注射液 500ml,静脉滴注,1 次/日。

适应范围:重症需入住 ICU 患者,无铜绿假单胞菌感染危险因素。

注意事项:头孢曲松钠有交叉过敏反应:对一种头孢菌素过敏者对其他头孢菌素也可能过敏。对青霉素类、青霉素衍生物或青霉胺过敏者也可能对头孢菌素或头霉素过敏。严重肝肾损害或肝硬化者应调整剂量。血液透析清除本品的量不多,透析后无须增补剂量。

疗程:除军团菌疗程至少 2 周外,其他 CAP 治疗至少 5 天,热退后 2~3 天停药。

评价:强力高效。

方案2 注射用阿莫西林克拉维酸钾粉针 1.2g,0.9%氯化钠注射液 100ml,静脉滴注,4 次/日+注射用阿奇霉素粉针 0.5g,5%葡萄糖注射液 500ml,静脉滴注,1 次/日。

适应范围:重症需入住 ICU 患者,无铜绿假单胞菌感染危险因素。

注意事项:阿莫西林克拉维酸钾应用注意事项,须先进行青霉素皮试;对头孢菌素类药物过敏者、严重肝功能障碍者、中度或严重肾功能障碍者及有哮喘、湿疹、花粉症等过敏性疾病史者慎用;与其他青霉素类和头孢菌素类药物有交叉过敏性。

疗程:除军团菌疗程至少 2 周外,其他 CAP 治疗至少 5 天,热退后 2~3 天停药。阿奇霉素只用 5 天。

评价:高效。

方案3 注射用亚胺培南/西司他丁钠粉针 1g,0.9%氯化钠注射液 100ml,静脉滴注,4 次/日+注射用阿奇霉素粉针 0.5g,5%葡萄糖注射液 500ml,静脉滴注,1 次/日。

适应范围:重症需入住 ICU 患者,无铜绿假单胞菌感染危险因素。

注意事项:亚胺培南/西司他丁应用注意事项,过敏体质者慎用;本品不可与含乳酸钠的输液或其他碱性药液相配伍;本品应在使用前溶解,用盐水溶解的药液只能在室温存放 10 小时,含葡萄糖的药液只能存放 4 小时。

疗程:除军团菌疗程至少 2 周外,其他 CAP 治疗至少 5 天,热退后 2~3 天停药。阿奇霉素只用 5 天。

评价:强力高效。

(2)B 组:有铜绿假单胞菌感染危险因素。

方案1 注射用头孢哌酮钠舒巴坦钠粉针 2g,0.9%氯化钠注射液 100ml,静脉滴注,2 次/日+注射用阿奇霉素粉针 0.5g,5%葡萄糖注射液 500ml,静脉滴注,1 次/日。

适应范围:重症需入住 ICU 患者,有铜绿假单胞菌感染危险因素。

注意事项:头孢哌酮/舒巴坦应用注意事项,对青霉素类抗生素过敏患者慎用;一旦发生过敏反应,需立即停药。肝肾功能减退,须调整用药剂量,并应监测血药浓度;部分患者可引起维生素 K 缺乏和低凝血酶原血症,用药期间应进行出血时间、凝血酶原时间监测。应防止引起二重感染。

疗程:除军团菌疗程至少 2 周外,其他 CAP 治疗至少 5 天,热退后 2~3 天停药。阿奇霉素只用 5 天。

评价:高效。

方案 2 注射用亚胺培南/西司他丁钠粉针 1g,0.9%氯化钠注射液 100ml,静脉滴注,2次/日+注射用阿奇霉素粉针 0.5g,5%葡萄糖注射液 500ml,静脉滴注,1次/日。

适应范围:重症需入住 ICU 患者,有铜绿假单胞菌感染危险因素。

注意事项:亚胺培南/西司他丁应用注意事项,过敏体质者慎用;不可与含乳酸钠的液体或其他碱性药液相配伍;本品应在使用前溶解,用盐水溶解的药液只能在室温存放 10 小时,含葡萄糖的药液只能存放 4 小时。

疗程:除军团菌疗程至少 2 周外,其他 CAP 治疗至少 5 天,热退后 2~3 天停药。阿奇霉素只用 5 天。

评价:高效。

方案 3 莫西沙星注射液 0.4g,静脉滴注,1 次/日+注射用头孢哌酮钠舒巴坦钠 2g,0.9%氯化钠注射液 100ml,静脉滴注,2 次/日。

适应范围:重症需入住 ICU 患者,有铜绿假单胞菌感染危险因素。

注意事项:头孢哌酮/舒巴坦应用注意事项,对青霉素类抗生素过敏患者慎用;一旦发生过敏反应,需立即停药。肝肾功能减退,须调整用药剂量,并应监测血药浓度;部分患者可引起维生素 K 缺乏和低凝血酶原血症,用药期间应进行出血时间、凝血酶原时间监测。

疗程:除军团菌疗程至少 2 周外,其他 CAP 治疗至少 5 天,热退后 2~3 天停药。

评价:强力高效。

四、疗效评价及随访

(一)治愈标准

出院标准:经有效治疗后,患者病情明显好转,同时满足以下 6 项标准时,可以出院(原有基础疾病可影响到以下标准判断者除外)。体温正常超过 24 小时;平静时心率≤100 次/分钟;平静时呼吸≤24 次/分钟;收缩压≥90mmHg;不吸氧情况下,动脉血氧饱和度正常;可以接受口服药物治疗,无精神障碍等情况。

治愈标准:细菌性肺炎治愈后即可停止抗感染治疗,抗感染治疗一般可于热退和主要呼吸道症状明显改善后 3~5 天停药,但疗程视不同病原体、病情严重程度而异,不宜将肺部阴影完全吸收作为停用抗菌药物的指征。对于普通细菌性感染,如肺炎链球菌,用药至患者热退后 72 小时即可;对于金黄色葡萄球菌、铜绿假单胞菌、克雷伯菌属或厌氧菌等容易导致肺组织坏死的致病菌所致的感染,建议抗菌药物疗程≥2 周。对于非典型病原体,疗程应略长,如肺炎支原体、肺炎衣原体感染的建议疗程为 10~14 天,军团菌属感染的疗程建议为10~21 天。

(二)好转标准

初始治疗后 48~72 天应对病情和诊断进行评价。有效治疗反应首先表现为体温下降,呼吸道症状也可以有改善,白细胞恢复和 X 线胸片病灶吸收一般出现较迟。凡症状明显改善,不一定考虑痰病原学检查结果如何,仍可维持原有治疗。症状显著改善后,胃肠外给药者可改用同类或抗菌谱相近或对致病原敏感的制剂口服给药,采用序贯治疗。

(三)随访观察

1. 病情监测 跟踪随访患者治疗情况,包括治疗地点(门诊或住院治疗)、抗生素治疗情况(抗生素种类、剂量、静脉输液时间、转换口服药时间)、病程(治疗时间或住院时间)、转归(存活或死亡)、诊治费用。随访至治疗结束,记录患者的病死率。

2. 预防措施

(1)生活调理:提倡乐观生活态度和保持健康生活方式;体育锻炼、缓解精神压抑和紧张;戒烟、戒酒、遵医嘱服药。

(2)长期保持无再次上述病原体感染。

(3)医患互动:护理工作非常重要,每日详细记录体温变化,使患者体验到护理人员的亲切关怀和照顾。引导患者协助检查,打消其恐惧、紧张、害怕的心理、取得合作;做好呼吸道管理,根据病情需要,定期雾化拍背吸痰,保证呼吸道通畅;大环内酯类药物基本都有胃肠道反应,输液尽量在饭后1小时进行,并吃一些富含维生素的食物;做好口腔护理及皮肤护理;严格无菌操作,防止院内感染的发生。

CAP中肺炎链球菌肺炎的高发病率、病死率和高医疗资源消耗给社会经济发展带来沉重负担,对于感染性疾病唯一的有效办法是预防。CAP预防一般性措施包括加强体育锻炼,增强机体抵抗力,避免过度疲劳及突发受凉等诱发因素;戒烟;避免与感染人群发生密切接触;及时有效治疗各种上呼吸道感染。同时注意减轻环境污染,进行局部环境消毒。讲究良好的生活卫生习惯,预防肺炎链球菌肺炎的发生。各种病原体的减毒活性疫苗,如卡介苗、肺炎球菌疫苗、流感病毒疫苗、"百白破"三联疫苗及其他多价复合疫苗等,都能在一定程度上提高机体对这些病原体的抵抗力。虽然肺炎链球菌有84种抗原型(血清型),但与毒力、流行情况和耐药有关的抗原型只有20多种,它可以包括90%的肺炎链球菌感染。接受疫苗免疫接种的重点对象为老年人、幼儿和免疫功能低下者。此外,白细胞介素、转移因子、人体免疫球蛋白等生物制剂,对提高免疫和防御机制、预防CAP发生都有一定帮助。

3. 并发症 注意CAP合并肺脓胸的治疗。

4. 预后 老年、伴严重基础疾病、免疫功能抑制宿主的肺炎预后较差。抗菌药物广泛应用后,肺炎链球菌肺炎病死率已从过去的30%下降至6%左右,但革兰氏阴性杆菌、金黄色葡萄球菌特别是MRSA引起的肺炎,病死率仍较高。增强体质、避免上呼吸道感染、在高危患者选择性应用疫苗对预防肺炎有一定的意义。

第四节 肺血栓栓塞症

一、概 述

肺栓塞(pulmonary embolism,PE)是以各种栓子阻塞肺动脉系统为其发病原因的一组疾病或临床综合征的总称,包括肺血栓栓塞症(pulmonary thromboembolism,PTE)、脂肪栓塞综合征、羊水栓塞、空气栓塞等。PTE为来自静脉系统或右心的血栓阻塞肺动脉或其分支所致疾病,以肺循环和呼吸功能障碍为其主要临床和病理生理特征。PTE为PE的最常见类型,占PE的绝大多数,通常所称PE即指PTE。肺动脉发生栓塞后,若其支配区的肺组织因血流受阻或中断而发生坏死,称为肺梗死(pulmonary infarction,PI)。引起PTE的血栓主要来源于深静脉血栓形成(deep venous thrombosis,DVT)。PTE常为DVT的并发症。PTE与DVT共属于静脉血栓栓塞症(venous thromboembolism,VTE),为VTE的两种类别。

二、治 疗

(一) 康复措施

具体康复措施包括对肺栓塞患者进行症状限制运动试验,运动方式为踏车,运动前需对其做一个全面评估,包括 PE 部位、血栓栓塞肺动脉范围、平时运动量、心肺系统功能、有无运动禁忌证等,并给予运动指导,休息3分钟后,无负荷(OW)踏车热身3分钟,每2分钟增加25W的运动强度,踏车转速可保持在50~80r/min,直到患者出现呼吸困难、疲劳症状后停止运动,运动时应预先准备好心肺复苏等急救设备。

(二) 一般治疗

对高度疑诊或确诊 PTE 的患者,应进行严密监护,监测呼吸、心率、血压、静脉压、心电图及血气的变化,对大面积 PTE 可收入 ICU;为防止栓子再次脱落,要求绝对卧床,保持大便通畅,避免用力;对于有焦虑和惊恐症状的患者应予安慰并可适当使用镇静剂;胸痛者可予止痛剂;对于发热、咳嗽等症状可给予相应的对症治疗。

对有低氧血症的患者,采用经鼻导管或面罩吸氧。当合并严重的呼吸衰竭时,可使用经鼻(面)罩无创性机械通气或经气管插管行机械通气。应避免做气管切开,以免在抗凝或溶栓过程中局部大量出血。应用机械通气中需注意尽量减少正压通气对循环的不利影响。对于出现右心功能不全、心排血量下降,但血压尚正常的病例,可予具有一定肺血管扩张作用和正性肌力作用的多巴酚丁胺和多巴胺;若出现血压下降,可增大剂量或使用其他血管加压药物,如间羟胺、肾上腺素等。对于液体负荷疗法需持审慎态度,因过大的液体负荷可能会加重右室扩张并进而影响心排出量,一般所予负荷量限于500ml 之内。

(三) 外科治疗

肺动脉血栓摘除术:适用于经积极的保守治疗无效的紧急情况,要求医疗单位有施行手术的条件与经验。患者应符合以下标准:大面积 PTE,肺动脉主干或主要分支次全堵塞,不合并固定性肺动脉高压者(尽可能通过血管造影确诊);有溶栓禁忌证者;经溶栓和其他积极的内科治疗无效者。

肺血栓内膜摘除术(pulmonary thromboendarterectomy,PTE):是对肺高血压为数不多的有效外科疗法之一。一般 PTE 的适应证是 PAm 在 30mmHg 以上,或肺血管抵抗(pulmonary-vascular resistance,PVR)在 $300(dyn \cdot sec)/cm-5$ 以上的肺高压病者;呼吸困难等临床症状严重引起日常生活障碍(Hugh-Jones 功能分类Ⅲ级以上,NYHA 心功能分类Ⅲ级以上);手术可能实施部位上存在血栓(至少肺叶动脉附着血栓或内膜肥厚);其他重要脏器未见障碍;患者及家属极力希望手术。对于轻度呼吸困难的病例(H2J 分类Ⅱ度以下,NYHA 分类Ⅱ级以下),则不必积极劝其做 PTE,先行抗凝疗法和在家氧疗法等内科保守疗法,进行观察。如临床症状加重,日常生活受限的病例,需要行 PTE。PTE 术式分为两种:一是仅行一侧肺血栓内膜剥离的开胸法,二是同时行两侧肺动脉血栓内膜剥离的正中胸部切开法。慢性栓塞性肺动脉高压(CTEPH)是可见两侧肺动脉附着血栓的两侧疾病,正中切开法为标准的术式,但对血栓偏重一侧的病例,开胸法也有效。

经静脉导管碎解和抽吸血栓:用导管碎解和抽吸肺动脉内巨大血栓或行球囊血管成型,同时还可进行局部小剂量溶栓。适应证:肺动脉主干或主要分支大面积 PTE 并存在以下情况者,溶栓和抗凝治疗禁忌;经溶栓或积极的内科治疗无效;缺乏手术条件。

静脉滤器:为防止下肢深静脉大块血栓再次脱落阻塞肺动脉,可于下腔静脉安装滤器。适用于下肢近端静脉血栓,而抗凝治疗禁忌或有出血并发症;经充分抗凝而仍反复发生PTE;伴血流动力学变化的大面积PTE;近端大块血栓溶栓治疗前;伴有肺动脉高压的慢性反复性PTE;行肺动脉血栓切除术或肺动脉血栓内膜剥脱术的病例。对于上肢DVT病例还可应用上腔静脉滤器。置入滤器后,如无禁忌证,宜长期口服华法林抗凝;定期复查有无滤器上血栓形成。

安装静脉滤器的害处主要集中在滤器的移位造成相应器官的阻塞及局部血管的穿破。另外,若没有足够的抗凝治疗,在滤器附近仍会有血栓形成。

(四) 活动

肺栓塞关键在于预防,在患者做完下肢手术后要争取尽早下床活动,平时要尽量抬高患肢,在手术恢复期间一定要穿弹力袜,这些都能非常好地预防肺栓塞的发生。肺栓塞患者应在医护人员指导下进行3~6个月有氧运动,能提高患者11%~36%摄氧高峰值,减慢亚级量运动时心率,降低收缩压,从而降低心肌氧耗,提高患者在日常生活中的运动耐受量,提高老年人独立生活能力。故无论是从个人还是社会角度出发,PE患者运动康复治疗都有很大价值。

(五) 饮食

提供低脂肪、清淡、易消化饮食,预防便秘是防止肺栓塞的重要措施。其他预防措施包括药物和器械两类。主要药物是低分子量肝素、普通肝素和华法林。器械方法包括间歇充气压力泵(intermittent pneumatic compression, IPC)和梯度压力弹力袜(GCS),两者可联合应用。患者出院后必须定期随访,在监测血液的情况下服用一段时间的华法林,以防血栓栓塞的复发。二级预防的时间应根据患者的危险分层,如果VTE的发生具有明确诱因,如外伤和手术后发生的DVT,华法林抗凝4~6周就可以了。如果存在其他危险因素,如严重疾病未愈、仍在卧床、患糖尿病等,需要抗凝6个月。反复发生VTE、患易栓症或者不明原因的VTE、恶性肿瘤伴VTE应该长期或者终身抗凝。

三、药物治疗

(一) 药物治疗原则

1. 溶栓治疗原则 溶栓治疗可迅速溶解部分或全部血栓,恢复肺组织再灌注,减小肺动脉阻力,降低肺动脉压,改善右室功能,减少严重PTE患者的病死率和复发率。溶栓治疗主要适用于大面积PTE病例,即出现因栓塞所致休克和(或)低血压的病例;对于次大面积PTE,即血压正常但超声心动图显示右室运动功能减退或临床上出现右心功能不全表现的病例,若无禁忌证可以进行溶栓;对于血压和右室运动均正常的病例不推荐进行溶栓。溶栓治疗宜高度个体化。溶栓的时间窗一般定为14日以内,但鉴于可能存在血栓的动态形成过程,对溶栓的时间窗不做严格规定。溶栓应尽可能在PTE确诊的前提下慎重进行。对有溶栓指征的病例宜尽早开始溶栓。溶栓治疗的主要并发症为出血。用药前应充分评估出血的危险性,必要时应配血,做好输血准备。溶栓前宜留置外周静脉套管针,以方便溶栓中取血监测,避免反复穿刺血管。

溶栓治疗的绝对禁忌证有活动性内出血;近期自发性颅内出血。相对禁忌证有2周内的大手术、分娩、器官活检或不能以压迫止血部位的血管穿刺;2个月内的缺血性脑卒中;10

日内的胃肠道出血;15 日内的严重创伤;1 个月内的神经外科或眼科手术;难于控制的重度高血压(收缩压>180mmHg,舒张压>110mmHg);近期曾行心肺复苏;血小板计数低于 100×10^9/L;妊娠;细菌性心内膜炎;严重肝肾功能不全;糖尿病出血性视网膜病变;出血性疾病等。对于大面积 PTE,因其对生命的威胁极大,上述绝对禁忌证也应被视为相对禁忌证。

使用尿激酶(urokinase,UK)、链激酶(streptokinase,SK)溶栓期间勿同用肝素。对以重组组织型纤溶酶原激活剂(reconstructive tissue plasminogen activator,rt-PA)溶栓时是否需停用肝素无特殊要求。溶栓治疗结束后,应每 2~4 小时测定 1 次 PT 或 APTT,当其水平低于正常值的 2 倍,即应重新开始规范的肝素治疗。溶栓后应注意对临床及相关辅助检查情况进行动态观察,评估溶栓疗效。

常用的溶栓药物有尿激酶、链激酶和重组组织型纤溶酶原激活剂,三者溶栓效果相仿,临床上可根据条件选用。rt-PA 可能对血栓有较快的溶解作用。

2. 抗凝治疗原则 目前临床上应用的抗凝药物主要有普通肝素(以下简称肝素)、低分子量肝素和华法林。一般认为,抗血小板药物的抗凝作用尚不能满足 PTE 或 DVT 的抗凝要求。

临床疑诊 PTE 时,即可安排使用肝素或低分子量肝素进行有效的抗凝治疗。应用肝素或低分子量肝素前应测定基础 APTT、PT 及血常规(含血小板计数、血红蛋白);注意是否存在抗凝的禁忌证,如活动性出血、凝血功能障碍、血小板减少,未予控制的严重高血压等。对于确诊的 PTE 病例,大部分禁忌证属相对禁忌证。

肝素治疗前常用的监测指标是 APTT。APTT 为一种普通凝血状况的检查,并不是总能可靠地反映血浆肝素水平或抗栓活性。对这一情况需加注意。若有条件测定血浆肝素水平,使之维持在 0.2~0.4U/ml(鱼精蛋白硫酸盐测定法)或 0.3~0.6U/ml(酰胺分解测定法),可能为一种更好的调整肝素治疗的方法。各单位实验室也可预先测定在本实验室中与血浆肝素的上述治疗水平相对应的 APTT 值,作为调整肝素剂量的依据。

不同厂家制剂需参照其产品使用说明。由于不需要监测和出血的发生率较低,低分子量肝素尚可用于在院外治疗 PTE 和 DVT。低分子量肝素与普通肝素的抗凝作用相仿,但低分子量肝素引起出血和 HIT 的发生率低。除无须常规监测 APTT 外,在应用低分子量肝素的前 5~7 日内也无须监测血小板数量。当疗程长于 7 日时,需开始每隔 2~3 日检查血小板计数。低分子量肝素由肾脏清除,对于肾功能不全,特别是肌酐清除率低于 30ml/min 的病例须慎用。若应用须减量并监测血浆抗 Xa 因子活性。肝素或低分子量肝素须至少应用 5 日,直到临床情况平稳。对大面积 PTE 或髂股静脉血栓,肝素约需用至 10 日或更长。

不同低分子量肝素的剂量不同,详见下文,每日 1~2 次,皮下注射。根据体重给药(抗 Xa 因子,U/kg 或 mg/kg)。对于大多数病例,按体重给药是有效的,不需监测 APTT 和调整剂量,但对过度肥胖者或孕妇宜监测血浆抗 Xa 因子活性(plasma anti-Xa activity)并据以调整剂量。

华法林可以在肝素或低分子量肝素开始应用后的第 1~3 日加用口服抗凝剂华法林,初始剂量为 3~5mg/d。由于华法林需要数天才能发挥全部作用,因此与肝素或低分子量肝素需至少重叠应用 4~5 日,当连续 2 天测定的 INR 达到 2.5(2.0~3.0)时,或 PrIl 延长至 1.5~2.5 倍时,即可停止使用肝素或低分子量肝素,单独口服华法林治疗。应根据 INR 或 PT 调节华法林的剂量。在达到治疗水平前,应每日测定 INR,其后 2 周每周监测 2~3 次,以后根据 INR 的稳定情况每周监测 1 次或更少。若行长期治疗,约每 4 周测定 INR 并调整华法林剂量1次。

（二）药物选择

常用的溶栓药物有尿激酶、链激酶和重组组织型纤溶酶原激活剂。抗凝药物主要有肝素、低分子量肝素、重组水蛭素和华法林。

（三）肺血栓栓塞症并发症治疗

肺血栓栓塞主要并发症为急性肺动脉高压、急性右心衰竭和呼吸衰竭。对有低氧血症的患者，采用经鼻导管或面罩吸氧。当合并严重的呼吸衰竭时，可使用经鼻（面）罩无创性机械通气或经气管插管行机械通气。应避免做气管切开，以免在抗凝或溶栓过程中局部大量出血。应用机械通气中需注意尽量减少正压通气对循环的不利影响。对于出现右心功能不全，心排血量下降，但血压尚正常的病例，可予具有一定肺血管扩张作用和正性肌力作用的多巴酚丁胺和多巴胺；若出现血压下降，可增大剂量或使用其他血管加压药物，如间羟胺、肾上腺素等。对于液体负荷疗法需持审慎态度，因过大的液体负荷可能会加重右室扩张并进而影响心排出量，一般所予负荷量限于500ml之内。

（四）肺血栓栓塞及其并发症治疗处方举例

方案1 注射用尿激酶粉针4400U/kg，0.9%氯化钠注射液20ml，90ml/h静脉滴注10分钟，随后，注射用尿激酶粉针2200U/（kg·h），0.9%氯化钠注射液250ml，连续静脉滴注12小时；依诺肝素注射液0.4ml（0.4ml：4000AxaIU），皮下注射，每日一次；华法林片3~5mg/d，口服，1~2次/日。

适用范围：溶栓治疗主要适用于大面积肺栓塞病例；对于次大面积肺栓塞，若无禁忌证可以进行溶栓。

注意事项：溶栓和抗凝药物的不良反应主要为出血。应用前、治疗过程中应测定患者血细胞比容、血小板记数及凝血系列参数。急性内脏出血、急性颅内出血、陈旧性脑梗死、近两个月内进行过颅内或脊髓内外科手术、颅内肿瘤、动静脉畸形或动脉瘤、出血体质、严重难控制的高血压患者禁止使用。

疗程：溶栓1日；低分子量肝素抗凝7~10日；华法林疗程至少3~6个月。

评价：为一种常用高效治疗方案，且费用较低。

方案2 依诺肝素注射液每次100AxaIU/kg，皮下注射，1次/12小时；华法林片3~5mg/d，口服，1~2次/日。

适用范围：次大面积肺栓塞。

注意事项：同方案1。

疗程：低分子量肝素抗凝7~10日；华法林疗程至少3~6个月。

评价：为一种常用高效治疗方案，且费用较低。

方案3 华法林片3~5mg/d，口服，1~2次/日。

适用范围：慢性栓塞性肺动脉高压。

注意事项：同方案1。

疗程：华法林疗程至少3~6个月，甚至终身抗凝。

评价：口服华法林可以防止肺动脉血栓再形成和抑制肺动脉高压进一步发展。为一种治疗慢性肺栓塞肺动脉高压和长期抗凝治疗方案，费用较低。

方案4 波生坦片62.5~125mg，口服，2次/日；西地那非片20mg，口服，3次/日；吸入用伊洛前列素溶液5μg,6~9次/日;华法林片3.0~5.0mg,口服,1~2次/日。

适用范围:急性肺动脉高压。

注意事项:使用波生坦需检测肝脏氨基转移酶水平,随后最初12个月内每个月检测一次,以后2个月一次。在治疗后的第1个月和第3个月及随后每隔3个月检查血红蛋白浓度。华法林过量易致各种出血。

疗程:视患者病情而定。

评价:是一种有效治疗方案。

方案5　螺内酯片20mg,口服,3次/日;去乙酰毛花苷注射液0.2~0.4mg,静脉注射,1~2次/日;非洛地平缓释片5mg,口服,1次/日。

适用范围:急性右心衰竭。

注意事项:去乙酰毛花苷治疗安全范围小,易发生不同程度的毒性反应。

疗程:遵医嘱。

评价:是一种有效治疗方案。

方案6　氨茶碱注射液0.25g,尼可刹米注射液0.375g×3支,5%葡萄糖液250ml,静脉滴注,1~2次/日;盐酸氨溴索片30mg,口服,3次/日;沙丁胺醇气雾剂200μg,吸入,3~4次/日;异丙托溴铵气雾剂40μg,吸入,2~4次/日。

适用范围:急性呼吸衰竭。

注意事项:尼可刹米剂量过大或反复应用过频可致惊厥。

疗程:遵医嘱。

评价:无。

四、疗效评价及随访

(一)治愈标准

(1)症状、体征基本消失。

(2)D-二聚体<500μg/L。

(3)静脉血管超声检查无明显异常。

(4)肺通气或灌注扫描结果正常或接近正常。

(5)螺旋CT检查未发现血栓形成。

(二)好转标准

(1)症状、体征基本好转。

(2)静脉血管超声检查提示血栓机化,未见有新的附壁血栓形成;或在长期抗凝的情况下静脉滤器未见血栓形成。

(3)肺通气或灌注扫描结果正常或接近正常。

(4)螺旋CT检查未发现血栓形成。

(三)随访观察

1. 病情监测　对重点高危人群,包括普通外科、妇产科、泌尿外科、骨科(人工股骨头置换术、人工膝关节置换术、髋部骨折等)、神经外科、创伤、急性脊髓损伤、急性心肌梗死、缺血性脑卒中、肿瘤、长期卧床、严重肺部疾病(慢性阻塞性肺疾病、肺间质疾病、原发性肺动脉高压等)的患者,根据病情轻重、年龄、是否复合其他危险因素等来评估发生 DVT-PTE 的危险性,制订相应的预防方案。

2. 预防措施　对存在发生 DVT-PTE 危险因素的病例,宜根据临床情况采用相应预防措施。采用的主要方法如下所示。

(1)机械预防措施:包括加压弹力袜、间歇序贯充气泵和下腔静脉滤器。

(2)药物预防措施:包括小剂量肝素皮下注射、低分子量肝素和华法林。

3. 并发症　肺栓塞造成急性肺动脉高压、急性右心衰竭和呼吸衰竭。

4. 预后　首次发生血栓栓塞的病死率很不一致,取决于栓塞的范围和患者原来的心肺功能状态。有明显心肺功能障碍者严重栓塞后的死亡率高(可能>25%)。原来心肺功能正常者大多不致死亡,除非肺血管床的阻塞超过 50%。首次发生的致命性栓塞常在 1~2 小时内死亡。未经治疗患者反复栓塞的机会约达 50%,其中多达半数可能死亡。抗凝治疗可使复发率降至约 5%,其中约 20% 可能死亡。

第五节　慢性阻塞性肺疾病

一、概　述

慢性阻塞性肺疾病(chronic obstructive pulmonary disease,COPD)由于其患者数多,死亡率高,社会经济负担重,已成为一个重要的公共卫生问题。COPD 目前居全球死亡原因的第 4 位,世界卫生组织公布,至 2020 年 COPD 将位居世界疾病经济负担的第 5 位。在我国,COPD 同样是严重危害人民身体健康的重要慢性呼吸系统疾病。近期对我国 7 个地区 20 245 名成年人群进行调查,COPD 患病率占 40 岁以上人群的 8.2%。

COPD 是一种具有气流受限特征的可以预防和治疗的疾病,气流受限不完全可逆、呈进行性发展,与肺部对香烟烟雾等有害气体或有害颗粒的异常炎症反应有关。COPD 主要累及肺脏,但也可引起全身(或称肺外)的不良效应。肺功能检查对确定气流受限有重要意义。在吸入支气管舒张剂后,第一秒用力呼气容积(FEV_1)/用力肺活量(FVC)<70%表明存在气流受限,并且不能完全逆转。慢性咳嗽、咳痰常先于气流受限许多年;但不是所有咳嗽、咳痰症状的患者均会发展为 COPD。部分患者可仅有不可逆气流受限改变而无慢性咳嗽、咳痰症状。

COPD 与慢性支气管炎和肺气肿密切相关。慢性支气管炎是指在除外慢性咳嗽的其他已知原因后,患者每年咳嗽、咳痰 3 个月以上,并连续 2 年。肺气肿则指肺部终末细支气管远端气腔出现异常持久的扩张,并伴有肺泡壁和细支气管的破坏而无明显的肺纤维化。当慢性支气管炎、肺气肿患者肺功能检查出现气流受限,并且不能完全可逆时,则能诊断为 COPD。如患者只有慢性支气管炎和(或)肺气肿,而无气流受限,则不能诊断为 COPD。虽然哮喘与 COPD 都是慢性气道炎症性疾病,但二者的发病机制不同,临床表现及对治疗的反应也有明显差异。大多数哮喘患者的气流受限具有显著的可逆性,是其不同于 COPD 的一个关键特征;但是,部分哮喘患者随着病程延长,可出现较明显的气道重塑,导致气流受限的可逆性明显减小,临床很难与 COPD 相鉴别。COPD 和哮喘可以发生于同一位患者;由于二者都是常见病、多发病,这种概率并不低。一些已知病因或具有特征病理表现的气流受限疾病,如支气管扩张症、肺结核纤维化病变、肺囊性纤维化、弥漫性泛细支气管炎及闭塞性细支气管炎等,均不属于 COPD。

二、治 疗

(一) 康复措施

康复治疗包括呼吸生理治疗、肌肉训练、心理治疗与健康教育等多方面措施。

1. 呼吸生理治疗 包括帮助患者咳嗽,用力呼气以促进分泌物清除;使患者放松,进行缩唇呼吸,避免快速、浅表的呼吸以帮助克服急性呼吸困难。

2. 肌肉训练 全身性运动与呼吸肌锻炼,前者包括步行、登楼梯、踏车等,后者有腹式呼吸锻炼等。

3. 心理治疗 谈话、生物反馈、药物治疗。

4. 健康教育 戒烟、改变不良生活习惯、加强疾病预防措施等。

(二) 一般治疗

1. COPD 稳定期治疗

(1) 患者教育:教育与督促患者戒烟;使患者了解 COPD 的病理生理与临床基础知识;掌握一般和某些特殊的治疗方法;学会自我控制病情的技巧;了解赴医院就诊的时机;社区医师定期随访管理。

(2) 控制职业性或环境污染:避免或防止粉尘、烟雾及有害气体吸入。

(3) 氧疗:长期家庭氧疗应在Ⅲ级重度 COPD 患者应用,具体指征是①$PaO_2 \leq 55mmHg$ 或动脉血氧饱和度(SaO_2)≤88%,有或没有高碳酸血症;②PaO_2 55~60mmHg,或 $SaO_2 <89\%$,并有肺动脉高压、心力衰竭水肿或红细胞增多症(红细胞比容>55%)。

2. COPD 加重期的治疗

(1) 确定 COPD 加重的原因:引起 COPD 加重的最常见原因是气管、支气管感染。肺炎、充血性心力衰竭、气胸、胸腔积液、肺血栓栓塞症、心律失常等可以引起与 COPD 加重类似的症状,需加以鉴别。

(2) 诊断和严重性评价:COPD 加重的主要症状是气促加重,常伴有喘息、胸闷、咳嗽加剧、痰量增加、痰液颜色和(或)黏度改变及发热等。

(3) 肺功能测定:加重期患者,常难以满意地进行肺功能检查。

(4) 动脉血气分析:静息状态下在海平面呼吸空气条件下,$PaO_2 <60mmHg$ 和(或)$SaO_2 <90\%$,有创机械通气治疗。

(5) 院外治疗:COPD 加重期的院外治疗包括适当增加以往所用支气管舒张剂的剂量及频度。抗生素选择应依据患者肺功能及常见的致病菌,结合患者所在地区致病菌及耐药流行情况,选择敏感抗生素。

(6) 住院治疗:COPD 急性加重且病情严重者需住院治疗。住院治疗的指征:①症状显著加剧,如突然出现的静息状况下呼吸困难;②出现新的体征或原有体征加重(如发绀、外周水肿);③新近发生的心律失常;④有严重的伴随疾病;⑤初始治疗方案失败;⑥高龄 COPD 患者的急性加重;⑦诊断不明确;⑧院外治疗条件欠佳或治疗不力。

(7) 收入 ICU 的指征:①严重呼吸困难且对初始治疗反应不佳;②精神障碍、嗜睡、昏迷;③经氧疗和无创性正压通气(non-invasive positive pressure ventilation,NIPPV)后,低氧血症($PaO_2 <50mmHg$)仍持续或呈进行性恶化,和(或)高碳酸血症($PaCO_2 >70mmHg$)无缓解甚至有恶化,和(或)严重呼吸性酸中毒(pH<7.30)无缓解,甚至恶化。

3. 外科治疗　COPD 的手术治疗应严格选择患者,肺大疱切除术和肺减容术可能会改善动态肺功能、肺容积、活动能力、呼吸困难、健康及相关生活质量,或许能提高生存率。少数患者可考虑肺移植。

4. 活动　可适当进行常规运动,如散步、蹬车或游泳。

5. 饮食　在营养支持方面,应要求达到理想的体重;同时避免过高碳水化合物饮食和过高热量摄入,以免产生过多二氧化碳。

三、药 物 治 疗

（一）药物治疗原则

药物治疗用于预防和控制症状,减少急性加重的频率和严重程度,提高运动耐力和生活质量。

1. 支气管舒张剂治疗原则　支气管舒张剂可松弛支气管平滑肌、扩张支气管、缓解气流受限,是控制 COPD 症状的主要治疗措施。短期按需应用可缓解症状,长期规则应用可预防和减轻症状,增加运动耐力,但不能使所有患者的 FEV_1 都得到改善。与口服药物相比,吸入剂不良反应小,因此多首选吸入治疗。主要的支气管舒张剂有 $β_2$ 受体激动剂、抗胆碱药及甲基黄嘌呤类,根据药物的作用及患者的治疗反应选用。用短效支气管舒张剂较为便宜,但效果不如长效制剂。不同作用机制与作用时间的药物联合可增强支气管舒张作用、减少不良反应。$β_2$ 受体激动剂、抗胆碱药物和（或）茶碱联合应用,肺功能与健康状况可获进一步改善。

2. 抗生素治疗原则　当患者呼吸困难加重,咳嗽伴有痰量增加及脓性痰时,应根据患者所在地常见病原菌类型及药物敏感情况积极选用抗生素。由于多数 COPD 急性加重由细菌感染诱发,故抗感染治疗在 COPD 加重治疗中具有重要地位。COPD 患者多有支气管肺部感染反复发作及反复应用抗生素的病史,且部分患者合并有支气管扩张,因此这些患者感染的细菌耐药情况较一般肺部感染患者更为严重。长期应用广谱抗生素和激素者易继发真菌感染,宜采取预防和抗真菌措施。

3. 糖皮质激素的治疗原则　COPD 稳定期长期应用糖皮质激素吸入治疗并不能阻止其 FEV_1 的降低趋势。长期规律的吸入糖皮质激素较适用于 $FEV_1<50\%$ 预计值（Ⅲ级和Ⅳ级）并且有临床症状及反复加重的 COPD 患者。这一治疗可减少急性加重频率,改善生活质量。联合吸入糖皮质激素和 $β_2$ 受体激动剂,比各自单用效果好,目前已有布地奈德/福莫特罗、氟地卡松/沙美特罗两种联合制剂。对 COPD 患者不推荐长期口服糖皮质激素治疗。

（二）药物选择

1. 支气管舒张剂

（1）$β_2$ 受体激动剂:沙丁胺醇 100~200μg,吸入,3 次/日;沙美特罗 36.25μg,吸入,2 次/日。

（2）抗胆碱药:异丙托溴铵 40~80μg,吸入,3 次/日;噻托溴铵 18μg,吸入,1 次/日。

（3）茶碱类药物:氨茶碱 0.1~0.2g,口服,3 次/日;多索茶碱 0.2g,口服,2 次/日。

2. 抗生素　应根据患者所在地常见病原菌类型及药物敏感情况积极选用抗生素。

3. 糖皮质激素　常用的糖皮质激素药物有布地奈德、丙酸氟替卡松、甲泼尼龙、泼尼松。

4. 其他药物

（1）祛痰药（黏液溶解剂）：COPD 气道内可产生大量黏液分泌物，可促使继发感染，并影响气道通畅，应用祛痰药有利于气道引流通畅，改善通气，但除少数有黏痰的患者有效外，总的来说效果并不十分确切。常用药物有盐酸氨溴索、乙酰半胱氨酸等。

（2）疫苗：流感疫苗可减轻 COPD 的严重程度和降低死亡率，可每年给予一次（秋季）或两次（秋、冬）。它含有杀死的或活的、无活性病毒，应每年根据预测的病毒种类制备。肺炎球菌疫苗含有 23 种肺炎球菌荚膜多糖，已在 COPD 患者应用，但尚缺乏有力的临床观察资料。

（三）COPD 的预防与治疗

1. COPD 稳定期治疗 药物治疗用于预防和控制症状，减少急性加重的频率和严重程度，提高运动耐力和生活质量。根据患者对治疗的反应及时调整治疗方案。

2. COPD 加重期治疗 根据症状、血气、胸部 X 线片等评估病情的严重程度。采取控制性氧疗，给予支气管舒张剂、糖皮质激素，必要时进行有创性机械通气。

3. 其他住院治疗 措施：在出入量和血电解质监测下适当补充液体和电解质；注意补充营养，对不能进食者需经胃肠补充要素饮食或予静脉高营养；对卧床、红细胞增多症或脱水的患者，无论是否有血栓栓塞性疾病史均需考虑使用肝素或低分子量肝素；积极排痰治疗（如用刺激咳嗽、叩击胸部、体位引流等方法）；识别并治疗伴随疾病（冠心病、糖尿病等）及并发症（休克、弥散性血管内凝血、上消化道出血、肾功能不全等）。

（四）COPD 并发症治疗

1. 慢性呼吸衰竭 常在 COPD 急性加重时发生，其症状明显加重，发生低氧血症和（或）高碳酸血症，可具有缺氧和二氧化碳潴留的临床表现，如发绀、头痛、嗜睡、神志恍惚等。部分患者特别是重度患者或急性加重患者可出现喘息。治疗以氧疗为主，单纯低氧血症给予鼻导管吸氧，一般吸入氧浓度为 28%～30%，吸入氧浓度过高时引起二氧化碳潴留的风险加大。如合并二氧化碳潴留需注意严格低流量吸氧，必要时机械通气。

2. 自发性气胸 如有突然加重的呼吸困难，并伴有明显的发绀，患侧肺部叩诊为鼓音，听诊呼吸音减弱或消失，应考虑并发自发性气胸，通过 X 线检查可以确诊。确诊后给予氧疗，如肺组织压缩大于 30% 或存在明显的呼吸困难，可行胸腔穿刺抽气或胸腔闭式引流，持续负压吸引，使肺组织复张。

3. 慢性肺源性心脏病 由于 COPD 肺病变引起肺血管床减少及缺氧致肺动脉痉挛、血管重塑，导致肺动脉高压、右心室肥厚扩大，最终发生右心功能不全。肺心病分肺、心功能代偿期和失代偿期。肺、心功能失代偿期的治疗原则为积极控制感染，通畅气道，改善呼吸功能，纠正缺氧与二氧化碳潴留，控制呼吸衰竭和心力衰竭。其他治疗参照 COPD 缓解期的治疗措施。

四、疗效评价及随访

（一）治愈标准

(1) 症状基本消失，血气基本恢复正常。

(2) X 线检查肺部感染消失。

(3) 心、肺、肾功能改善。

（二）好转标准

(1) 症状基本消失,血气改善。

(2) X线检查肺部感染减轻。

（三）随访观察

1. 病情监测

(1) 病情平稳后,至少每1~2个月复诊一次。

(2) 门诊复诊了解患者症状缓解、并发症发生及药物不良反应发生情况。

(3) 评估生活质量,包括呼吸功能状况。

(4) 每年检查一次肺功能。

2. 预防复发的措施

(1) 患者应保证居室内空气清新,避免呼吸道刺激。吸烟患者应戒烟。

(2) 慢性支气管炎的患者应在夏末秋初开始采用菌苗疗法,如注射核酪注射液、服用气管炎菌苗等,这些措施均需在医师指导下采用。

(3) COPD患者出现痰液黏稠或剧烈干咳等症状,可口服复方甘草合剂或其他祛痰止咳药物。此外,不可忽视叩背排痰的重要性,卧床患者还应定时更换体位以利痰液排出。

(4) COPD患者要学会以消耗最少的能量和氧气,达到最大可能的肺膨胀:要处于舒适的体位,最好是端坐的体位;要学会放松肩和颈部肌肉;呼吸时尽量延长呼气时间;养成安静、不慌张的习惯。

(5) COPD的患者在家中禁用镇静剂,无论患者是在缓解期还是在发作期。因为这些药物抑制呼吸中枢,并可引起呼吸暂停,COPD患者服地西泮后一睡就再没能醒来的悲剧时有发生。

(6) 有条件的患者可在家中氧疗,15h/d,最好在夜间进行,需要注意的是COPD患者氧疗时氧流量一定不可过高,保证持续低流量吸氧,即1~2U/min,必须经常检查流量表,保证氧流量稳定在此范围内。

(7) COPD患者要加强个人防护,在寒冷季节或气候转变时,注意防寒保暖,防止呼吸道感染,这一点至关重要。一旦感染应及时彻底地治疗,此为预防慢性支气管炎的重要一环。

(8) COPD患者应坚持呼吸操训练:取立位(可坐或仰卧),一手放前胸,一手放腹部,进行腹式呼吸。吸气时挺腹、呼气时腹壁向内收缩,使腹壁的活动度尽量大。吸气与呼气的时间比为1:(2~3),做到深吸缓呼,吸气用鼻,呼气用口,呼气时将口唇缩拢如吹口哨样。每日锻炼两次,每次10~20分钟,可以使膈肌活动度增加,达到改善呼吸功能的目的。

3. 并发症

(1) 肺大疱生成:日常起居应注意避免胸、腹内压过高,如不用力屏气、不做过于剧烈的运动、保持大便通畅等。

(2) 心力衰竭:COPD患者出现心力衰竭时都有不同程度的下肢水肿,家人应注意观察水肿增长、消退情况并记录全天的尿量,作为服用利尿剂的依据。

(3) 呼吸衰竭:COPD患者一旦发生呼吸道感染,往往容易并发呼吸衰竭和心力衰竭,应及时到医院诊治。

4. 预后 COPD患者的预后与疾病的复发和急性加重的发作次数密切相关。

第六节 特发性肺纤维化

一、概述

特发性肺纤维化(idiopathic pulmonary fibrosis,IPF)是病因未明的慢性进展型纤维化性间质性肺炎的一种特殊类型,好发于老年人,病变局限于肺部,组织病理学和(或)影像学表现具有普通型间质性肺炎(usual interstitial pneumonia,UIP)的特征。所有表现为原因不明的慢性劳力性呼吸困难,并且伴有咳嗽、双肺底爆裂音和杵状指的成年患者均应考虑IPF的可能性。其发病率随年龄增长而增加,典型症状一般在60~70岁出现,<50岁的IPF患者罕见。男性明显多于女性,多数患者有吸烟史。IPF发病率近几年呈现明显增长的趋势,美国总人口中IPF患病率为(14.0~42.7)/10万,发病率为(6.8~16.3)/10万。诊断IPF需要排除其他各种间质性肺炎,包括其他类型的特发性间质性肺炎及与环境暴露、药物或系统性疾病相关的间质性肺疾病。IPF是一种致死性疾病,尚缺乏有效的治疗药物。IPF´的死亡率随年龄增长而增加,IPF中位生存期2~3年,但其自然病程变异很大,且无法预测,总体预后不良。

二、治疗

(一)康复措施

1. 门诊治疗 患者临床症状轻,不影响生活与工作者,可采取门诊治疗。

2. 住院治疗 有并发症或病情进行性加重的患者需住院治疗。

(二)非药物治疗

有静息低氧血症的IPF患者应该接受长期氧疗。多数IPF患者应该接受肺康复治疗,但对于少数患者肺康复治疗可能是不合理的选择。多数IPF引起的呼吸衰竭应该接受机械通气,但对于少数患者机械通气可能是合理的选择。

(三)外科治疗

某些合适的IPF患者应该接受肺移植治疗(强推荐,低质量证据),术前是否需要机械通气已成为判别肺移植后早期病死率的危险因素,因此呼吸机依赖已被许多中心认为是肺移植的相对或绝对禁忌证。

(四)活动

适当活动,避免过度劳累。

(五)饮食

无特殊要求。

三、药物治疗

(一)药物治疗原则

目前尚无治疗IPF的有效药物,但一些临床药物试验的结果提示某些药物可能对IPF患者有益。用于治疗IPF的药物有糖皮质激素、免疫抑制剂、秋水仙碱、环孢素、干扰素、抗氧化药物(乙酰半胱氨酸)、抗凝药物和降低肺动脉压等。目前尚缺乏足够证据支持应该常规使用这些药物治疗。

（二）药物选择

根据患者病情及委员会推荐级别,对一些治疗的推荐意见是弱反对,表明这些治疗的收益与风险尚不明确,还需要更高质量的研究结果来证实。弱反对的药物可能适用于一些特定的患者,对于充分知情并强烈要求药物治疗的患者,推荐选用这些弱反对的药物。

(1) IPF 患者不应该接受糖皮质激素单药、秋水仙碱及环孢素治疗(强推荐,很低质量证据)。

(2) IPF 患者不应该接受糖皮质激素与免疫抑制剂(如硫唑嘌呤、环磷酰胺)的联合治疗(强推荐,低质量证据)。

(3)多数 IPF 患者不应该接受糖皮质激素、硫唑嘌呤及乙酰半胱氨酸联合治疗,不应该接受乙酰半胱氨酸单药治疗,但对于少数患者可能是合理的治疗措施(弱推荐,低质量证据)。

(4) PF 患者不应该接受干扰素 r-1b 治疗(强推荐,高质量证据)。

(5) IPF 患者不应该接受波生坦、益赛普治疗(强推荐,中等质量证据)。

(6)多数 IPF 患者不应该接受抗凝治疗,但对少数患者抗凝治疗可能是合理的选择(弱推荐,很低质量证据)。

(7)多数 IPF 患者不应该接受吡非尼酮治疗,但对少数患者该药物可能是合理的选择(弱推荐,低中等质量证据)。

（三）特发性肺纤维化的预防

特发性肺纤维化因原因不明,可能的高危因素有吸烟、环境暴露、微生物感染、胃食管反流和遗传因素。因此,戒烟、避免危险环境暴露、避免反复感染、积极治疗反流性食管炎等可能有助于 IPF 的预防和急性加重。

（四）特发性肺纤维化并发症和伴发疾病的治疗

IPF 患者的常见并发症和伴发疾病越来越受到人们的关注,主要包括 IPF 急性加重、肺动脉高压、胃食管反流、肥胖、肺气肿和阻塞性睡眠呼吸暂停。目前尚不明确治疗这些伴发的疾病是否会影响 IPF 患者的预后。

1. IPF 急性加重　多数 IPF 急性加重时应该接受糖皮质激素治疗,但对少数患者来说,糖皮质激素治疗可能是不合理的选择(弱推荐,很低质量证据)。

2. IPF 合并肺动脉高压　多数 IPF 患者不应该接受针对肺动脉高压的治疗,但对少数患者来说可能是合理的选择(弱推荐,很低质量证据)。

3. 反流性食管炎　多数 IPF 患者应该接受针对无症状胃食管反流的治疗,但对少数患者来说可能是不合理的选择(弱推荐,很低质量证据)。

4. 肥胖、肺气肿和阻塞性睡眠呼吸暂停　迄今为止尚无 IPF 患者伴发肥胖、肺气肿和阻塞性睡眠呼吸暂停治疗方面的研究资料,因此无法给予推荐意见。

（五）特发性肺纤维化姑息治疗

姑息治疗旨在减轻患者症状和减少痛苦,而不是治疗疾病。姑息治疗的目标是减轻患者生理与精神上的痛苦,为患者及其家属提供心理与精神上的支持。这些治疗措施均需个体化,是疾病辅助治疗的一部分。

IPF 患者咳嗽和呼吸困难等症状的恶化很常见且疗效差。有限的研究结果提示,糖皮质激素和沙利度胺可能缓解 IPF 患者的慢性咳嗽;慢性阿片类药物可用于治疗严重呼吸困难和咳嗽,但需要严密监测药物不良反应。

(六) 特发性肺纤维化及其并发症治疗处方举例

1. 特发性肺纤维化用药方案

方案 1 泼尼松片 0.5mg/(kg·d),口服,1 次/日,4 周;0.25mg/(kg·d),口服,1 次/日,8 周;0.125mg/(kg·d),口服,1 次/日,维持量+硫唑嘌呤片 2~3mg/(kg·d),口服,1 次/日;或环磷酰胺片 2mg/(kg·d),口服,2~3 次/日。+乙酰半胱氨酸泡腾片 600mg,冲服,1~3 次/日。

适用范围:适用于确诊特发性肺间质纤维化,没有合并感染。在家属及患者充分知情并强烈要求下可酌情使用。

注意事项:年龄>70 岁,极度肥胖,伴随心脏病、糖尿病和骨质疏松症,则不适于联合治疗;环磷酰胺开始剂量 25~50mg,每 7~14 天增加 25mg,直至最大量 150mg/d;硫唑嘌呤最大量 150mg/d。服药期间注意补钙和维生素 D,注意复查血常规。

疗程:半年。如果在 6~12 个月病情恶化,应停药或改变治疗方案。例如,用环磷酰胺替换硫唑嘌呤,如病情好转或稳定则继续联合治疗,药物剂量不变。治疗满 18 个月后,进一步治疗应该个体化,是否继续治疗需根据临床反应和患者的耐受性而做决定。

评价:临床不常用治疗方案,费用较低。

方案 2 乙酰半胱氨酸泡腾片 600mg,冲服,1~3 次/日。

适用范围:适用于确诊特发性肺间质纤维化,在家属及患者充分知情并强烈要求下可酌情使用。

注意事项:温水冲服,最好间隔几分钟后服用其他药物。患有支气管哮喘的患者在治疗期间应密切观察病情,如有支气管痉挛发生应立即终止治疗。

疗程:1 年以上,可长期服用。

评价:临床不常规应用治疗方案,费用较低。

2. 特发性肺纤维化急性加重期用药方案

方案 泼尼松片 0.5mg/(kg·d),口服,1 次/日,4 周;0.25mg/(kg·d),口服,1 次/日,8 周。0.125mg/(kg·d),口服 1 次/日,维持量+硫唑嘌呤片 2~3mg/(kg·d),口服,1 次/日;或环磷酰胺片 2mg/(kg·d),口服,2~3 次/日。+乙酰半胱氨酸泡腾片 600mg,冲服,1~3 次/日。

适用范围:适用于确诊特发性肺间质纤维化,患者处于急性期或活动期,没有合并感染。在家属及患者充分知情并强烈要求下可酌情使用。

注意事项:年龄>70 岁,极度肥胖,伴随心脏病、糖尿病和骨质疏松症,则不适于联合治疗;环磷酰胺开始剂量 25~50mg,每 7~14 天增加 25mg,直至最大量 150mg/d;硫唑嘌呤最大量 150mg/d。服药期间注意补钙和维生素 D,注意复查血常规。

疗程:半年。如果在 6~12 个月病情恶化,应停药或改变治疗方案。例如,用环磷酰胺替换硫唑嘌呤,如病情好转或稳定则继续联合治疗,药物剂量不变。治疗满 18 个月后,进一步治疗应该个体化,是否继续治疗需根据临床反应和患者的耐受性而做决定。

评价:临床不常规使用的治疗方案,费用较低。

四、疗效评价及随访

(一) 治愈、好转标准

IPF 是病因未明的慢性进展型间质性肺炎的一种特殊类型,无治愈标准。

(二) 随访观察

1. 监测疾病进展　无其他可解释的原因情况下,出现下述任一表现即为 IPF 的疾病进展:进行性呼吸困难(客观评估);FVC 绝对值较基线呈进行性持续降低;肺一氧化碳弥散量 DLCO 绝对值(血红蛋白校正后)较基线呈进行性持续降低;高分辨率 CT(HRCT)上纤维化程度进行性进展;急性加重;因呼吸衰竭死亡。肺功能是疾病进展最标准的客观监测和定量评估方法,FVC 绝对值下降 10%(伴或不伴 DLCO 改变)或 DLCO 绝对值下降 15%(伴或不伴 FVC 改变)是死亡的替代指标,也是疾病进展的指标。FVC 绝对值下降 5%~10% 也代表 IPF 患者疾病进展。建议每 3~6 个月对疾病的严重程度进行评价。短期内持续的临床症状、肺功能和影像学的恶化也提示疾病进展。

2. 监测症状　监测 IPF 患者呼吸系统症状(如呼吸困难)的恶化对疾病管理有重要意义。一旦患者出现呼吸系统症状恶化,需要对疾病进展、静息和活动时的血氧饱和度进行评估,同时需要监测是否存在下肢深静脉血栓、肺栓塞等并发症。

3. 监测氧合状况的恶化　无论症状轻重,所有患者在基线状态及每 3~6 个月的随访过程中,均应测量静息和活动状态下的血氧饱和度,以确保患者氧合充足,并判断患者是否需要辅助氧疗。一般情况下,6 分钟步行试验(6MWT)中血氧饱和度<88% 或与其程度相当情况的患者应接受辅助氧疗。

4. 监测并发症和并存疾病　IPF 患者可能合并肺动脉高压、肺栓塞、肺气肿、肺癌和冠心病等疾病,这些并存疾病的进展可能影响患者的生存率。

(三) 预防复发的措施

病情进行性加重,无肯定预防复发的措施。

(四) 预后

IPF 是一种慢性进展型致死性疾病,总体预后不良。IPF 的自然病程表现为主观症状和客观肺功能指标的进行性下降,最终因呼吸衰竭或并存疾病恶化而去世。IPF 患者从确诊到死亡的中位生存时间为 2~3 年。但是,最近临床试验显示 IPF 患者的中位生存期可能大于 2~3 年。IPF 的死亡率随年龄增长而增加,IPF 的死亡率比某些癌症还高,最常见的死亡原因是肺部疾病的进展(为 60% 患者的死因),其他导致 IPF 患者死亡的原因还包括冠心病、肺栓塞和肺癌。美国 2003 年 IPF 死亡率男性 61.2/100 万、女性 54.5/100 万。

近年的研究已明确了一些与 IPF 预后有关的预测指标,与 IPF 患者死亡率增高相关的特征有①基线因素:包括呼吸困难程度,DLCO<预测值的 40%,6 分钟步行试验中血氧饱和度≤88%,HRCT 蜂窝肺的范围,肺动脉高压;②纵向因素:包括呼吸困难加重,用力肺活量绝对值下降≥10%,DLCO 绝对值下降≥15%,HRCT 肺纤维化加重。

第六章 肾脏常见疾病用药

第一节 高血压性肾病

一、概述

高血压性肾病(hypertensive nephropathy)是指由于患者血压长期高出正常范围,没有得到很好的控制,从而导致肾小动脉硬化、肾单位萎缩或消失等一系列肾脏功能和结构改变。本病患者往往合并有其他高血压靶器官损害,如动脉硬化性视网膜病变、左心室肥厚、冠心病、心力衰竭和脑动脉硬化等。影响本病发病的主要因素有性别、年龄、种族及是否合并糖尿病、高脂血症和高尿酸血症等。一般而言,本病多见于年龄>40岁、高血压病史5~10年以上且血压长期得不到有效控制的患者,合并糖尿病、高脂血症和高尿酸血症者发病率高,男性发病率高于女性。本病治疗主要包括病因预防、饮食控制等非药物治疗和药物治疗措施,若在疾病早期就将血压控制在正常范围内,绝大多数患者病情进展缓慢,预后尚可。不过,当患者罹患恶性高血压并且血压得不到有效控制时,此时,心、脑、肾等重要脏器功能受损较为严重且病情进展迅速,预后不良,最终可导致患者死亡。

二、治疗

(一)康复措施

1. 门诊治疗 患者临床症状轻,不影响生活与工作者,可采取门诊治疗。

2. 住院治疗 恶性高血压、肾衰竭、伴发心衰等并发症者,可能危及患者生命安全或不能正常生活、工作者需住院治疗。

(二)一般治疗

减轻体重;保持健康生活方式;避免精神紧张、失眠等;戒烟、戒酒;避免长期服用对肾脏有损伤的药物,如吲哚美辛、阿司匹林、含马兜铃酸的中草药等。

(三)外科治疗

有嗜铬细胞瘤或夹层动脉瘤的继发性高血压患者可采取相应外科手术治疗。

(四)活动

适当运动,避免过度劳累。

(五)饮食

低盐、低脂、低蛋白饮食,控制食盐和蛋白质摄入,食盐摄入<6g/d,蛋白质摄入<0.8g/(kg·d)。对肾功能不全、用碳酸氢钠预防代谢性酸中毒者,食盐摄入应限制在2~3g/d,蛋白质摄入<0.6g/(kg·d)。避免进食富含嘌呤的事物,如动物内脏、海产品等。对合并糖尿病的高血压肾病患者,还应遵守糖尿病饮食,严格控制血糖。

三、药物治疗

(一) 药物治疗原则

本病治疗的关键在于早期合理采用降压药物积极控制患者血压,进而防止病情进展及其他并发症的发生。若患者已合并慢性肾功能不全或慢性肾衰竭,则除控制血压外,还需要积极处理贫血、钙磷代谢紊乱等并发症。高血压性肾病降压药物的使用应尽可能遵从以下原则。

(1) 尽可能将患者血压控制在目标值(尿蛋白量<1g/24h 者血压目标值为 130/80mmHg,蛋白量>1g/24h 者血压目标值为 125/75mmHg)。

(2) 尽可能保护肾脏功能,延缓肾病进展。

(3) 尽可能降低心脑血管等疾病发病风险。

(4) 尽量选择不良反应少并对肾功能有保护作用的药物,尽可能减少尿蛋白,稳定或延缓高血压肾损害。

(5) 为了使慢性肾病患者达到理想的血压,可联合应用多种降压药物。

(6) 恶性肾小动脉硬化症患者短期内肾功能迅速恶化,在合并有高血压脑病、视力迅速下降、颅内出血等不能口服药物时,可静脉给药,如硝普钠,力争在 12~24 小时内控制血压。

(7) 避免降压速度过急、过猛,以免造成肾脏、脑及心脏等重要脏器的缺血。

(8) 对于已存在慢性肾功能不全或肾脏代偿能力下降的患者,在应用降压药物治疗时应注意调整药物的剂量和药物的不良反应。

(二) 药物选择

1. 血管紧张素转换酶抑制剂 适用于高血压、糖尿病或轻度肾功能减退患者。循证医学证实 ACEI 是目前公认的保护肾脏最有效的一类降压药物,对于高血压性肾病患者具有延缓肾损害的作用,也可用于只有蛋白尿而无高血压的患者。它扩张出球小动脉的作用强于其扩张入球小动脉的作用,一方面具有降低系统高血压、改善肾小球内"三高"延缓肾损害进展的"血压依赖性效应",另一方面还有减少细胞外基质蓄积作用的"非血压依赖性效应"。当患者血清肌酐<3mg/dl 时,可较为安全地使用 ACEI 降血压以保护肾功能,但应警惕高钾血症的发生和监测血清肌酐的变化,若患者血清肌酐升高超过用药前 30%~50%,应及时停用 ACEI。现阶段对于血清肌酐>3mg/dl 患者应用 ACEI 仍有争议,过去认为血清肌酐>3mg/dl 时,不宜使用 ACEI,但近年来我国学者侯凡凡教授研究证实血清肌酐在 3~5mg/dl 时使用 ACEI 不仅有效,而且依然是安全的。目前,ACEI 类药物有 10 余种,选药原则为:①尽可能应用对肾组织渗透力高的药物。②尽可能选择通过肾脏及肾外双通道排泄的药物。③尽可能从小剂量开始应用 ACEI,尤其老年人肾脏相对血流不足,肾动脉粥样硬化,对 ACEI 格外敏感,若用药不当可能发生急性肾衰竭。④对于双侧肾动脉狭窄、少尿、高钾血症、妊娠、未行血液透析的尿毒症患者应慎用或禁用 ACEI 类药物。⑤单独应用 ACEI 时,如果能将患者血压控制至正常范围,则继续治疗;如不能控制,可将其剂量加倍或联合其他种类降压药物使用。ACEI 的主要不良反应为咳嗽、高钾血症、过敏、血管神经性水肿等。

2. 血管紧张素Ⅱ受体拮抗剂 ARB 的治疗对象和禁忌证与 ACEI 基本相同,还可适用于对 ACEI 不能耐受的高血压患者。ARB 对于降低患者收缩压和舒张压均有作用,具有长效、降压平稳、抑制左心室肥厚、肾脏保护和预防脑卒中的作用,并且某些种类 ARB 还能降低血尿酸、增加尿酸排泄。与 ACEI 相比尚有以下优点:不影响激肽代谢,无咳嗽等不良反应,有良好的耐受性;其疗效不受 ACE 基因多态性的影响;可抑制非 ACE 催化产生的血管紧张素Ⅱ(AngⅡ)的各种效应。

3. CCB 包括二氢吡啶类和非二氢吡啶类两种亚型,同时可以按照药物剂型的不同分为长效制剂和短效制剂,主要适用于合并肾功能不全或糖尿病的高血压患者。短效制剂由于可引起患者血压较大波动,目前已不推荐长期使用。长效二氢吡啶类药物主要包括非洛地平缓释片、氨氯地平、硝苯地平控释片等。二氢吡啶类 CCB 降低血压疗效肯定,但对肾脏的保护作用却存在争论。部分动物实验表明二氢吡啶类 CCB 扩张入球小动脉强于扩张出球小动脉,导致肾小球内"三高"状态加重,对保护肾脏不利。但近年来临床研究显示,肾小球疾病时使用 CCB 治疗高血压,只要把系统血压控制在目标值,也可起到肾脏保护作用。非二氢吡啶类 CCB 主要包括维拉帕米和地尔硫䓬,由于非二氢吡啶类 CCB 对窦房结功能和房室传导有抑制作用,容易引起窦性心动过缓和房室传导阻滞。因此,非二氢吡啶类 CCB 对心力衰竭、窦房结功能低下、心传导阻滞者禁用。相对于 ACEI 和 ARB 类降压药物而言,应用 CCB 禁忌证少,使用安全。

4. 利尿剂 适用于高血压早期或轻型高血压患者,对盐敏性高血压有较强的降压效果。主要不良反应有低钾血症、高钙血症、高血糖和高脂血症等,故糖尿病、痛风和高脂血症患者应慎用。另外,对肾功能减退的患者也有不利影响,可引起血尿素氮和肌酐的增高。对于限制盐摄入困难的患者和容量依赖性高血压患者,应适当加用利尿剂。患者 GRF>30ml/min 时,可使用噻嗪类药物。患者 GRF<30ml/min 时,可使用袢利尿剂,对于部分患者可联合使用两类利尿剂。保钾排钠类利尿剂不宜与 ACEI 合用,肾功能不全者严禁二者联合应用。

5. β受体阻滞剂 适用于心率偏快,心功能良好伴冠心病心绞痛的轻中型高血压患者。大量的临床实践认为 β 受体阻滞剂可有效地降低高血压,但其可导致心动过缓,诱发支气管哮喘、高血糖、高脂血症等。因此,对于合并哮喘、慢性阻塞性肺疾病和病态窦房节综合征的患者不宜使用,糖尿病患者也应慎用。

6. α受体阻滞剂 适用于伴有肥胖、高脂血症及肾功能不良的高血压患者。α 受体阻滞剂对肾功能参数无明显影响,由于其可控制血压、调整血脂,所以对肾脏产生一定益处。常见不良反应为直立性低血压,尤其是首剂服药时容易发生,因此首次服药时应在临睡前药量减半服用,并注意尽量避免夜间起床。

7. 联合使用多种降压药物 若患者初始血压较高或使用单一降压药物血压不达标,则可以考虑和其他种类降压药物联合使用,但并非任意降压药物均可以联合使用。一般推荐:二氢吡啶类 CCB 联合噻嗪类利尿剂、二氢吡啶类 CCB 联合 ACEI/ARB、二氢吡啶类 CCB 联合 β 受体阻滞剂和 ACEI/ARB 联合噻嗪类利尿剂。ACEI 和 ARB 能否联合应用存在争议,目前一般不推荐 ACEI 和 ARB 联合应用于降压治疗,但在肾脏病学领域,仍有学者建议 ACEI 和 ARB 联合应用于减少尿蛋白和延缓肾功能减退。

常用的可联合应用的降压药:

①氨氯地平(2.5~10mg,1 次/日)+氢氯噻嗪(12.5~50mg,1~3 次/日);②非洛地平(5~10mg,1~2 次/日)+氢氯噻嗪(12.5~50mg,1~3 次/日);③氨氯地平(2.5~10mg,1 次/日)+福辛普利(10~40mg,1 次/日);④非洛地平(5~10mg,1~2 次/日)+福辛普利(10~40mg,1 次/日);⑤氨氯地平(2.5~10mg,1 次/日)+美托洛尔(25~50mg,2~3 次/日);⑥非

洛地平(5~10mg,1~2次/日)+美托洛尔(25~50mg,2~3次/日);⑦福辛普利(10~40mg,1次/日)+氢氯噻嗪(12.5~50mg,1~3次/日);⑧贝那普利(10~20mg,1次/日)+氢氯噻嗪(12.5~50mg,1~3次/日)。

8. 高血压危象的处理措施 降压目标是通过静脉滴注降压药,1小时内使平均动脉血压迅速下降<25%,在以后的2~6小时血压降至160/(100~110)mmHg。若患者可以耐受且临床病情稳定,在之后24~48小时血压逐步降至正常水平。高血压危象常用降压药有硝普钠、尼卡地平、乌拉地尔、肼屈嗪、拉贝洛尔、酚妥拉明等。有些高血压急症患者,用口服短效降压药可能有益,如卡托普利、拉贝洛尔、可乐定等。

(三)高血压性肾病复发的预防与治疗

患者若自行停药,即失去对病情的控制。本病需终身服药,应尽可能告知患者停药风险、增加患者依从性,对于自行停药、血压难以控制的患者,只需再次按照降压药物使用原则将血压控制到目标值即可。

(四)高血压性肾病及其并发症治疗处方举例

方案1 卡托普利片剂25mg,口服,3次/日;或依那普利片剂10mg,口服,2次/日。

适用范围:适用于慢性肾脏病(CKD)1~4期及透析、肾移植伴高血压患者。

注意事项:药物过敏者禁止使用。对于血肌酐>3mg/dl患者使用时应注意监测尿量、血清钾及血肌酐水平。

疗程:终身治疗。

评价:费用较少,但需每日多次服药,患者24小时血压波动大。

方案2 贝那普利片10mg,口服,1次/日;或福辛普利钠片10mg,口服,1次/日。

适用范围:适用于CKD1~4期及透析、肾移植伴高血压患者。

注意事项:药物过敏者禁止使用。对于血肌酐>3mg/dl患者使用时应注意监测尿量、血清钾及血肌酐水平。

疗程:终身治疗。

评价:费用适中,患者依从性好,24小时血压波动小。

方案3 缬沙坦胶囊80mg,口服,1次/日;或厄贝沙坦片150mg,口服,1次/日。

适用范围:适用于CKD1~4期及透析、肾移植伴高血压患者。

注意事项:药物过敏者禁止使用。对于血肌酐>3mg/dl患者使用时应注意监测尿量、血清钾及血肌酐水平。

疗程:终身治疗。

评价:费用适中,患者依从性好,24小时血压波动小。

方案4 硝苯地平片10mg,口服,3次/日;或尼群地平片10mg,口服,3次/日。

适用范围:适用于CKD1~5期及透析、肾移植伴高血压患者。

注意事项:药物过敏者禁止使用。

疗程:终身治疗。

评价:费用较少,但需每日多次服药,患者24小时血压波动大,不推荐长期使用。

方案5 非洛地平控释片10mg,口服,1次/日;或苯磺酸氨氯地平片10mg,口服,1次/日。

适用范围:适用于CKD1~5期及透析、肾移植伴高血压患者。

注意事项:药物过敏者禁止使用。

疗程:终身治疗。

评价:费用适中,患者依从性好,24小时血压波动小。

方案6 贝那普利片10mg,口服,1次/日+氢氯噻嗪片12.5mg,口服,1次/日;或福辛普利钠片10mg,口服,1次/日+氢氯噻嗪片12.5mg,口服,1次/日。

适用范围:适用于CKD1~4期高血压伴容量负荷过多患者。

注意事项:药物过敏者禁止使用。对于血肌酐>3mg/dl患者使用时应注意监测尿量、血清钾及血肌酐水平。

疗程:终身治疗。

评价:费用适中,患者依从性好,24小时血压波动小。

方案7 盐酸贝那普利片10mg,口服,1次/日+非洛地平控释片10mg,口服,1次/日;或福辛普利钠片10mg,口服,1次/日+非洛地平控释片10mg,口服,1次/日。

适用范围:适用于CKD1~4期高血压患者,血压较高或单药难以控制者。

注意事项:药物过敏者禁止使用。对于血肌酐>3mg/dl患者使用时应注意监测尿量、血清钾及血肌酐水平。

疗程:终身治疗。

评价:费用稍高,患者24小时血压波动小。

方案8 盐酸贝那普利片20mg,口服,1次/日+氢氯噻嗪片25mg,口服,2次/日+非洛地平缓释片10mg,口服,1次/日+酒石酸美托洛尔片25mg,口服,2次/日;或福辛普利钠片20mg,口服,1次/日+氢氯噻嗪片25mg,口服,2次/日+苯磺酸氨氯地平片10mg,口服,1次/日+酒石酸美托洛尔片25mg,口服,2次/日。

适用范围:适用于CKD1~4期高血压患者,血压高且难以控制者。

注意事项:药物过敏者禁止使用。对于血肌酐>3mg/dl患者使用时应注意监测血清钾及血肌酐水平。

疗程:终身治疗。

评价:费用高。

四、疗效评价及随访

(一) 治愈标准

无治愈标准。本病需终身服药,积极控制高血压,进而防止高血压性肾病的发生。

(二) 好转标准

(1)对于已发生高血压性肾病的患者,需将血压控制在<130/80mmHg,对于尿蛋白>1g/24h患者,血压应控制在<125/75mmHg。

(2)对于有蛋白尿的患者,需尽量将尿蛋白量控制在<1g/24h内。

(三) 随访观察

1. 病情监测 病情平稳后,至少每1~2个月复诊1次;门诊复诊了解患者血压、尿蛋白量、血肌酐、肾功能及药物不良反应发生情况;评估生活质量;至少每3个月检查1次血清肌酐、血红蛋白、尿蛋白。

2. 预防复发的措施

（1）生活调理：提倡乐观生活态度和保持健康生活方式；体育锻炼、缓解精神压抑和紧张；戒烟、戒酒、遵医嘱服药；饮食因素，避免辛辣食物及富含高尿酸、高血脂食物等；避免使用导致肾功能损伤的药物，如果不能避免，需要在医师指导下。

（2）长期服用降压药物：患者罹患高血压时，即便没有出现明显肾脏损害，也需要长期服药把血压控制在正常范围内。

（四）并发症

高血压性肾病系由患者血压长期高出正常范围且得不到合理控制所致，当患者病情进展到一定阶段，患者可以出现慢性肾功能不全或慢性肾衰竭。此外，高血压性肾病患者往往合并有高血压其他靶器官的损害，如高血压性心脏病、脑出血、脑梗死等并发症。

（五）预后

在疾病早期，若能将血压严格控制在正常范围内，则本病进展缓慢，预后尚可。若患者血压控制不佳，则随着时间进展，部分患者可最终发展至尿毒症阶段。患者预后往往取决于是否伴有高血压性心脏病、脑出血、脑梗死等并发症。合并有上述并发症时，患者预后往往不佳。

第二节 终末期肾病

一、概　　述

终末期肾病（end-stage renal disease，ESRD），为自身的肾功能不可逆地下降，病情严重至必须进行透析或移植，否则足以致命。ESRD 处在慢性肾脏病分期的第 5 期，此期主要指估计的肾小球滤过率（eGFR）低于每标准体表面积（$1.73m^2$）15ml/min，或指那些需要透析的患者，不论肾小球滤过率高低。肾功能减退或丧失导致一系列调节紊乱，包括体液潴留（细胞外液容量负荷过量）、贫血、骨矿物质代谢紊乱、血脂异常及蛋白质能量营养不良。在 ESRD 患者中可以观察到的液体潴留会导致高血压、心室功能不全及更多的心血管事件发生。

二、治　　疗

（一）康复措施

1. 门诊治疗　临床症状轻，不影响生活与工作者，可采取门诊治疗。

2. 住院治疗　临床症状重，可存在有并发症，影响生活与工作者，可采取住院治疗。

（二）一般治疗

1. 原发疾病和加重因素的治疗　有效治疗原发疾病和清除引起肾功能恶化的可逆因素。

2. 终末期肾病的防治　是一个包含社会、心理、信息和生物医学的综合防治。一体化治疗是一个对患者进行终生监测、指导和治疗的系列过程，这一过程应是肾脏专科医师主导的多学科、多级别医院医师及患者和其家属共同参与的过程。一体化治疗的目的在于减少并发症；提高生存率、生活质量，促进患者回归社会。

3. 维持水、电解质平衡,纠正酸中毒

(1) 脱水和低钠血症:尿毒症患者容易发生脱水和低钠血症,特别是长期食欲缺乏、呕吐和腹泻者,更是如此。一旦发生,应及时补充。但要注意对水钠耐受差的特点,补充不应过量,以免引起高钠血症和水中毒。

(2) 低钾血症和高钾血症:尿毒症患者的血钾一般处在正常的低值,但使用利尿剂后,则极易发生低钾血症。这时应口服氯化钾或枸橼酸钾补充。只有在紧急情况下,才需要静脉补钾。无尿或使用保钾利尿剂后,则可引起高钾血症,其紧急处理可给予行血液透析治疗。

(3) 纠正酸中毒:多数慢性肾衰竭患者,应经常口服碳酸氢钠,一般3~10g/d,分3次服。严重酸中毒,需静脉补碱,并按血气分析予以调整剂量,同时根据病情考虑是否开始透析治疗。

4. 肾性骨病治疗

(1) 控制高磷血症:限制饮食中每日磷的摄入,应当小于800~1000mg,若血磷仍不能达标,需使用磷结合剂,如碳酸钙、乙酸钙、司维拉姆,在进餐时同时口服,使用含钙的磷结合剂时,总的钙元素不要高于2000mg/d。

(2) 纠正低钙血症,防止高钙血症:当CKD患者校正血钙低于8.4mg/d(2.1mmol/L)且伴有PTH高于靶目标值,或者有低钙血症的临床症状时,应当给予钙盐或者维生素D的治疗。CKD5期的患者应当尽可能将血钙水平维持在正常范围的低限。

(3) 补充维生素D或类似物:检测血清25-OH-D水平低于30ng/ml需要补充普通维生素D并在治疗过程中增加血钙磷水平的监测频率。

(4) 应用治疗骨质疏松药物:如二磷酸盐或生长激素治疗骨病。

(5) 纠正酸中毒:定期监测患者的血清CO_2水平,必要时补充碳酸氢盐,将其维持在22mmol/L以上。

(6) 甲状旁腺切除术。

(7) 及早发现血管钙化。

5. 贫血的治疗

(1) 肾性贫血的治疗目标:2007年《肾脏病预后质量倡议》(K/DOQI)肾性贫血目标值为Hb11~12g/dl。

(2) 肾性贫血的治疗:①促红细胞生成素(EPO),EPO起始剂量为每周80~120U/kg。常用剂量为每周6000~9000U,分2~3次皮下注射;②铁剂,铁蛋白<200ng/ml时,每次100mg,连续10次,铁蛋白200~600ng/ml时,每1~2周1次。

6. 控制高血压 降压目标为:尿蛋白>1.0g/d者,血压<125/75mmHg;尿蛋白<1.0g/d者,血压<130/80mmHg。治疗方法常用的有低盐饮食,利尿剂的应用,血管紧张素转换酶抑制剂和(或)受体拮抗剂的应用和血管扩张剂(主要用CCB)等。

7. 高脂血症治疗 原则同其他高脂血症,包括:①低脂饮食;②适当运动;③药物治疗,常用他汀类降脂药。

8. 吸附剂治疗 口服药用碳片,可使肠道中尿素与其结合,而排出体外。

9. 肠道清除治疗 利用大量液体通过鼻饲或口服透析盐(15g/d)来达到腹泻的方法,即肠道清除治疗,缺点是患者不易耐受。

10. 防止心血管并发症 有效控制血压,纠正贫血和酸中毒,保持水、电解质平衡是基础。可考虑使用强心剂及扩血管药,也可行透析治疗。

11. 控制感染 选用抗菌效率高、肾毒性小的药物。

12. 血液透析疗法

(1) 目前评价最佳治疗的标准是:①治疗要个体化和能测定透析量;②能有效地清除小分子和中分子量尿毒症毒素;③能精确控制容量超滤;④适当的治疗时间;⑤不引起心血管不稳定的并发症;⑥减少或推迟透析骨病、贫血等慢性透析并发症的发生;⑦治疗过程中和治疗后患者的生理改变尽可能不影响患者的日常生活。

(2) 适应证:限制蛋白摄入不能缓解的食欲减退、恶心等尿毒症症状;难以纠正的高钾血症;难以控制的进展性代谢性酸中毒;保守治疗难以控制的水钠潴留,引起充血性心力衰竭、急性肺水肿;尿毒症性心包炎;尿毒症性脑病和进展性神经病变。除此之外,对保守治疗依从性差的患者应早期准备肾脏替代治疗,以免发生威胁生命的尿毒症并发症或电解质失衡。

(3) 透析前处理:确定原发病;去除急性加重的可逆因素;治疗尿毒症的并发症;建立血管通路或腹腔通路。

(4) 血液透析充分性的评价:大量关于血液透析预后的研究证明,血液透析的剂量与患者并发症的发病率和死亡率有相关性。ESRD患者接受充分的血液透析治疗可使死亡率下降。

透析充分性的基本指标如下所示。

1) 尿素氮(BUN)及血肌酐(SCr):尿素氮和血肌酐是尿毒症毒性物质之一,可以大致表示尿毒症的严重程度。透析前尿素氮以28.56mmol/L(80mg/dl)为宜,高于此值可能透析不充分或者蛋白质摄取过多,尿素氮透析后下降至透析前水平的1/2或1/3为佳,肌酐透析前为442~884μmol/L(5~10mg/dl),它通常表明透析充分与否或活动量的多少,透析后下降至176~265.2μmol/L(2~3mg/dl)。

2) 电解质、酸碱平衡:透析前低血钙、高血钙、高血磷、高血镁,透析后血钙、血磷、血镁近于正常,血钾偏低。透析前pH7.3,碳酸氢盐浓度10mmol/L,而透析后1小时pH7.4,碳酸氢盐浓度20mmol/L,透析后3小时pH及碳酸氢盐浓度出现偏碱现象。

3) 干体重:指患者在体液正常稳定状态下的体重,即在透析后既不存在水潴留,也没有脱水现象。判断干体重的有关因素包括面容,没有眼睑及面部水肿;胸部X线片心影不扩大,肺野清晰,无胸水征;血压正常,除非伴有肾素依赖性高血压;在透析稳定超滤脱水的条件下,临下机前患者出现低血压,透析后起床头晕或出现虚脱表现,说明已到干体重。

(三) 外科治疗

1. 适应证 各种肾脏疾病进展至终末期阶段,经一般治疗无效或各种原因造成的不可逆肾衰竭,均可行肾移植。

2. 术前准备

(1) 受者的体格检查、病史评估及相关实验室检查。

(2) 供者的评估及选择。

3. 并发症

(1) 外科并发症:出血、肾动静脉血栓形成、血管吻合口破裂肾动脉狭窄、尿瘘、输尿管梗阻、切口感染、淋巴囊肿、移植肾破裂。

(2) 各种感染并发症:细菌性感染、结核菌感染、真菌感染、病毒感染。

(3) 其他非感染性长期并发症：移植后高血压、移植后糖尿病、高脂血症、移植后肿瘤、无菌性骨坏死、移植物的再发性疾病、移植物肾小球病。

4. 禁忌证 恶性肿瘤、活动性肝炎、严重血管性疾病、近期有心肌梗死发生者、活动性结核、艾滋病或 HIV 携带者、预期寿命小于 5 年者、未治愈的消化道溃疡。

（四）活动

按有氧健身计划适当活动，避免过度劳累。

（五）饮食

(1) 蛋白质的摄入量应根据患者的肾功能加以调整，采用低蛋白饮食，但以不产生负氮平衡为原则[一般 0.8g/(kg·d)]，应给优质蛋白，如蛋类、乳类、鱼、瘦肉等，限制植物性蛋白质的摄入。

(2) 保证足够能量摄入，以碳水化合物为主。

(3) 补充维生素以 B 族和维生素 C 为主。

(4) 饮水量应视具体情况而定，尿量每日在 1000ml 以上，无水肿者不必严格限水。

(5) 钠盐不必过分限制，因储钠功能减退，尿中有钠盐丢失。

(6) 少尿者应严格限制含磷含钾的食物。

(7) 必需氨基酸疗法：口服或静脉滴注必需氨基酸或 α-酮酸，如 α-酮酸每次 4~8 片，3~4 次/日，凡用该法应忌食含非必需氨基酸丰富的食物，并进食低量优质蛋白[一般 0.6g/(kg·d)]，以促进机体利用尿素合成非必需氨基酸，继而与必需氨基酸合成人体蛋白质，从而达到降低血尿素氮的目的。

三、药物治疗

（一）药物治疗原则

针对不同的并发症选择合适的药物。

（二）药物选择

1. 纠正水、电解质平衡 透析者加强超滤和限制钠水的摄入。高钾血症：应首先治疗引起高钾的原因和限制从饮食中摄入钾，首先用 10% 的葡萄糖酸钙 20ml，稀释后缓慢静脉注射，继之用 5% 的碳酸氢钠 100ml 静脉注射，5 分钟注射完成后用 50% 葡萄糖 50~100ml 加普通胰岛素 6~12U 静脉注射，经上述处理后，如血钾不降，应立即做透析。

2. 维持酸碱平衡类药 多数慢性肾衰竭患者，应经常口服碳酸氢钠，一般 3~10g/d，分 3 次服。HCO_3^- 低于 13.5mmol/L，尤以伴有昏迷或深大呼吸时，应静脉补碱，一般先将 HCO_3^- 提高到 17.1mmol/L。每提高 HCO_3^- 1mmol/L，需要 5% 碳酸氢钠 0.5ml/kg，如因纠正酸中毒而引起低钙血症，可给予 10% 葡萄糖酸钙 10ml 稀释后缓慢静脉注射。严重酸中毒需静脉补碱，并按血气分析予以调整剂量，同时根据病情考虑是否开始透析治疗。

3. 神经精神系统受累时用药 癫痫发作时予以地西泮注射(10~20mg)有效，但因其作用时间短需同时长效抗癫痫药物以防再发。在心电监测的情况下，以每分钟不超过 50mg 的速度注入苯妥英钠 200mg，或缓慢滴注地西泮 100~150mg/24h。

4. 高血压 对容量依赖型高血压应控制水、钠摄入，并配合利尿剂及降压药。利尿剂中以呋塞米及依他尼酸钠效果最好。对肾素依赖型血管紧张素转换酶抑制剂及血管紧张素Ⅱ受体拮抗剂,如赖诺普利、福辛普利、贝那普利、培哚普利、依那普利、卡托普利、缬沙坦、替米沙坦、氯沙坦等,还可用CCB及β受体阻滞剂,还有α、β受体阻滞剂等。可联合应用,使血压降到理想水平。

5. 贫血治疗 详见本章第四节。

6. 肾性骨病 详见本章第三节。

7. 皮肤瘙痒 外用乳化剂,口服抗组胺药物,控制高磷血症及强化透析。

8. 胃肠透析 药用炭片,尿毒清(1包,3~5次/日),口服透析盐(15mg,3次/日)。

9. 维持氮平衡 复方α-酮酸片(4~8片,3次/日),配合低蛋白饮食。

(三)终末期肾病复发的预防与治疗

无。

(四)终末期肾病并发症治疗

常见的并发症:感染;心血管疾病,是尿毒症患者死亡的首要因素;肾性贫血及营养不良;肾性骨病;尿毒症性脑病;高钾血症;代谢性酸中毒等。

血液透析并发症的治疗如下所述。

1. 即刻并发症

(1)失衡综合征(dialysis disequilibrium syndrome):是指在透析过程中或透析结束后不久出现的以神经、精神系统为主的症候,常持续数至24小时后逐渐消失。轻度失衡时只有头痛、焦虑不安或恶心、呕吐,严重时可有意识障碍,癫痫样发作,昏迷甚至死亡。原因有尿素氮代谢产物清除过速,脑组织反应性酸中毒,特发性渗透物质作用,低钠血症,透析中低血糖等。治疗:静脉注射50%高渗葡萄糖40~60ml或3%的盐水40ml;症状明显者给予20%甘露醇250ml脱水,并给予其他减轻脑水肿的措施;发生抽搐时静脉注射地西泮10~20mg;血压高及心律失常者给予相应对症处理。

(2)低血压:临床表现为无症状性低血压,但大部分患者有头晕、胸闷不适,面色苍白,出冷汗,眼前发黑、恶心、呕吐、心率加快和肌肉痛性痉挛,甚至一过性意识丧失。其发生的原因有有效血容量减少,自主神经病变和血管收缩降低,内分泌性因素,乙酸盐不耐受等。治疗:患者平卧,头低位,将负压、血流量调低,以减少超滤作用,快速静脉注射生理盐水100~200ml或50%葡萄糖60ml。如有可能,给予输血、白蛋白、血浆。若输液500ml以上血压仍不回升,可用升压药并进一步检查原因,给予相应措施。

(3)低氧血症:原因有肺通气功能减退,肺内弥散障碍等。治疗:氧气吸入(2L/min,40%的氧气)。预防:氧气吸入,过氧化氢内供氧,供给葡萄糖,使用碳酸氢盐透析液,提高透析膜生物相容性。

(4)心血管并发症:心律失常,原因有高钾血症、低钾血症、病毒感染、洋地黄类药物毒性反应,根据其病因给予相应的处理,并给予抗心律失常药。心包填塞,透析中发生多为出血性,常在原有尿毒症性心包炎基础上,由于肝素应用而引起心包腔出血,透析中发生者,及时停止透析,用鱼精蛋白中和肝素。颅内出血,仍采用血液透析治疗者至少在7~10天之内不用肝素抗凝。

(5)溶血:原因有透析液低渗,透析液温度过高,透析用水中氯、氯胺或硝酸盐含量过高,消毒剂残留,游离铜离子作用,异型输血,血泵或管道内表面对红细胞的机械性损伤。发生时应立即停止血泵,夹住血路导管,有贫血者立即补充新鲜血液并给予纯氧吸入,有高钾者给予对症处理。预防:定期检修机器,认真监测透析液成分,透析用水应使用反渗水。

(6)空气栓塞:有脑性抽搐时给予静脉注射地西泮10~20mg,有脑水肿或昏迷者可给予地塞米松及脱水剂治疗,用肝素及低分子右旋糖酐增加微循环功能。

2. 远期并发症

(1)心血管系统:高血压;左心室功能不全;冠状动脉疾病;心内膜炎;心律失常;脂质代谢紊乱。

(2)呼吸系统:肺水肿;胸腔积液;肺部感染;低氧血症;高钾、低磷血症或糖负荷过多引起的呼吸衰竭。

(3)消化系统:胃肠道疾病,如食管炎、胃炎及消化性溃疡、肠缺血和肠梗死、肠梗阻、憩室病、肠穿孔、淀粉样变、血管畸形、胃肠道出血;胰腺疾病;肝脏疾病,如肝损害、透析相关性腹水。

(4)血液系统:贫血,出血,白细胞异常,铁负荷过度。

(5)神经系统:中枢神经系统疾病,如透析脑病,韦尼克(Wernicke)脑病,尿毒症性脑萎缩,脑血管病变及周围神经病变、自主神经病变。

(6)继发性甲状旁腺功能亢进与肾性骨病。

(7)皮肤干燥、瘙痒。

(五)终末期肾病及其并发症的治疗处方举例

1. 终末期肾病的治疗处方举例

方案 复方α-酮酸片,4~8片/次,口服,3次/日。

适用范围:配合低蛋白饮食,预防和治疗因慢性肾功能不全而造成蛋白质代谢失调引起的损害,延缓肾脏病进展。对于GFR<25ml/min的慢性肾脏病患者可以长期服用。

注意事项:本品宜在用餐期间服用,使其充分吸收并转化为相应的氨基酸。应定期监测血钙水平,并保证摄入足够的热量。不要把药品存放在儿童接触得到的地方。请勿服用超过有效期的产品。

疗程:终身服用。

评价:复方α-酮酸具有独特性。由于氨基转移至酮基类似物利用了氮,故而抑制了尿素产生。尿素生成抑制能持续至停补酮基类似物后8天(滞留现象)。因此,疗效较为显著(临床证据B级)。

2. 终末期肾病并发症(肾性贫血)的治疗方案

方案 ①红细胞生成刺激素:EPO常用剂量为每周6000~9000U,分2~3次皮下注射;
②铁剂:铁蛋白<200ng/ml时,每次100mg,连续10次,铁蛋白为200~600ng/ml时,每1~2周1次。

适用范围:合并有肾性贫血的患者。

注意事项:高血压、透析通路血栓、高钾血症、纯红细胞性再生障碍性贫血、ASA低反应。

疗程:根据血红蛋白调整。

评价:Hb、HCT及RBC、网织红细胞计数、血清铁、铁蛋白、总铁结合率、转铁蛋白饱和度。

四、疗效评价及随访

(一)治愈标准
无。

(二)好转标准
肌酐、尿素氮降低,各系统并发症有所改善。

(三)随访观察
1. 病情监测 长期门诊随访,行肾功能、电解质、血常规、血磷、肝功能及 PTH 等各方面的检查,并给予长期透析治疗。肾移植患者须长期监测血药浓度。

2. 预防复发的措施 无。

3. 并发症
(1)感染。
(2)心血管并发症:是尿毒症患者死亡的首要因素。
(3)肾性贫血及营养不良。
(4)肾性骨病。
(5)尿毒症性脑病。
(6)高钾血症、代谢性酸中毒等。需预防和减少并发症的发生,随时监测病情变化。

(四)预后
个体差异较大,与综合治疗、遗传及患者的社会、经济条件等有关,一般来说预后较差。

第三节 肾性骨病

一、概述

慢性肾脏病(chronic kidney disease,CKD)患者常存在着矿物质代谢紊乱,在 20 世纪 30 年代的个案报告中被称为肾性侏儒症或肾性佝偻病及肾性纤维囊性骨炎。中国内分泌专家刘士豪、朱宪彝,将该病统一命名为肾性骨营养不良(ROD),并一直沿用至今,目前一般简称肾性骨病(renal bone disease)。近年也有人提出"慢性肾病-矿物质和骨代谢病变"(CKD-MBD)的概念,即 CKD 患者体内矿物质和骨代谢异常引起的多系统病变(尤以骨骼外多系统钙化为突出)所组成的临床综合征。肾性骨病在 CKD 早期即可发生,透析阶段几乎均发生肾性骨病。CKD3 期就应该开始进行肾性骨病相关的钙、磷和全段甲状旁腺激素(iPTH)水平的监测和治疗。

肾性骨病可分为高转化性肾性骨病(high-turnover renal bone disease,又称继发性甲状旁腺功能亢进性骨病)、低转化性肾性骨病(low-turnover renal bone disease)及混合性骨病(mixed bone diseases)。继发性甲状旁腺功能亢进(SHPT)是引起高转化性肾性骨病的主要原因,其不仅可引起骨骼的严重损害,而且可以加重钙、磷代谢异常,引起皮肤瘙痒、贫血、神经系统损害及心血管疾病等。合理应用活性维生素 D,严格监测血 iPTH、钙、磷和钙磷乘积等,是治疗 SHPT 的重要手段。

二、治 疗

(一) 康复措施

1. 门诊治疗 临床症状轻,不影响生活与工作者,可采取门诊治疗。

2. 住院治疗 伴有并发症的中重度肾性骨病,或不能正常生活与工作者需住院治疗。

(二) 一般治疗

提倡乐观生活态度,保持健康生活方式。给予强化透析,即每周3次血液透析,eKt/V应该>1.2;高通透析和高生物相容性膜;血液透析滤过、血液滤过、每日短时透析、夜间透析;超纯透析液;血液透析或腹膜透析的透析液钙浓度应为2.5mmol/L。部分患者需应用较高或较低钙浓度的透析液。透析液的钙浓度可能需要多次调整。

在低甲状旁腺激素伴随无动力性骨病发生时,应考虑更低透析液钙浓度(如1.0～1.25mmol/L)。此时,甲状旁腺激素的分泌受刺激而增高、骨转运增加。iPTH 应至少达到100pg/ml 以避免无动力性骨病的发生。由于此种治疗可以导致显著的骨矿物质流失,因此不能长期应用。

如果 iPTH 水平超过300pg/ml,透析液的钙浓度应再次调整。需注意防止低透析液钙浓度过度刺激甲状旁腺素分泌而导致高转运性肾性骨病,临床诊治的重点也应放在高钙血症原发病因的确定和治疗上。

在透析的早期阶段,由于患者的钙平衡和钙浓度无法维持,需应用高钙透析液(通常为1.75mmol/L)。

(三) 外科治疗

1. 适应证

(1)对于伴有高钙和(或)高磷血症,药物治疗无效的严重的甲状旁腺功能亢进症[血清 iPTH 水平持续>800pg/ml(88.0pmol/L)],建议行甲状旁腺切除术。

(2)甲状旁腺次全切或全切后甲状旁腺组织自体移植,可使严重甲状旁腺功能亢进症获得有效的治疗。

评价:有些建议提出甲状旁腺体积已经增大的患者可能已不能应用药物治疗,因此认为,应用超声或放射性核素技术可以比较可靠地推断药物治疗的效果。但遗憾的是目前尚无足够的证据支持这种观点;甲状旁腺切除术的方法不一,次全切、全切、甲状旁腺组织移植或不移植都取得了很好的效果,对此没有对比研究,效果和复发率差异无显著性。有些意见提出甲状旁腺全切术不适合计划进行肾移植的患者,因为术后的血钙水平很难控制;有人提倡甲状旁腺探查术前应进行影像学检查,这对某些病例有帮助,有人认为没有必要。对于术前进行和不进行影像学检查尚无对比研究;与手术切除甲状旁腺不同,最近发明了一种在超声引导下将无水乙醇注入甲状旁腺组织使其硬化的方法。但尚无评价其远期效果的长期观察研究。由于没有严格的手术适应证、术式选择的不同、手术只选择在有限的患者进行,同时缺乏随访资料,所选研究对象也不同,因此对于这一 CKD 并发症目前尚难提供结论性的指南。

尽管甲状旁腺切除术目前尚无严格的手术适应证,也没有研究确定一个预测药物治疗无效必须手术治疗的生化指标,尽管手术切除的复发率很高,但当药物治疗无效时,选择手术的确能使亢进的甲状旁腺功能得到有效控制。需要重点强调的是,如果选择做甲状旁腺组织移植,应该取最少可能发生结节状增生的少许组织。计划进行肾移植的患者建议不要选择甲状旁腺全切术,因为术后血钙水平的控制将成为棘手的问题。

2. 术前准备 测定血钙、尿钙、血磷和血中碱性磷酸酶含量;测定肾功能及系统检查有无尿路结石;拍 X 线片检查骨骼脱钙情况,如有骨质疏松和脱钙变化,应嘱患者卧床休息,避免发生病理骨折;行 B 超、CT 检查,必要时做上纵隔充气造影,排除肿瘤情况。

3. 并发症 可发生伤口出血、呼吸道梗阻、感染、喉上与喉返神经损伤、甲状旁腺暂时性或永久性功能减退。

4. 禁忌证 合并甲状旁腺癌已发生肺、肝、骨等远处转移者;病情已发展到晚期,合并有肾衰竭,颈、胸、腰椎发生病理性骨折者。

(四) 活动

避免高强度活动。

(五) 饮食

1. 饮食磷控制 当 CKD3 期和 4 期患者的血磷水平升高[>4.6mg/dl(1.49mmol/L)]或肾衰竭患者(5 期)血磷>5.5mg/dl(1.8mmol/L)时,需把饮食磷控制在 800~1000mg/d(根据每日蛋白质需要量调整)。在开始饮食限磷后每周要监测血磷水平。

2. 饮食钙的摄入 CKD 患者应摄入适当的钙以防止负钙平衡,而这些患者饮食中的钙又是受到限制的,因此需要额外补充钙剂。CKD 患者饮食钙的摄入是低的,建议 CKD 患者的适宜钙摄入量(饮食加药物补充)应该是 2.0g/d。对于进展性的 CKD 患者,钙的摄入应为 300~700mg/d;而血液透析的患者平均为 549mg/d。当 CKD 患者饮食钙摄入低于 20mg/(kg·d)时就会出现肠道的负钙平衡;但钙摄入在 30mg/(kg·d)左右时就可以达到中性平衡。

三、药物治疗

(一) 药物治疗原则

肾性骨病的一般治疗以控制饮食和药物治疗为主,辅以透析液钙离子浓度的合理应用。继发性甲状旁腺功能亢进的药物治疗原则是降低血磷、调整血钙和合理应用活性维生素 D,严格监测血 iPTH、钙、磷和钙磷乘积,根据 CKD 的不同分期,要求血 iPTH 及钙、磷水平和钙磷乘积维持在目标值范围。

(二) 药物选择

(1)降低血磷:含钙的磷结合剂(碳酸钙、乙酸钙);不含钙的磷结合剂(盐酸司维拉姆);含铝的磷结合剂(氢氧化铝)。

(2)调整血钙:碳酸钙、乙酸钙。

(3)活性维生素 D:骨化三醇、阿法骨化醇。

(三) 肾性骨病复发的预防与治疗

CKD 早期就出现矿物质代谢紊乱和骨病,并贯穿于肾功能进行性丢失的全过程中,而且受治疗的影响可以使其减缓恶化。因此,从 CKD 早期就应开始采取措施防治矿物质和骨代谢紊乱,这对延长 CKD 患者的生存尤为重要。在 GFR 为 20~60ml/(min·1.73m^2) 的 CKD 患者中,可以通过补充维生素 D_2(钙化醇)或维生素 D_3(骨化三醇)来防止营养性的维生素 D 缺乏或不足。如果有明确的维生素 D 缺乏证据则需要治疗,最好的治疗方法是应用维生素 D,尽管所需要的剂量要大于治疗维生素 D 不足的剂量。对于维生素 D 缺乏的预防,推荐的维生素 D 每日剂量为 60 岁以上者 800U,60 岁以下的成年人 400U。

(四) 肾性骨病并发症治疗

并发症包括骨折和骨质疏松等。CKD 第 5 期患者髋骨骨折的发生率高。透析人群髋部骨折危险性比正常人群增加 4 倍。年龄、进入透析的时间、女性和糖尿病等因素会增加骨折危险性。一项研究发现,iPTH 水平较低的透析患者发生骨折的危险性增加。而椎骨粉碎性骨折危险性的增加也与双能 X 线吸收测定法(DEXA)测量骨密度的减少和 iPTH 水平降低有关。透析人群的老龄化使其骨质疏松的危险性增加。对于已经开始治疗的肾性骨病患者,定期门诊随访和监测相关指标尤为重要,以便随时调整治疗方案,从而避免由于治疗过度而带来的相应并发症发生。

(五) 肾性骨病及其并发症治疗处方举例

1. 调整钙磷的治疗方案

方案 1 碳酸钙片 1~6g/d,3 次/日,口服。

适用范围:在 CKD 第 3 期和第 4 期如果限制饮食中磷的摄入仍不能将血磷和 iPTH 水平控制在目标范围内的患者。

注意事项:当校正的血清钙超过 2.54mmol/L 时,如果患者使用含钙的磷结合剂治疗,其剂量应该减少或改用非钙、非铝、非镁的磷结合剂(Ⅰ类,D 级),含钙的磷结合剂所提供的元素钙不应超过 1500mg/d,而总的元素钙摄入(包括饮食钙)不应超过 2000mg/d。含钙的磷结合剂不应用于有高钙血症的透析患者(校正钙>2.54mmol/L)或连续 2 次血浆 iPTH 水平<150pg/ml 的患者。关于服用磷结合剂的理想时间,目前还缺乏相应的研究,但一致认为应该在餐前 10~15 分钟或餐中服用。

疗程:遵医嘱。

评价:该方案为Ⅰ类,C 级,含钙的磷结合剂对降低血磷水平是有效的,它可以应用于初始的磷结合治疗。目前还没有关于 CKD 第 3 期和第 4 期的评估磷结合剂的前瞻对照研究。

方案 2 盐酸司维拉姆 800~1600mg/d,2~3 次/日,口服。

适用范围:在 CKD 第 5 期,有高钙血症的透析患者(校正钙>2.54mmol/L)或连续 2 次血浆 iPTH 水平<150pg/ml 的患者,或者有严重的血管钙化或其他软组织钙化的透析患者,推荐使用非钙、非铝、非镁的磷结合剂(Ⅰ类,B 级)。

注意事项:对于那些接受含钙的磷结合剂治疗而每日元素钙摄入量超过 2g 的患者,NKF-DOQI 工作组强烈推荐使用非钙、非铝、非镁的磷结合剂以减少总钙的摄入。在透析患者中,如果在使用了含钙的磷结合剂或其他不含钙、铝、镁的磷结合剂后,血磷仍然偏高[大于 5.5mg/dl(1.78mmol/L)],则需要联合用药。

疗程:遵医嘱。

评价:在 CKD 的第 3 期和第 4 期,血钙水平经常是低的,导致继发性甲状旁腺功能亢进。在 CKD 的第 5 期,目前的证据认为磷结合剂的选择应该根据患者的偏好、依从性、并发症、不良反应、价格、控制钙磷乘积(理想范围为<55mg/dl)和限制总钙摄入时对血磷的控制能力等方面综合考虑。盐酸司维拉姆是目前可以使用的药物,它还有一个额外的好处就是降低血清 LDL 胆固醇的水平。

方案3 氢氧化铝片 0.6~0.9g,3 次/日,口服。

适用范围:对于经过上述措施及充分透析后仍血磷>2.26mmol/L 的患者,只能短期使用一个疗程含铝的磷结合剂(4 周),然后改用其他的磷结合剂。对这类患者应该考虑增加透析频度(Ⅰ类,B 级)。

注意事项:接受铝剂治疗的患者应避免使用枸橼酸钙,这是由于枸橼酸可以增加铝从肠道的吸收从而容易导致急性铝中毒。然而 NKF-DOQI 工作组承认,虽然长期服用可能增加急性铝中毒的发病率,但是血磷水平高于 6.5~7.0mg/dl(2.10~2.20mmol/L)所引起的死亡率也在增加,所以这两个问题应该权衡考虑。

疗程:连续使用不得超过 7 天;症状未缓解,请咨询医师或药师,最长不超过 4 周。

评价:无。

2. 活性维生素 D 合理应用的方案

方案1 骨化三醇胶囊 0.25μg,1 次/日,口服。

适用范围:主要适用于轻度继发性甲状旁腺功能亢进患者或中重度继发性甲状旁腺功能亢进患者维持治疗阶段。CKD3~4 期的患者,在发现血清 iPTH 超过相应目标范围时(CKD3 期>70pg/ml,CKD4 期>110pg/ml,血清 25-OH-VitD 水平低于 30ng/ml),给予活性维生素 D 治疗。

注意事项:在应用维生素 D 治疗前,患者血清校正总钙水平低于 9.5mg/dl,血清磷水平低于 4.6mg/dl,使钙磷乘积<55mg/dl。对于肾功能快速恶化的患者和依从性差及不能随访的患者不应给予维生素 D 治疗。血清校正总钙水平大于 9.5mg/dl(2.38mmol/L)和(或)血磷水平大于 4.6mg/dl(1.49mmol/L)则停用活性维生素 D 的治疗。在开始治疗后的前 3 个月内至少每月检查 1 次血清钙、磷水平,之后每 3 个月复查 1 次;血浆 iPTH 水平应至少每 3 个月复查 1 次、持续 6 个月,之后每 3 个月复查 1 次。

疗程:若能使 iPTH 降低至目标范围,可减少原剂量的 25%~50%,甚至隔日服用。并根据 iPTH 水平,不断逐渐调整剂量,避免 iPTH 水平的过度下降及反跳,直至以最小剂量维持 iPTH 在目标值范围。如果 iPTH 水平没有明显下降,则增加原来剂量的 50%,治疗 4~8 周后 iPTH 仍无下降或达到目标范围,可试用大剂量间歇疗法。

评价:该方案为Ⅰ类,A 级,在 CKD 的早期可以应用活性维生素 D 治疗继发性甲状旁腺功能亢进和高转化性肾性骨病。该方案使得 CKD 患者的这种并发症在进一步发展恶化之前有了很好的治疗手段。

方案2 当 iPTH 为 300~500pg/ml 时:骨化三醇胶囊 1μg,每周 2 次,口服 4~8 周 iPTH 未达标,骨化三醇胶囊 1.25μg,每周 2 次,口服;当 iPTH500~1000pg/ml 时:骨化三醇胶囊 2μg,每周 2 次,口服 4~8 周 iPTH 未达标,骨化三醇胶囊 2.5μg,每周 2 次,口服;当 iPTH>1000pg/ml 时:骨化三醇胶囊 4μg,每周 2 次,口服 4~8 周 iPTH 未达标,骨化三醇胶囊 5μg,每周 2 次,口服。

适用范围:适用于中重度患者;限制磷摄入,应用钙剂/磷结合剂;根据 iPTH 水平,合理应用活性维生素 D;严格监测血 iPTH、钙、磷和钙磷乘积,调整药物剂量。

注意事项:血清校正总钙水平大于 9.5mg/dl(2.37mmol/L)则停用活性维生素 D 的治疗,直至血钙水平降至 9.5mg/dl(2.37mmol/L)以下再重新开始活性维生素 D 的治疗,此时的剂量应减半。如果原先应用的是每日最低剂量,则改为隔日服用;血磷水平大于 4.6mg/dl(1.49mmol/L)则停用活性维生素 D 的治疗,直至血磷水平≤4.6mg/dl(1.49mmol/L),再重新开始活性维生素 D 的治疗,剂量不变。

疗程:如果经治疗 4~8 周后,iPTH 水平没有明显下降,则每周 1,25-(OH)$_2$-VitD 的剂量增加 25%~50%。一旦 iPTH 降到目标范围,1,25-(OH)$_2$-VitD$_3$ 剂量减少 25%~50%,并根据 iPTH 水平,不断调整剂量。最终选择最小的 1,25-(OH)$_2$-VitD$_3$ 剂量间断或持续给药,维持 iPTH 在目标范围。

评价:无。

四、疗效评价及随访

(一)治愈标准

1. CKD3 期 iPTH35~70pg/ml(3.85~7.7pmol/L),矫正血钙浓度 2.10~2.38mmol/L(8.4~9.5mg/dl),血磷 0.87~1.49mmol/L(2.7~4.6mg/dl)。

2. CKD4 期 iPTH 70~110pg/ml(7.7~12.1pmol/L),矫正血钙浓度 2.10~2.38mmol/L(8.4~9.5mg/dl),血磷 0.87~1.49mmol/L(2.7~4.6mg/dl)。

3. CKD5 期 iPTH150~300pg/ml(16.5~33.0pmol/L),矫正血钙浓度 2.10~2.54mmol/L(8.4~10.2mg/dl),血磷 1.13~1.78mmol/L(3.5~5.5mg/dl)。

血钙、血磷浓度应尽量接近目标值低限。钙磷乘积应尽可能维持较低钙磷乘积,使 Ca×P<55mg/dl(4.52mmol/L),达到这一目标的最好办法是将血磷控制在靶目标范围内。

(二)好转标准

经治疗后血钙、血磷、iPTH 水平基本接近或达到其相对应 CKD 分期的靶目标值。

(三)随访观察

1. 病情监测

(1)所有 GFR<60ml/(min·1.73m^2)的 CKD 患者均应测定血钙、磷和 iPTH 水平。检查频率应根据 CKD 的分期制订。

1)3 期:iPTH 的测定,每 12 个月;血钙/磷的测定,每 12 个月。

2)4 期:iPTH 的测定,每 3 个月;血钙/磷的测定,每 3 个月。

3)5 期:iPTH 的测定,每 3 个月;血钙/磷的测定,每 1 个月。

(2)应用活性维生素 D 治疗时,血 iPTH、钙、磷水平的监测,检查频率应根据 CKD 的分期制订。

1)3~4 期:iPTH 的测定,在最初治疗的 6 个月内至少每月测定 1 次,以后可改为每 3 个月测定 1 次;血钙/磷的测定,在最初治疗的 3 个月内至少每月测定 1 次,以后可改为每 3 个月测定 1 次。

2)5 期:iPTH 的测定,在最初治疗的 3 个月内至少每月测定 1 次(最好每 2 周测定 1 次),当达到目标范围后,以后可改为每 3 个月测定 1 次;血钙/磷的测定,在最初治疗的 1~3 个月内至少每 2 周测定 1 次,以后可改为每月测定 1 次。

2. 预防复发的措施 提倡乐观生活态度和保持健康生活方式;体育锻炼、缓解精神压抑和紧张;戒烟、戒酒;遵医嘱服药;从 CKD 早期就应开始采取措施防治矿物质和骨代谢紊乱,这对延长 CKD 患者的生存尤为重要。在 GFR 为 20~60ml/(min·1.73m^2)的 CKD 患者中,可以通过补充维生素 D$_2$(钙化醇)或维生素 D$_3$(骨化三醇)来防止营养性的维生素 D 缺乏或不足。如果有明确的维生素 D 缺乏的证据则需要治疗,最好的治疗方法是应用维生素

D,尽管所需要的剂量要大于治疗维生素 D 不足的剂量。对于维生素 D 缺乏的预防,推荐的维生素 D 每日剂量为 60 岁以上者 800U,60 岁以下的成年人 400U。

3. 并发症 CKD 第 5 期患者髋骨骨折的发生率高。透析人群的老龄化使其骨质疏松的危险性增加。对于已经开始治疗的肾性骨病患者,定期门诊随访和监测相关指标尤为重要,以便随时调整治疗方案,从而避免由于治疗过度而带来的相应并发症发生。

(四)预后

长期的矿物质和骨代谢紊乱会导致软组织钙化等不良后果,但经早期的防治可明显改善患者的生存质量和延长寿命。

第四节 肾性贫血

一、概 述

肾性贫血(anemia in chronic kidney disease)是 CKD 的重要临床表现,常有正细胞正色素性贫血及其所引起的一系列生理异常,影响了 CKD 患者的生活质量。肾性贫血是 CKD 患者合并心血管并发症的独立危险因素。CKD 患者肾脏产生促红细胞生成素的能力下降是肾性贫血的主要原因。其他可能造成贫血的因素包括铁缺乏、严重甲状旁腺功能亢进、急性或慢性炎症状态、铝中毒、叶酸缺乏等。肾性贫血可发生在血肌酐>176.8nmol/L 甚至更高时,占慢性病性贫血的 23%~50%。虽然肾功能损害越重发生贫血的可能及严重程度越大,但成人肾功能受损程度与血红蛋白及血细胞比容并不完全平行。

有效治疗肾性贫血是 CKDG 一体化治疗的重要组成部分。重组人促红细胞生成素(rHuEPO)是临床上治疗肾性贫血的主要药物,不仅应用于血液净化患者,而且也应用于非透析的 CKD 患者。rHuEPO 可以改善慢性肾衰竭患者的生存率,降低并发症发病率,提高生活质量。

二、治 疗

(一)康复措施

1. 门诊治疗 轻中度肾性贫血患者症状轻,不影响生活与工作,可采取门诊治疗。

2. 住院治疗 重度肾性贫血,或伴有严重离子和酸碱平衡紊乱、急性左心衰等并发症者,不能正常生活工作者需住院治疗。但是,我们没有找到随机对照研究证明是否住院治疗对治疗结局有益或有害。

(二)一般治疗

(1)提倡乐观生活态度。

(2)保持健康生活方式。

(3)避免精神紧张、失眠等。

(4)输血治疗:一般不主张输血。当出现下述情况时可以输血:贫血程度重并已有因贫血而导致的明显症状和体征,如患者因急性失血而导致的血流动力学不稳定;存在慢性失血的促红细胞生成素抵抗的患者。

对于肾性贫血,不推荐长期输血疗法,因为长期输血有相关危险,如输血相关性感染、骨髓红系受抑制、存在铁超负荷的患者,可能在接受肾移植前发生 HLA 抗原致敏等。但对于无条件使用 rHuEPO 者,如果血红蛋白<60g/L,则应小量多次输洗涤红细胞。以下关于红细胞的输注原则是由美国内科医师学会公布的:在决定患者是否需要输血时应当判断贫血的性质及是否存在可逆因素,以便对可逆因素给予治疗。判断目前的症状或体征是否可经输血后得以逆转,如果不能,就不输血。

(5)优化透析:每周 3 次血液透析,eKt/V 应该>1.2;高通透和高生物相容性膜;血液透析滤过、血液滤过、每日短时透析、夜间透析;超纯透析液。

(三)外科治疗

无。

(四)活动

按有氧健身计划适当活动,避免过度劳累。

(五)饮食

改善营养不良,避免进食高磷、影响铁剂吸收的饮食,如橙汁、酒、可乐、咖啡和浓茶等。

三、药 物 治 疗

研究证实,贫血可加速缺血、缺氧和氧化应激引起的肾小球和间质纤维化、肾小管萎缩,加速 CKD 的进展。而 rHuEPO、铁剂可能会延缓 CKD 的进展。因此,提倡只要存在肾性贫血,无论是否透析,均需要开始 rHuEPO 治疗,并按需要补充铁剂等,以达到血红蛋白、血细胞比容靶目标值。

(一)药物治疗原则

(1)铁和 rHuEPO 对于红细胞的生成都是必需的。

(2)在使用铁剂时,应权衡避免(或减少)输血及使用 rHuEPO 的潜在获益与预防贫血相关症状发生两者之间的关系。

(3)早期应用 rHuEPO。无论透析还是非透析的 CKD 患者,若间隔 2 周或者以上连续两次 Hb 检测值均低于 11g/dl,并除外铁缺乏等其他贫血病因,应开始实施 rHuEPO 治疗。rHuEPO 通过缓慢、稳定血红蛋白/血细胞比容水平,在 2~4 个月达到目标值。对血透及腹透患者,最有效的给药途径是皮下注射;血液透析患者最方便的给药途径是静脉注射;对腹膜透析患者,由于生物利用度的因素,不推荐腹腔给药。

(4)开始 rHuEPO 治疗之前,首先应除外有无影响贫血的其他因素,如失血、原料(铁、叶酸等)不足等,并先处理所有可纠正的贫血原因(包括铁缺乏和炎症状态)。在起始和维持 rHuEPO 治疗时,应权衡减少输血所致潜在获益与贫血相关症状所致的可能风险(如脑卒中、高血压等)两者关系。对于有恶性肿瘤史的 CKD 患者,推荐应慎用 rHuEPO 治疗。对于 Hb≥100g/L 的 CKD 不透析患者,不建议使用 rHuEPO 治疗(2007 及 2012 年美国 K/DOQI)。

1)部分患者特别是贫血程度较轻且严格执行低蛋白饮食者,常常通过补充铁剂、叶酸使血红蛋白/血细胞比容水平有所升高,而不必急于给予 rHuEPO。在纠正了影响贫血的其他因素后,血红蛋白/血细胞比容水平仍低于上述值,可在做好准备工作(包括铁储备评价、血压的控制)基础上给予 rHuEPO 治疗,并使铁贮备在使用 rHuEPO 时达到合适水平。

2) 转铁蛋白饱和度≥20%和血清铁蛋白≥100ng/ml 时仍存在功能性铁缺乏，对血细胞比容<33%和（或）rHuEPO 用量超过预计用量的患者，应给予额外的铁剂补充，并使转铁蛋白饱和度>50%和血清铁蛋白>500μg/L。

3) 对于 Hb<100g/L 的 CKD ND 患者，建议基于 Hb 下降率、需要输血的风险、rHuEPO 治疗相关的风险及贫血所致症状出现等情况，个体化决定是否开始应用 rHuEPO 治疗。一般情况下，建议使用 rHuEPO 维持 Hb 浓度不应超过 115g/L。

4) 对所有儿童 CKD 患者，应权衡 rHuEPO 治疗的潜在获益（如改善生活质量等）与不利两者的关系，而后决定在何时开始 rHuEPO 的治疗。接受 rHuEPO 治疗的儿童 CKD 患者，建议 Hb 的靶目标定为 110~120g/L。对于所有未接受铁剂或者 rHuEPO 治疗的儿童 CKD 贫血患者，当铁蛋白≤100ng/ml 时，推荐使用口服铁剂治疗，在 CKD 血液透析（HD）可使用静脉铁剂治疗。对所有单纯接受 rHuEPO 治疗而未补充铁剂的儿童 CKD 患者，推荐口服铁剂治疗（在 CKD HD 中，或可使用静脉铁剂治疗）以维持铁蛋白[男性 80~130μg/L（80~130ng/ml），女性 35~55μg/L（35~55ng/ml）]。

5) 对于 rHuEPO 反应低下的患者，建议避免反复增加剂量并超过原本以体重为基础的起始治疗剂量的 2 倍。对于 rHuEPO 不反应的患者建议避免增加剂量并超过原维持稳定治疗剂量的 2 倍。不推荐用雄激素做辅助治疗药物。不建议使用维生素 C、维生素 D、维生素 E、叶酸、左旋肉碱和己酮可可碱作为 rHuEPO 的辅助治疗。

6) 接受 rHuEPO 治疗的患者，无论是非透析还是透析状态均应补充铁剂达到治疗目标值。血液透析患者比非血液透析患者需要更大的铁补充量，静脉补铁是最佳的补铁途径。补充静脉铁剂需要做过敏试验，尤其是右旋糖酐铁。

(5) 当治疗慢性贫血时，在允许的情况下，推荐避免输注红细胞，以减少输血相关的一般风险。对于适宜器官移植的患者，情况允许下，特别推荐避免输入红细胞，以减少发生致敏反应的风险。对于 rHuEPO 治疗无效或风险过大的患者，输入红细胞的获益可能超过可能发生的风险。当需要快速纠正贫血以稳定患者病情时，进行红细胞输入，其获益可能大于其可能出现的风险。

(二) 药物选择

(1) 口服补铁（Ⅰ类，A 级）：葡萄糖酸亚铁、硫酸亚铁、富马酸亚铁、多糖铁复合物胶囊。

(2) 静脉使用的铁制剂（Ⅰ类，A 级）：蔗糖铁、右旋糖酐铁。

(3) rHuEPO 的应用（Ⅰ类，A 级）：阿法依泊汀。

(4) 其他辅助治疗（Ⅰ类，D 级）：叶酸、维生素 B_{12}。

(三) 肾性贫血复发的预防与治疗

1. 铁剂治疗的监测

(1) 评估指标及靶目标值

1) 血液透析患者：血清铁蛋白>200ng/ml、血清转铁蛋白饱和度>20%、有条件者采用网织红细胞血红蛋白量（CHr）>29pg/个。

2) 非透析患者或腹膜透析患者：血清铁蛋白>100ng/ml，血清转铁蛋白饱和度>20%。

3) 未接受 rHuEPO 治疗患者：血清转铁蛋白饱和度≥20%，人组织因子（TF）≥100ng/ml，每 3~6 个月监测一次。

4) 接受 rHuEPO 治疗，但未达血红蛋白目标，未接受静脉铁剂者：每月监测一次。

5)接受 rHuEPO 治疗,未达 Hb 目标但已接受静脉铁剂者:每 1~3 个月监测一次。

6)血红蛋白/血细胞比容达到目标或未用 rHuEPO 治疗的血液透析患者:每 3 个月监测一次。

7)在末次用药后,依所用剂量确定检测转铁蛋白饱和度和血清铁蛋白的时间:①接受静脉铁剂治疗的患者如果剂量每次≤100~125mg,进行铁指标的测量不需要停用铁剂;②如果一次静脉铁剂的剂量≥1000mg,铁指标的测定应该在停用铁剂 2 周后进行;③如果一次静脉铁剂的剂量为每次 200~500mg,铁指标的测定应该在停用铁剂至少 7 天后进行。

(2)应用 EPO 时的监测:监测患者对 rHuEPO 的反应。

1)治疗初始阶段:每 2~4 周监测一次血红蛋白、血细胞比容,直到血红蛋白/血细胞比容达到稳定的目标值。

血红蛋白每月增加 1~2g/dl:rHuEPO 剂量不变,4 个月达到血红蛋白靶目标值;血红蛋白每月增加<1g/dl:促红素剂量以 25% 的阶梯式上调;血红蛋白每月增加>2g/dl:应减少 rHuEPO 使用剂量 25%~50%,但不得停用。

2)维持治疗阶段:每 1~2 个月监测一次。rHuEPO 的使用剂量约为初始治疗期的 2/3。血红蛋白变化>1g/dl:每周 25% 的阶梯式上(下)调和(或)调整使用频率。

2. 预防与 rHuEPO 治疗 相关的可能的不良反应有高血压、癫痫、血管通路血栓、高钾血症。但没有必要担心新的癫痫发作或癫痫发作频率的改变而限制患者的活动,有癫痫病史不是应用 rHuEPO 的禁忌证。对于使用 rHuEPO 的血液透析患者,没有必要增加对血管通路及血钾的监测。

(四)肾性贫血并发症[rHuEPO 治疗的低反应性(EPO 抵抗)]治疗

1. 定义 皮下注射 rHuEPO 达到 300U/(kg·w)(20 000U/w)或静脉注射 rHuEPO 达到 500U/(kg·w)(30 000U/w)治疗 4 个月后,Hb 仍不能达到或维持靶目标值,称为 EPO 抵抗。促红细胞生成素抵抗最常见的原因是铁缺乏,其他原因包括炎症性疾病、慢性失血、甲状旁腺功能亢进、纤维性骨炎、铝中毒、血红蛋白病、维生素缺乏、多发性骨髓瘤、恶性肿瘤、营养不良、溶血、透析不充分、ACEI/ARB 和免疫抑制剂等药物的使用、脾功能亢进、促红细胞生成素抗体介导的纯红细胞再生障碍性贫血(PRCA)。

2. 纯红细胞再生障碍性贫血的诊断 rHuEPO 治疗超过 4 周并出现血红蛋白 0.5~1.0g/(dl·w)的速度快速下降,或需要输红细胞维持血红蛋白水平;血小板和白细胞计数正常,且网织红细胞绝对计数小于 10 000/μl,则应该怀疑纯红细胞再生障碍性贫血。但确诊必须存在 rHuEPO 抗体检查阳性,并有骨髓象检查结果支持。

3. 纯红细胞再生障碍性贫血的处理 在疑诊或确诊的患者中停用任何 rHuEPO 制剂。患者可能需要输血支持,免疫抑制治疗可能有效,肾脏移植是有效治疗方法。

4. 纯红细胞再生障碍性贫血的预防 rHuEPO 制剂需要低温保存。静脉注射可能较皮下注射减少发生率。

(五)肾性贫血及其并发症治疗处方举例

方案 1 元素铁剂量应为 200mg/d,分 2~3 次日服。具体药物为①葡萄糖酸亚铁胶囊[剂量(mg)/元素铁(mg)]:325/35;②硫酸亚铁缓释片[剂量(mg)/元素铁(mg)]:325/65;③富马酸亚铁咀嚼片[剂量(mg)/元素铁(mg)]:325/108;④多糖铁复合物胶囊[剂量(mg)/元素铁(mg)]:0/150。+叶酸片:5~10mg,

口服,3次/日+维生素 B_{12} 注射液:100μg,肌内注射,1次/日,或500μg,肌内注射,2~3次/周。或元素铁剂量应为200mg/d,分2~3次,口服4个月 Hb 未达标,重组人红细胞生成素注射液:初始剂量,皮下给药100~120U/(kg·w),每周2~3次+叶酸片5~10mg,口服,3次/日+维生素 B_{12} 注射液100μg,肌内注射,1次/日,或500μg,肌内注射,2~3次/周。

适用范围(Ⅰ类,A级):部分贫血程度较轻且严格执行低蛋白饮食的患者,在使用 rHuEPO 前先使铁贮备达到合适水平。rHuEPO 通过缓慢、稳定提高血红蛋白/血细胞比容水平,在2~4个月达到目标值。

注意事项:如每月血红蛋白增长速度<1g/dl,除外其他贫血原因,应增加 rHuEPO 使用剂量25%。如每月血红蛋白增长速度>2g/dl,应减少 rHuEPO 使用剂量25%~50%,但不得停用。如血红蛋白变化>1g/dl,每周25%的阶梯式上(下)调和(或)调整使用频率。

疗程:4个月 Hb 达到靶目标值。

评价:适用于初治的门诊患者。费用既便宜又能提供可知数量的元素铁。

方案2 元素铁剂量应为200mg/d,分2~3次,口服;葡萄糖酸亚铁胶囊[剂量(mg)/元素铁(mg)]:325/35;硫酸亚铁缓释片[剂量(mg)/元素铁(mg)]:325/65;富马酸亚铁咀嚼片[剂量(mg)/元素铁(mg)]:325/108;多糖铁复合物胶囊[剂量(mg)/元素铁(mg)]:0/150。+重组人红细胞生成素注射液,皮下给药100~120U/(kg·w),每周2~3次+叶酸片5~10mg,口服,3次/日+维生素 B_{12} 注射液100μg,肌内注射,1次/日,或500μg,肌内注射,2~3次/周。

适用范围:排除影响贫血的其他因素如失血、原料(铁、叶酸等)缺乏,联合应用铁和 rHuEPO;rHuEPO 通过缓慢、稳定提高血红蛋白/血细胞比容水平,在2~4个月达到目标值。

注意事项:rHuEPO 维持剂量约为诱导治疗期的2/3。对于血红蛋白<7g/dl 的患者,应适当增加初始剂量。对于非透析患者或残存肾功能较好的透析患者,可适当减少初始剂量。对于血压偏高、伴有严重心血管事件、糖尿病的患者,应尽可能从小剂量开始使用。口服的铁剂在空腹及不与其他药物同服时吸收最好。分多次注射(小剂量注射可以减少痛苦)对于每周使用小剂量的患者给予单剂量治疗,在上臂、股和腹壁变换不同的注射部位。

疗程:如每月血红蛋白增长速度<1g/dl,除外其他贫血原因,应增加 rHuEPO 使用剂量25%。如每月血红蛋白增长速度>2g/dl,应减少 rHuEPO 使用剂量25%~50%,但不得停用。如血红蛋白变化>1g/dl,每周25%的阶梯式上(下)调和(或)调整使用频率。

评价:CKD 及腹膜透析患者应采用皮下注射 rHuEPO 的方式。血液透析患者应首选皮下注射的方式。

方案3 右旋糖酐铁注射液:初始治疗,补铁100~125mg/w,连续8~10周(每次透析时静脉注射)+转铁蛋白饱和度≥20%,血清铁蛋白≥100ng/ml 时,右旋糖酐铁注射液维持静脉铁剂治疗(功能性铁缺乏的治疗及预防),补铁25~100mg/w,共10周,静脉注射+rHuEPO,120~150U/(kg·w),每周3次,静脉注射+叶酸片5~10mg,口服,3次/日+维生素 B_{12} 注射液100μg,肌内注射,1次/日,或500μg,肌内注射,2~3次/周。或蔗糖铁注射液:初始治疗,补铁100~125mg/w,连续8~10周。转铁蛋白饱和度≥20%,血清铁蛋白≥100ng/ml 时,蔗糖铁注射液:维持静脉铁剂治疗(功能性铁缺乏的治疗及预防),补铁25~125mg/w,共8周,静脉注射+rHuEPO,120~150U/(kg·w),每周3次,静脉注射+叶酸片5~10mg,口服,3次/

日+维生素 B_{12} 注射液 100μg,肌内注射,1 次/日,或 500μg,肌内注射,2~3次/周。

适用范围:适用于血液透析患者。排除影响贫血的其他因素如失血、原料(铁、叶酸等)缺乏,联合应用铁和 rHuEPO;rHuEPO 通过缓慢、稳定提高血红蛋白/血细胞比容水平,在 2~4 个月达到目标值。绝对铁缺乏的成年血液透析患者[转铁蛋白饱和度(TSAT)<20% 和(或)血清铁蛋白<100ng/ml]。

注意事项:rHuEPO 维持剂量约为诱导治疗期的 2/3。对于血红蛋白<7g/dl 的患者,应适当增加初始剂量。对于非透析患者或残存肾功能较好的透析患者,可适当减少初始剂量。对于血压偏高、伴有严重心血管事件、糖尿病的患者,应尽可能从小剂量开始使用;初始治疗血红蛋白增长速度应控制在每月 1~2g/dl 范围内稳定提高,4 个月达到血红蛋白靶目标值。

疗程:排除影响贫血的其他因素如失血、原料(铁、叶酸等)缺乏,联合应用铁和 rHuEPO。rHuEPO 通过缓慢、稳定提高血红蛋白/血细胞比容水平,在 2~4 个月达到目标值。

评价:患者没有痛苦。当血液透析患者不能耐受皮下注射 rHuEPO 时,应该采用静脉注射的方式。

四、疗效评价及随访

(一)治愈标准

1. 建议 rHuEPO 治疗 血红蛋白(血细胞比容)的靶目标值范围应该是 110~120g/L (血细胞比容 33%~36%),这一目标值是 rHuEPO 治疗的目标而不是输血的指征。

2. 目标值 应在开始治疗后 4 个月内达到。但不推荐血红蛋白维持在 13g/dl 以上。对血液透析患者,应在透析前采取标本检测血红蛋白浓度。

3. 靶目标值 应依据患者年龄、种族、性别、生理需求及是否合并其他疾病情况进行个体化调整:伴有缺血性心脏病、充血性心力衰竭等心血管疾病的患者不推荐血红蛋白<1.2g/dl;糖尿病患者,特别是并发外周血管病变的患者,需在监测下谨慎增加血红蛋白水平至 12g/dl;合并慢性缺氧性肺疾病患者推荐维持较高的血红蛋白水平。

(二)好转标准

经治疗后血红蛋白增加速度每月 1~2g/dl,应视为好转。

(三)随访观察

1. 病情监测

(1)铁剂治疗的监测:评估指标及靶目标值:血液透析患者血清铁蛋白>200ng/ml、血清转铁蛋白饱和度>20%、有条件者采用网织红细胞血红蛋白量>29pg/个。非透析患者或腹膜透析患者:血清铁蛋白>100ng/ml,血清转铁蛋白饱和度>20%。

1)未接受 rHuEPO 治疗:血清转铁蛋白饱和度≥20%,TF≥100ng/ml,每 3~6 个月监测一次。

2)接受 rHuEPO 治疗而未达血红蛋白目标、未接受静脉铁剂:每月监测一次。

3)接受 rHuEPO 治疗而未达 Hb 目标、已接受静脉铁剂:每 1~3 个月监测一次。

4)血红蛋白/血细胞比容达到目标或未用 rHuEPO 治疗的血液透析患者,每 3 个月监测一次。

5) 在末次用药后,依所用剂量确定检测转铁蛋白饱和度和血清铁蛋白的时间:接受静脉铁剂治疗的患者如果每周剂量≤100~125mg,进行铁指标的测量不需要停用铁剂;如果一次静脉铁剂的剂量≥1000mg,铁指标的测定应该在停用铁剂2周后进行;如果一次静脉铁剂的剂量为200~500mg,铁指标的测定应该在停用铁剂至少7天后进行。

(2) 应用促红素时的监测:监测患者对rHuEPO的反应。

1) 治疗初始阶段:每2~4周监测一次血红蛋白、血细胞比容,直到血红蛋白/血细胞比容达到稳定的目标值。血红蛋白每月增加1~2g/dl,rHuEPO剂量不变,4个月达到血红蛋白靶目标值;血红蛋白每月增加<1g/dl,促红素剂量以25%的阶梯式上调;Hb每月增加>2g/dl,应减少rHuEPO使用剂量25%~50%,但不得停用。

2) 维持治疗阶段:每1~2个月监测一次。rHuEPO的使用剂量约为初始治疗期的2/3;血红蛋白变化>1g/dl,每周25%的阶梯式上(下)调或(和)调整使用频率。

2. 预防　复发的措施与rHuEPO治疗相关的可能不良反应有高血压、癫痫、血管通路血栓、高钾血症。但没有必要担心新的癫痫发作或癫痫发作频率的改变而限制患者的活动,有癫痫病史不是应用rHuEPO的禁忌证。对于使用rHuEPO的血液透析患者,没有必要增加对血管通路及血钾的监测。

3. 并发症　参照"贫血"并发症。

(四) 预后

(1) 肾性贫血如果不予以治疗可引起的一系列生理异常,包括组织氧供给和利用下降、心排血量增加、心脏增大、心室肥厚、心绞痛、充血性心力衰竭、认知与精神敏锐度下降、月经周期改变、夜间阴茎勃起减少,并可损害免疫反应,在儿童患者可使其生长发育延迟。这些异常影响了CKD患者的生活质量,减少了康复的机会和生存率。

(2) 应用rHuEPO有效治疗肾性贫血可以改善慢性肾衰竭患者的生存率,降低并发症发病率,提高生活质量。

第五节　糖尿病肾脏疾病

一、概　　述

糖尿病肾病(diabetic nephropathy,DN)是指由糖尿病导致的临床上微量白蛋白尿乃至大量蛋白尿及不同程度肾功能损害,病理上以肾小球结节性硬化、弥漫性硬化或渗出性改变为特征的疾病。随着人们的生活方式从传统到现代的改变,糖尿病无论是在发达国家还是发展中国家都在快速增长。在发达国家,由于2型糖尿病和肥胖的快速增加,糖尿病已成为慢性肾脏病(chronic kidney disease,CKD)的首要发病原因,而在发展中国家糖尿病在慢性肾脏病的发病中也占有越来越重要的地位。

糖尿病肾病这个名词是以肾脏病理为基础的,然而只要仔细分析糖尿病患者的发病时间、微量白蛋白尿的出现及糖尿病导致的肾外系统损害等临床特征,大多数糖尿病肾病无须做肾脏活检即可诊断,因此2007年2月,美国国立肾脏病基金(National Kidney Foundation)发表的《糖尿病及慢性肾脏病临床实践指南及专家建议》将以往临床常用的"糖尿病肾病"(diabetic nephropathy,DN)这一专业术语用"糖尿病肾脏疾病"(diabetic kidney disease,DKD)替代。DKD是指临床考虑由糖尿病引起的肾脏病变,如经肾穿刺病理检查证实则称为糖尿病性肾小球病(diabetic glomerulopathy)。

二、治 疗

(一)康复措施

1. 门诊治疗 临床症状轻,不影响生活与工作者,可采取门诊治疗。

2. 住院治疗 出现大量蛋白尿、高度水肿、心衰及终末期肾衰竭者需住院治疗。

(二)一般治疗

1. 保持健康生活方式 包括各层次各阶段的健康教育及适宜的运动等;戒烟;多参加户外活动。

2. 肥胖者应减肥 患糖尿病的CKD患者的目标体质指数应处于正常范围内(18.5~24.9kg/m^2)。

3. 特殊情况 对于青少年、老年、孕产妇等特殊人群,应采取特殊治疗方案。

(三)外科治疗

胰肾联合移植:随着新型强效免疫抑制剂的临床应用,器官保存技术的改进和手术方式的日趋成熟,胰肾联合移植已成为治疗1型糖尿病、部分2型糖尿病合并尿毒症的有效方法之一。

(四)活动

按有氧健身计划适当活动,避免过度劳累。

(五)饮食

饮食对DKD及DKD导致的CKD的进展起着十分重要的作用。DKD患者除了要通过饮食控制血糖外,应控制蛋白的摄入,研究证明限制蛋白的摄入可以明显延缓DKD导致的CKD及其肾功能不全的进展。处于CKD1~4期的DKD患者推荐的蛋白摄入量为0.8g/(kg·d)。另外应多吃蔬菜等富含维生素的食物。

三、药 物 治 疗

(一)药物治疗原则

1. 严格控制血糖 达到糖化血红蛋白(HbAlc)<7.0%(循证医学证据:A级);血糖水平应控制在空腹5.0~7.2mmol/L,餐后1~2小时<10.0mmol/L。

2. 积极控制血压 CKD1~4期糖尿病患者的血压控制目标是低于130/80mmHg(循证医学证据:B级),尿蛋白<1g/d者目标值<130/80mmHg,尿蛋白>1g/d者目标值<125/75mmHg,一般用ACEI或ARB(循证医学证据:A级),为减少心血管事件和使血压达到靶目标,可加用利尿剂和CCB(循证医学证据:A级)、β受体阻滞剂(循证医学证据:A级)。

3. 适当调脂 当DKD导致的CKD1~4期的患者低密度脂蛋白≥2.6mmol/L时应予治疗,治疗的靶目标为<2.6mmol/L(循证医学证据:B级);HDL-C>1.1mmol/L;TG<1.5mmol/L。推荐使用他汀类药物(循证医学证据:B级)。

4. 降低尿蛋白 无论血压正常与否,对于微量白蛋白尿或大量蛋白尿患者,均应使用ACEI和(或)ARB类降压药来控制蛋白尿(循证医学证据:C级),CKD5期可用氯沙坦(循证医学证据:C 级)。对于血肌酐水平>350μmol/L 的慢性肾脏病患者是否可以继续应用 RAS 阻滞剂,目前尚存在争议。

（二）药物选择

1. 降糖药物 格列吡嗪(glipizide),格列齐特(gliclazide),瑞格列奈(repaglinide),吡格列酮(pioglitazone),中性可溶性人预混胰岛素(诺和灵 R)。

2. 降压药物

（1）ACEI 类降压药:依那普利(enalapril),贝那普利(benazepril)。

（2）ARB 类降压药:氯沙坦(losartan),缬沙坦(valsartan),厄贝沙坦(irbesartan),替米沙坦(telmisartan)。

（3）利尿剂:氢氯噻嗪(hydrochlorothiazide),呋塞米(furosemide)。

（4）CCB:非洛地平(felodipine),氨氯地平(amlodipine),硝苯地平(nifedipine)。

（5）β受体阻滞剂:美托洛尔(metoprolol)。

（6）α、β 受体阻滞剂:卡维地洛(carvedilol)。

3. 调脂药物 阿托伐他汀(atorvastatin),瑞舒伐他汀(rosuvastatin),氟伐他汀(fluvastatin),普伐他汀(pravastatin),辛伐他汀(simvastatin),非诺贝特(fenofibrate)。

4. 降低尿蛋白药物 ACEI 和 ARB 类。

（三）糖尿病肾脏疾病及其并发症治疗处方举例

1. 糖尿病肾脏疾病的治疗方案

(1)降糖治疗方案

方案 格列吡嗪片 5mg,口服,1 次/日;或格列齐特缓释片 30mg,口服,1 次/日;或瑞格列奈片 1mg,口服,3 次/日;或罗格列酮片 4mg,口服,1 次/日;或注射用胰岛素,根据血糖选择剂量。

适用范围:适用于 CKD 各期及透析、肾移植患者。

注意事项:药物过敏者禁止使用。

疗程:终身治疗。

评价:为一组常用高效治疗方案,且费用合适。

(2)降压治疗方案

方案 1 盐酸贝那普利片 10mg,口服,1 次/日;或氯沙坦片 50mg,口服,1 次/日。

适用范围:适用于 CKD1~4 期及透析、肾移植伴高血压患者。

注意事项:药物过敏者禁止使用。双侧肾血管病变、孤立肾或移植肾伴肾动脉狭窄禁用。注意治疗过程中高钾血症的发生。血肌酐水平>350μmol/L 的慢性肾脏病患者应监测血肌酐。

疗程:终身治疗。

评价:为一常用高效治疗方案,且费用合适。

方案 2 福辛普利钠片 10mg,口服,1 次/日+氢氯噻嗪片 12.5mg,口服,1 次/日;或厄贝沙坦片 150mg,口服,1 次/日+氢氯噻嗪片 12.5mg,口服,1 次/日。

适用范围:适用于 CKD1~4 期伴高血压患者。

注意事项:药物过敏者禁止使用。双侧肾血管病变、孤立肾或移植肾伴肾动脉狭窄禁用。血肌酐水平>350μmol/L 的慢性肾脏病患者应监测血肌酐。

疗程:终身治疗。

评价:为一组常用高效治疗方案,且费用合适。

方案 3 盐酸贝那普利片 10mg,口服,1 次/日+氢氯噻嗪片 12.5mg,口服,1 次/日+非洛地平缓释片 5mg,口服,1 次/日+酒石酸美托洛尔片 25mg,口服,2 次/日。

适用范围:适用于 CKD1~4 期伴高血压患者。

注意事项:药物过敏者禁止使用。双侧肾血管病变、孤立肾或移植肾伴肾动脉狭窄禁用。血肌酐水平>350μmol/L 的慢性肾脏病患者应监测血肌酐。

疗程:终身治疗。

评价:为一组常用高效治疗方案,且费用合适。

方案 4 盐酸贝那普利片 10mg,口服,1 次/日+非洛地平缓释片 5mg,口服,1 次/日+酒石酸美托洛尔片 25mg,口服,2 次/日。

适用范围:适用于 CKD1~4 期及透析、肾移植伴高血压患者。

注意事项:药物过敏者禁止使用。双侧肾血管病变、孤立肾或移植肾伴肾动脉狭窄禁用。血肌酐水平>350μmol/L 的慢性肾脏病患者应监测血肌酐。

疗程:终身治疗。

评价:为一组常用高效治疗方案,且费用合适。

(3)调脂治疗方案

方案 1 普伐他汀片 20mg,口服,1 次/日。

适用范围:适用于 CKD 各期及肾移植伴高血脂患者。维持性血透患者、无特殊心血管适应证者,不推荐使用他汀类药物。

注意事项:药物过敏者禁止使用。

疗程:血脂水平达标后可停药。

评价:为一组常用高效治疗方案,且费用合适。

方案 2 阿托伐他汀片 10mg,口服,1 次/日。

适用范围:适用于 CKD 各期及肾移植伴高血脂患者。维持性血透患者,无特殊心血管适应证者,不推荐使用他汀类药物。

注意事项:药物过敏者禁止使用。

疗程:血脂水平达标后可停药。

评价:为一组常用高效治疗方案,且费用合适。

(4)控制蛋白尿的治疗方案

方案 1 依那普利片 5mg,口服,2 次/日。

适用范围:适用于 CKD1~4 期及肾移植、透析伴蛋白尿患者。

注意事项:药物过敏者禁止使用。

疗程:视尿蛋白水平而定。

评价:为一组常用高效治疗方案,且费用合适。

方案 2 厄贝沙坦分散片 300mg,口服,1 次/日。

适用范围:适用于 CKD1~4 期及肾移植、透析伴蛋白尿患者。

注意事项:药物过敏者禁止使用。

疗程:视尿蛋白水平而定。

评价:为一组常用高效治疗方案,且费用合适。

方案3 氯沙坦片 100mg,口服,1 次/日。

适用范围:适用于 CKD1~5 期及肾移植、透析伴蛋白尿患者。

注意事项:药物过敏者禁止使用。

疗程:视尿蛋白水平而定。

评价:为一组常用高效治疗方案,且费用合适。

2. 糖尿病肾脏疾病并发症的治疗方案 无。

四、随 访 观 察

(1)病情监测:每 3 个月监测尿液分析和肾功能。

(2)预防复发的措施:无。

(3)并发症:无。

(4)预后:DKD 发生肾衰竭无论透析与肾移植与否,死亡的最常见原因是心血管并发症。整体预后较原发性肾小球疾病差。

参考文献

陈灏珠,2005. 实用内科学. 12 版. 北京:人民卫生出版社:673-683.
邝贺龄,胡品津,2006. 内科疾病鉴别诊断. 北京:人民卫生出版社:638-639.
黎磊石,刘志红,2008. 中国肾脏病学. 北京:人民军医出版社.
李梦东,王宇明,2004. 实用传染病学. 3 版. 北京:人民卫生出版社:1155-1167.
李岩,王学清,张宁,等,2005. 功能性消化不良患者抑郁及焦虑状况分析. 中华消化杂志,25(7):428-429.
彭峰,林金秀,曾开淇,等,2003. 肥胖和高血压患者餐后甘油三酯代谢异常与胰岛素抵抗的关系. 中华心血管病杂志,31(7):509-513.
彭敏,蔡柏蔷,2005. 美国胸科协会和欧洲呼吸协会对慢性阻塞性肺疾病诊治指南的修订. 中华内科杂志,44(5):394-397.
沈志祥,陈喜兰,潭诗云,2004. 消化系统疾病诊断与治疗学. 北京:科学技术文献出版社:59-60.
王海燕,2008. 肾脏病学. 3 版. 北京:人民卫生出版社.
王宏宇,胡大一,马志敏,等,2003. 脉压与冠状动脉病变严重性的关系研究. 中华心血管病杂志,31(2):83-86.
萧树东,2004. 胃肠病学和肝病学——基础理论与临床进展. 上海:上海世界图书出版公司:693-694.
血吸虫病防治手册,2001. 中华人民共和国卫生部疾病控制司. 3 版. 上海:上海科技出版社:51-113.
杨敏,房殿春,隋建峰,等,2004. 胃肠电生理起搏治疗胃肠动力障碍性疾病的临床疗效. 中华消化杂志,24(21):332-336.
杨秀芝,马利娟,2005. 舒利迭吸入治疗慢性阻塞性肺疾病的临床疗效研究. 临床荟萃,20(22):1300-1301.
英国医学杂志出版集团,2007. 临床证据. 15 版. 唐金陵,王杉,译. 北京:北京大学医学出版社.
张维忠,2003. 中国健康人群动脉弹性功能参数研究. 中华心血管病杂志,31(4):245-249.
中华医学会消化病学分会胃肠动力学组,2007. 中国消化不良的诊治指南(2007 大连). 中华消化杂志,27(12):832-834.
邹多武,许国铭,2006. 功能性消化不良. 中华消化杂志,26(11):765-767.